中国少数民族特需商品
传统生产工艺和技术保护工程
第十一期工程

中国民族药医院制剂目录

第二卷

中央民族大学民族药医院制剂目录课题组 编著

化学工业出版社
·北京·

内容提要

《中国民族药医院制剂目录》分四卷出版：第一卷收载藏药医院制剂，第二卷收载蒙药医院制剂，第三卷收载维药、傣药和彝药医院制剂，第四卷收载苗药和其他民族药医院制剂。民族药医院制剂是已获省（自治区）食药监督管理部门批准的、有制剂批准文号的民族药成药。本目录还适当收载民族医医疗机构的协定处方剂。

《中国民族药医院制剂目录》收载医院制剂时涉及的少数民族，均设有民族医医院或民族医专科，包括藏、蒙古、维吾尔、傣、彝、苗、土家、畲、侗、壮、瑶、朝鲜、满、哈萨克、回、白、纳西、水、羌、傈僳、布依共21个民族。共计收入这些民族药医院制剂（含部分临床协定处方剂）共1882种。本目录为全面展示民族药医院制剂，选择了89家医疗机构，既有公立医院，又有民营医院；既有部队医院，又有寺庙医院；既有专门的民族医医院，又有中医院或中西医结合医院内设的民族医专科。

《中国民族药医院制剂目录》可供中医特别是少数民族地区的医务工作者、民族药生产和经销人员参考。

图书在版编目（CIP）数据

中国民族药医院制剂目录. 第二卷/中央民族大学民族药医院制剂目录课题组编著. —北京：化学工业出版社，2020.9
中国少数民族特需商品传统生产工艺和技术保护工程第十一期工程
ISBN 978-7-122-37051-8

Ⅰ.①中⋯　Ⅱ.①中⋯　Ⅲ.①少数民族-民族医学-制剂-中国-目录　Ⅳ.①R29-62

中国版本图书馆CIP数据核字（2020）第085093号

责任编辑：刘俊之　褚红喜　姜　静　　　　　美术编辑：韩　飞
责任校对：王素芹

出版发行：化学工业出版社（北京市东城区青年湖南街13号　邮政编码100011）
印　　装：天津画中画印刷有限公司
787mm×1092mm　1/16　印张24$\frac{1}{2}$　字数517千字　2020年9月北京第1版第1次印刷

购书咨询：010-64518888　　　　　　　　　　　售后服务：010-64518899
网　　址：http://www.cip.com.cn
凡购买本书，如有缺损质量问题，本社销售中心负责调换。

定　价：198.00元　　　　　　　　　　　　　　　　　　　版权所有　违者必究

中国少数民族特需商品传统生产工艺和技术保护工程第十一期工程
中国民族药医院制剂目录

项目指导小组成员

顾　　问：陈改户
主　　任：张志刚
副 主 任：彭泽昌　张丽君
成　　员：叶　青　马　磊

项目组成员

主　　任：张丽君
副 主 任：杨思远　马　博　王润球
成　　员：黎　明　王天瑞　成瑞雪　艾　舒　石　越　宋志娇　戴婧妮　宋希双
　　　　　罗红艳　唐思蓉　孙　咏　张　鹏

专家评审组成员

叶祖光　中国中医科学院首席研究员、中国中医科学院药物安全评价中心主任、教授
谢雁鸣　中国中医科学院首席研究员、中国中医科学院临床基础所常务所长、教授、
　　　　民族药再评价专家
包金山　内蒙古民族大学附属医院主任医师、国医大师
占　堆　西藏藏医医院原院长、国医大师
阿尔甫·买买提尼亚孜
　　　　现任新疆维吾尔自治区人民政府参事、新疆维吾尔自治区科学技术协会委
　　　　员、原新疆维吾尔自治区卫生厅副巡视员、中医民族医管理处处长、新疆维
　　　　吾尔医学专科学校特聘教授
孙亚丽　中国民族医药协会副秘书长、教授（组长）
郝应芬　西昌彝医药研究所所长、研究员、四川省彝族医药非物质文化遗产传承人

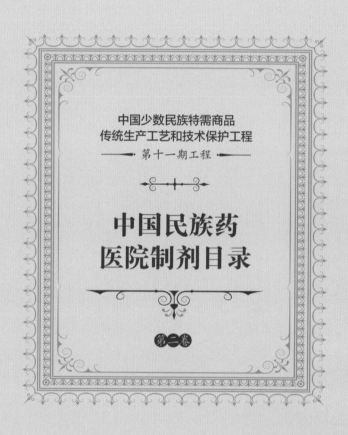

CONTENTS 目录

第一卷

前言　论中国民族药医院制剂

《中国民族药医院制剂目录》编制方法

第一章　藏药医院制剂

附录　藏药协定处方剂

第二卷

第二章　蒙药医院制剂

第一节　内蒙古国际蒙医医院

一、消化科 —————————— 004

　　地格达-4汤（肋柱花四味汤）—————— 004

　　伊赫-哈日-12（哈日十二味丸）—————— 005

　　壮西六味散 —————————— 006

　　阿拉坦五味丸 —————————— 007

　　阿拉坦-阿木日胶囊 —————————— 008

　　草果四味汤 —————————— 009

　　哈日-阿木日胶囊 —————————— 010

　　给喜古讷-3汤 —————————— 011

　　敖勒盖-13 —————————— 012

　　调元大补二十五味汤散 —————————— 013

　　清肝七味丸（额力根-7）—————————— 014

I

奥尤-8丸 ——————— 015
二、心脏科 ——————— 016
　　乌兰十三味汤散 ——————— 016
　　吉如很-阿嘎如-8 ——————— 017
三、风湿科 ——————— 018
　　壮伦-5汤 ——————— 018
　　查干古古勒-10（枫香脂十味丸）——————— 019
　　森登四味汤（森登四味汤散）——————— 020
四、妇科 ——————— 021
　　沙日-毛都-8（黄柏八味散）——————— 021
五、肛肠科 ——————— 022
　　道日图-赫依-8 ——————— 022
六、甲状腺科 ——————— 023
　　清热二十五味丸 ——————— 023
七、脑病科 ——————— 024
　　萨乌日勒 ——————— 024
　　嘎日迪-13 II ——————— 025
八、肾病科 ——————— 026
　　协日嘎四味汤散 ——————— 026
　　补肾健胃二十一味丸 ——————— 027
　　波仁阿如-10（清肾热十味散）——————— 028
　　益智温肾十味丸 ——————— 029

九、外科 ——————— 030
　　外用溃疡散 ——————— 030
十、儿科 ——————— 031
　　三臣丸（图喜木勒-3）——————— 031
　　加味三臣丸（尼·图喜木勒-3丸）——————— 032
　　道古乐-额伯斯-7汤 ——————— 033
十一、肺病科 ——————— 034
　　扫日劳-7汤 ——————— 034
　　那仁萨仁乃日拉嘎（那仁-萨仁-召日丸）——— 035
　　呼和-嘎日迪-9（呼和-9丸）——————— 036
　　查干-汤 ——————— 037
　　清肺十三味散 ——————— 038
十二、血液科 ——————— 039
　　乌兰三味汤散 ——————— 039
　　清瘟十二味丸 ——————— 040
　　清瘟消肿九味丸 ——————— 041
十三、眼科 ——————— 042
　　特木仁-5汤 ——————— 042
十四、药浴科 ——————— 043
　　五味甘露药浴剂（阿日善-5药浴剂）——————— 043
十五、肿瘤科 ——————— 044
　　塔斯音-10 ——————— 044

第二节　内蒙古民族大学附属医院

一、蒙医心内科 ——————— 046
　　七味广枣丸 ——————— 046
　　匝迪-5 ——————— 047

　　吉如很-阿嘎日-8 ——————— 048
　　沉香安神散 ——————— 049
　　赞丹-3汤 ——————— 050

目录

二、肿瘤科 —— 051
 古日古木-13（一方）—— 051
 古日古木-13（红花清肝十三味丸）—— 052
 古日本-乌兰-汤 —— 053
 给旺-13 —— 054
 通拉嘎-5 —— 055

三、脑病科 —— 056
 巴特日-7 —— 056
 巴特日-7（一方）—— 057
 兴棍-8 —— 058
 玛努-10汤 —— 059
 阿魏五味散（丸）—— 060
 胡日查-6 —— 061
 曹布得-25 —— 062
 额日敦-乌日勒 —— 063

四、疗术科 —— 064
 风湿二十五味丸 —— 064
 壮伦-5汤 —— 065
 查干古古勒-10 —— 066

 森登-4汤 —— 067
 嘎日迪-13 —— 068
 嘎日迪-13（一方）—— 069
 嘎日迪-15 —— 070
 额日敦-乌日勒（一方）—— 071

五、妇科 —— 072
 吉祥安坤丸 —— 072

六、蒙医呼吸病科 —— 073
 额日敦-7汤 —— 073

七、肾病科 —— 074
 萨丽嘎日迪 —— 074

八、胃病科 —— 075
 壮西音乌奴顺额莫 —— 075

九、眼科 —— 076
 特木仁-塔拉哈-5汤 —— 076
 陶都得哈其-11丸 —— 077

十、补益类 —— 078
 额日赫腾-37 —— 078

第三节 辽宁省蒙医医院

一、心内科 —— 080
 三旦苏木汤 —— 080
 少日新敖日布 —— 081
 玛努西汤 —— 082
 别日布苏木汤 —— 083
 阿嘎日扎它巴 —— 084

二、脑病科 —— 085
 三盆敖日布 —— 085

 扎冲竹松 —— 086

三、风湿科 —— 087
 别冲召那 —— 087

四、皮肤科 —— 088
 尼舒银乌日勒 —— 088

五、肠胃科 —— 089
 巴布敦召日 —— 089

III

兴阿入乎巴 —————— 090	拉西那木吉拉 —————— 100
私日道阿哇 —————— 091	九、肾病科 —————— 101
草果二十一味丸 —————— 092	阿拉玛阿茹竹哇 —————— 101
嘎日那竹哇 —————— 093	阿嘎日朱敦 —————— 102
六、肝胆科 —————— 094	萨力冲生 —————— 103
庄西尼利及格 —————— 094	十、呼吸科 —————— 104
侵那大滚斯勒 —————— 095	三旦尼苏 —————— 104
七、眼科 —————— 096	阿嘎日召那 —————— 105
故力功竹苏木 —————— 096	帮占召那 —————— 106
散吉在苏木 —————— 097	十一、外科 —————— 107
八、妇科 —————— 098	瘀紫丸 —————— 107
吉日顺扎它巴 —————— 098	
苏格米力金膏 —————— 099	

第四节 河南县蒙藏医院

一、心脑血管科 —————— 109	二十五味主药散 —————— 120
七味广枣散 —————— 109	二十五味铜灰丸 —————— 121
仁庆洋金日利 —————— 110	十五味龙胆散 —————— 122
仁庆谢牟尼啊 —————— 111	十味檀香散 —————— 123
布玛拉散 —————— 112	七味葡萄散 —————— 124
协让羊脑丸 —————— 113	七味螃蟹甲散 —————— 125
安神散 —————— 114	六味丁香散 —————— 126
拉美查皎尼日阿丸 —————— 115	四味辣根菜汤散 —————— 127
索隆德谢 —————— 116	达斯玛保丸 —————— 128
脑心通 —————— 117	吾吉德谢 —————— 129
魂苏丸 —————— 118	流感丸 —————— 130
二、肺病科 —————— 119	清肺止咳散 —————— 131
二十五味水牛角丸 —————— 119	三、风湿科 —————— 132
	夏朵丸 —————— 132

桑皎闹日 —— 133
鹏谢闹日 —— 134
赛皎闹日 —— 135

四、妇科 —— 136
二十五味鬼白丸 —— 136
十八味妇病对治丸 —— 137
贾热吉谢 —— 138
蜀葵止经丸 —— 139

五、肝胆科 —— 140
二十五味松石丸 —— 140
二十五味明目丸 —— 141
八味金色丸 —— 142
仁庆养肝宝 —— 143
赤吉德谢丸 —— 144
松石胶囊 —— 145
降脂灵胶囊 —— 146
珠托日美 —— 147
舒肝宝 —— 148

六、脾胃科 —— 149
二十一味寒水石散 —— 149
二十五味大汤散 —— 150
十五味黑药散 —— 151
十六味杜鹃散 —— 152
八味野牛血散 —— 153
三味珍珠散 —— 154
大月晶丸 —— 155
五味石榴散 —— 156
五味珍珠胶囊 —— 157
仁庆芒皎 —— 158
仁庆璋皎 —— 159

仁青当坐丸 —— 160
六味拉曼白药胶囊 —— 161
达协德泽玛 —— 162
安置精华散 —— 163
佐志达协 —— 164
帕朱散 —— 165
珀吉德谢 —— 166
能安均宁散 —— 167

七、神经科 —— 168
二十五味阿魏散 —— 168
二十五味珍珠丸 —— 169
十一味维命散 —— 170
十三味鹏鸟散 —— 171
如意珍宝丸 —— 172

八、肾病科 —— 173
二十八味槟榔丸 —— 173
二十五味小大黄散 —— 174
十八味诃子散 —— 175
十三味仁庆达西 —— 176
十三味秘决蒺藜丸 —— 177
十三味蒺藜丸 —— 178
十味黑冰片散 —— 179
八味小檗皮丸 —— 180
日豆根塞胶囊 —— 181

九、血液科 —— 182
二十五味余甘子散 —— 182
二十味沉香散 —— 183
血骚普清散 —— 184

十、药浴科 —— 185
十八味水银珍宝丸 —— 185

V

十一、肿瘤科 —— 186
　　仁青崭皎 —— 186
十二、肛肠科 —— 187
　　金刚普灭丸 —— 187

十三、老年病科 —— 188
　　三十五味沉香丸 —— 188
　　隆吉德谢散 —— 189
十四、儿科 —— 190
　　三臣散 —— 190

第五节　巴州蒙医医院

一、肠胃病科 —— 192
　　贝齿灰六味散 —— 192
　　西吉德 -6 —— 193
　　西吉德嘎日布六味散 —— 194
　　当玛尼格五味散 —— 195
　　壮西六味散 —— 196
　　阿娜日八味散 —— 197
　　哈敦海鲁木勒九味丸 —— 198
　　健脾五味丸 —— 199
　　消食散 —— 200
　　菖蒲四味散 —— 201
　　蔓荆子七味散 —— 202

二、关节炎科 —— 203
　　风湿二十五味丸 —— 203
　　风湿二十五味散 —— 204
　　枫香脂十味丸 —— 205
　　枫香脂十味散 —— 206
　　孟根乌苏 -18 —— 207

三、风湿病科 —— 208
　　清瘟消肿九味散 —— 208
　　额日敦 - 乌日勒 —— 209

四、妇科 —— 210
　　天花粉七味散 —— 210
　　扎文十三味散 —— 211
　　木德格八味散 —— 212
　　乌力吉 -18 —— 213
　　石莲子六味散 —— 214
　　尼达金德格散 —— 215
　　妇康散 —— 216
　　赤包子二十五味散 —— 217
　　苏格木勒 -7 —— 218
　　给喜古讷 -6 —— 219
　　暖肾七味散 —— 220

五、肝胆科 —— 221
　　止痢七味散 —— 221
　　麦冬十三味散 —— 222
　　利胆八味散 —— 223
　　哈日十二味散 —— 224
　　塞日德格十一味散 —— 225
　　德都红花七味散 —— 226

六、肺病科 —— 227
　　小儿清肺八味散 —— 227
　　杜鹃十六味散 —— 228

铜灰二十五味丸 —— 229	清肾热十味散 —— 245
道德勒格帮孜十二味散 —— 230	十一、鼻窦炎类 —— 246
七、皮肤科 —— 231	亚玛阿热布金九味散 —— 246
其米德塞让塞拉六味丸 —— 231	胡日查 -6 —— 247
八、热病科 —— 232	十二、解毒类 —— 248
清热二十五味丸 —— 232	调元大补二十五味丸 —— 248
清热二十五味散 —— 233	十三、外用类 —— 249
额日赫木 -8 —— 234	外用溃疡散 —— 249
九、神经科 —— 235	十四、消炎类 —— 250
宝石丸 —— 235	行气止痛散 —— 250
珍珠通络丸 —— 236	针刺六味散（丸） —— 251
十、肾病科 —— 237	嘎如迪五味丸 —— 252
那仁满都拉 —— 237	镇刺六味散 —— 253
苏格木勒 -10 —— 238	十五、消肿类 —— 254
利尿八味散 —— 239	消肿七味散 —— 254
补心丸 —— 240	十六、血液类 —— 255
补肾健胃二十一味丸 —— 241	止血八味散（丸） —— 255
阿嘎日十九味丸 —— 242	十七、咽喉病类 —— 256
黄柏八味散 —— 243	清瘟十二味丸 —— 256
清肾十五味散 —— 244	

第六节　博尔塔拉蒙古自治州蒙医医院

一、脾胃科 —— 258	壮西 -6 —— 262
毛勒日·达布斯 -4 汤 —— 258	阿那日 -5 —— 263
巴德玛达布吉德散 —— 259	阿拉坦阿如 -5 —— 264
玉日力 -13 —— 260	查干乌日勒 —— 265
色日西散 —— 261	哈日阿布日 -16 —— 266

哈日嘎布日 -10 —————— 267
哈日嘎布日十味丸 —————— 268
炮阿那日八味散 —————— 269
给喜古纳 -15 —————— 270
给喜古纳 -3 汤 —————— 271
敖勒盖 -13 —————— 272
浩道敦 -10 —————— 273
海鲁木勒 -9 —————— 274
森布如 -4 —————— 275
满那格西散 —————— 276
嘎日西散 —————— 277
嘎古拉 -4 —————— 278

二、肾病科 —————— 279
卡拉玛阿如日 -10 —————— 279
壮格伦 -7 汤 —————— 280
那仁满都拉 —————— 281
那仁满都拉十一味散 —————— 282
苏门 -6 —————— 283
苏格木勒 -10 —————— 284
沙日嘎 -4 —————— 285
萨丽嘎日迪 —————— 286
喜进阿如 -18 —————— 287

三、肺病科 —————— 288
朱冈 -25 —————— 288
阿嘎日 -8 —————— 289
高勒图宝日 -6 —————— 290

四、赫依病类 —————— 291
乌莫黑 -8 —————— 291
匹迪 -15 —————— 292

吉如很阿嘎如 -8 —————— 293
达西勒十五味散 —————— 294
壮格伦汤 —————— 295
兴棍 -25 —————— 296
肖夏 -7 —————— 297
旺勒格 -37 —————— 298
高尤 -13 —————— 299

五、热病类 —————— 300
巴特日 -7 —————— 300
邦这十二味丸 —————— 301
扫日劳 -4 —————— 302
扫日劳 -7 —————— 303
地格达 -4 汤 —————— 304
地格达 -8 —————— 305
伊赫汤 —————— 306
伊赫哈日 -12 —————— 307
伊赫哈日十二味丸 —————— 308
壮西 -21 —————— 309
壮格伦 -5 汤 —————— 310
充文九味丸 —————— 311
苏龙嘎 -4 汤 —————— 312
阿敏额尔敦 —————— 313
阿嘎日 -35 —————— 314
查干汤 —————— 315
查格得日日力布 —————— 316
哈布德仁九味散 —————— 317
哈斯哈图古日 -15 —————— 318
敖西根 -18 —————— 319
诺日布 -7 汤 —————— 320
森登 -4 —————— 321
嘎日迪 -5 —————— 322

嘎布日 -25 ——————————— 323
额日敦 - 乌日勒 ——————— 324
额日赫木 -8 ———————————— 325
赞丹 -3 汤 ———————————— 326

六、神经科 ———————————— 327
匝迪 -5 ———————————————— 327
苏日各申 -11 ———————————— 328
苏布德二十五味丸 ———————— 329

七、血液科 ———————————— 330
土茯苓七味汤散 —————————— 330
乌兰 -3 ———————————————— 331
伊赫乌兰 -13 汤 —————————— 332
玛努 -10 汤 ————————————— 333
拉哈如各贡斯勒 —————————— 334
球苏卓各萨胡古日古木 -8 ——— 335

八、风湿科 ———————————— 336
扎冲 -13 ——————————————— 336
布依嘎日 -10 ———————————— 337
那如 -3 ———————————————— 338
宝依冲 -15 ————————————— 339
宝恩拉各 -25 ———————————— 340
孟根乌苏 -18 ———————————— 341
萨仁嘎日迪 ————————————— 342
森登二十五味丸 —————————— 343

九、肝胆科 ———————————— 344
玉宁二十五味丸 —————————— 344
古日古木 -13 ———————————— 345
给旺 -9 ———————————————— 346
额力根 -7 —————————————— 347

十、妇科 ———————————————— 348
乌力吉 -18 —————————————— 348
白拉布苏木 -17 ——————————— 349
如塔拉 -10 —————————————— 350
吾鲁木赛二十五味丸 ——————— 351
给喜古纳 -6 ————————————— 352
赞巴拉 -6 —————————————— 353

十一、儿科 ———————————— 354
图喜木勒 -3 ————————————— 354
胡勒森竹岗八味丸 ————————— 355

十二、泌尿科 ——————————— 356
卡拉玛阿如日 -18 —————————— 356
沙日毛都 -8 ————————————— 357
阿拉坦额勒斯 -8 —————————— 358
高尤 -7 ———————————————— 359

十三、脑病科 ——————————— 360
那孟 -7 ———————————————— 360
胡日查 -6 —————————————— 361

十四、皮肤科 ——————————— 362
托如布汤 —————————————— 362
那力夏木 -3 软膏 —————————— 363

十五、口腔科 ——————————— 364
哈它嘎各其 -7 ———————————— 364

十六、消炎类 ——————————— 365
阿嘎日十五味散 —————————— 365

十七、眼科 ———————————— 366
特木仁 -5 汤 ————————————— 366

IX

附录　蒙药协定处方剂

第一节　内蒙古民族大学附属医院

新-Ⅱ号 —— 368
血宝丸 —— 369
科尔沁伤痛贴 —— 370
科尔沁接骨丹 —— 371
陶都格其-7 —— 372

第二节　巴州蒙医医院

巴日格冲-13味丸 —— 373
巴日格顺-9味丸 —— 374
阿尔山1号 —— 375
阿尔山2号 —— 376
嘎日西 —— 377

第三卷

第三章　维吾尔药医院制剂
第四章　傣药医院制剂
第五章　彝药医院制剂
附录　维吾尔、彝药协定处方剂

第四卷

第六章　苗药医院制剂
第七章　土家药医院制剂
第八章　畲、侗药医院制剂
第九章　壮、瑶药医院制剂
第十章　朝、满药医院制剂
第十一章　哈萨克、回药医院制剂
第十二章　白、纳西、水药医院制剂
附录　苗等14个民族药协定处方剂

第二章

蒙药医院制剂

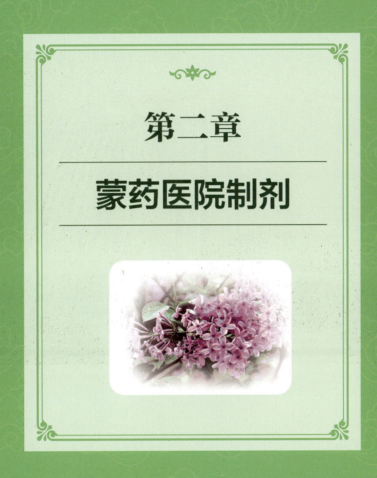

第一节
内蒙古国际蒙医医院

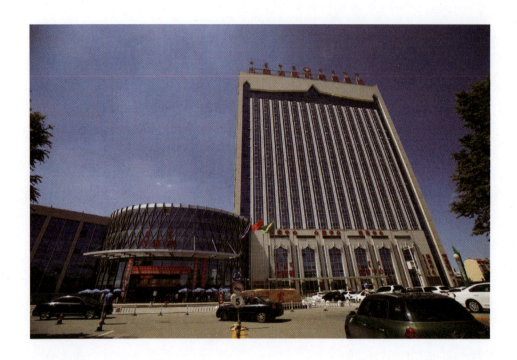

　　内蒙古国际蒙医医院是以蒙医药医疗为主的集医疗、科研、教学、预防、保健、康复、急救、制剂为一体的现代化三级甲等蒙医综合医院，是国家民族医医院重点建设单位、国家蒙药制剂中心、国家级蒙医药文化宣传教育基地、国家蒙医药技术骨干培训基地、国家蒙医住院医师规范化培训基地、国家蒙医药全科医生规范化培训基地、八省区蒙医药医疗、科研、教学指导中心，同时也是内蒙古医科大学附属蒙医医院、蒙医临床医学院，内蒙古民族大学蒙医药临床医学院教学医院，呼和浩特市120急救分站。医院建筑面积7万余平方米（含蒙医老年病分院、租用的附属病房、科研用房、蒙医儿童脑瘫中心），定编床位1500张（含蒙医老年病分院400张）。

　　蒙医五疗科、蒙医康复科、蒙医萨病科、蒙医护理学、蒙医脾胃病科、蒙医心身医学科6个科室为国家临床重点专科；蒙医血液科、蒙医五疗萨病科、蒙医脑病科、蒙医心身医学科4个科室为国家中医药管理局重点学科；蒙医五疗科、蒙医康复科、蒙医萨病科、蒙医心血管科、蒙医骨伤科、蒙医皮肤病科、蒙医脾胃病科、临床蒙药学、蒙医护理学、蒙医心身医学科10个科室为国家中医药管理局重点专科。

医院充分发挥蒙医药特色优势，开展蒙医火针、温针、放血、蒙医震脑术、蒙医熏蒸、蒙医整骨术、包金良整骨、蒙医点穴反射疗法、蒙医推拿复位、烙铁点穴、蒙医头皮针、蒙医茶疗术、蒙医小儿脑瘫康复、蒙医铜罐、蒙医搽背疗法、蒙医策格疗法、锤震疗法、蒙医五疗药浴等200余项蒙医特色治疗技术；蒙药制剂中心生产270种10个剂型的蒙药，广泛应用于蒙医疗术、蒙医整骨技术、蒙医心身医学、蒙医点穴反射疗法、传统内疗技术在治疗心血管、脑血管、肺病、肝胆等疑难疾病方面，疗效显著。

一、消化科

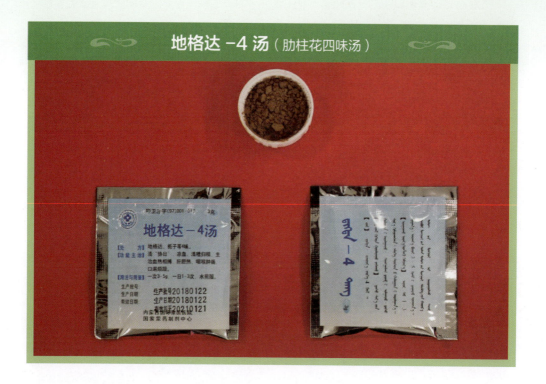

地格达-4汤（肋柱花四味汤）

- 【药品名称】地格达-4汤（肋柱花四味汤）Digeda-4 Tang
- 【批准文号】内药制字M13010016
- 【执行标准】《中华人民共和国卫生部药品标准蒙药分册》（1998年版）ZZ-8321
- 【处方组成】地格达、黄连、栀子、瞿麦共4味。
- 【功能主治】清协日，凉血，清糟归精。主治血热相搏，肝胆热，咽喉肿痛，口渴烦躁。
- 【规　　格】3g/袋。100袋/包。
- 【用法用量】一日1～2次，一次3～5g，水煎服。
- 【不良反应】尚不明确。
- 【禁　　忌】尚不明确。
- 【注意事项】尚不明确。
- 【贮　　藏】密闭，阴凉干燥处。
- 【包　　装】药用复合膜。
- 【有 效 期】18个月。
- 【生产单位】内蒙古国际蒙医医院 国家蒙药制剂中心
  本制剂仅限本医疗机构使用

伊赫-哈日-12（哈日十二味丸）

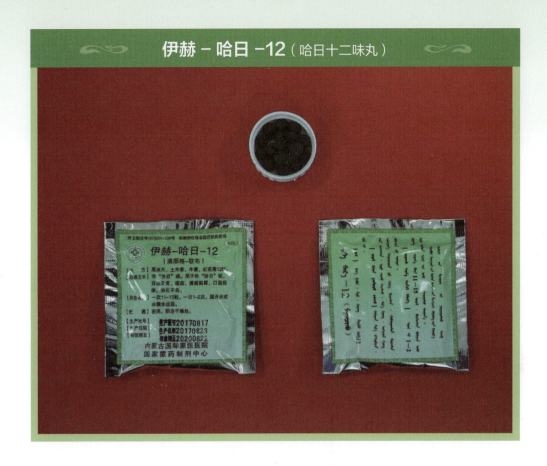

【药品名称】伊赫-哈日-12（哈日十二味丸）Yihe-Hari-12

【批准文号】内药制字M13010059

【执行标准】《中华人民共和国卫生部药品标准蒙药分册》（1998年版）ZZ-8363

【处方组成】黑冰片、诃子、胆膏粉、土木香、川楝子、石膏、地丁、栀子、红花、胡黄连、人工牛黄、甘松共12味。

【功能主治】清协日病。用于热协日病，目肤发黄，瘟疫，瘟疫陷胃，口渴烦躁，消化不良。

【规　　格】2g/10丸。60丸×30袋/包。

【用法用量】一日1～2次，一次11～15丸，温开水或冰糖水送服。

【不良反应】尚不明确。

【禁　　忌】尚不明确。

【注意事项】尚不明确。

【贮　　藏】密闭，阴凉干燥处。

【包　　装】药用复合膜。

【有 效 期】18个月。

【生产单位】内蒙古国际蒙医医院 国家蒙药制剂中心

本制剂仅限本医疗机构使用

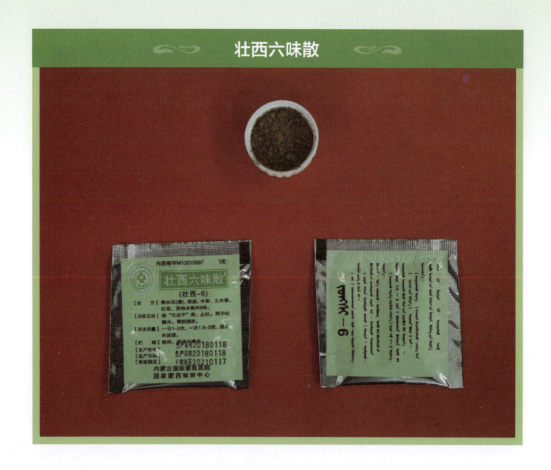

【药品名称】壮西六味散 Zhuangxi Liuwei San

【批准文号】内药制字 M13010067

【执行标准】《中华人民共和国卫生部药品标准蒙药分册》（1988年版）ZZ-8323

【处方组成】寒水石（煅）、荜茇、木香、土木香、红花、苏格木勒共6味。

【功能主治】祛巴达干病，止吐。用于吐酸水，胃脘腹胀。

【规　　格】3g/袋。100袋/包。

【用法用量】一日1～2次，一次1.5～3g，温开水送服。

【不良反应】尚不明确。

【禁　　忌】尚不明确。

【注意事项】尚不明确。

【贮　　藏】密闭，阴凉干燥处。

【包　　装】药用复合膜。

【有 效 期】18个月。

【生产单位】内蒙古国际蒙医医院 国家蒙药制剂中心

本制剂仅限本医疗机构使用

阿拉坦五味丸

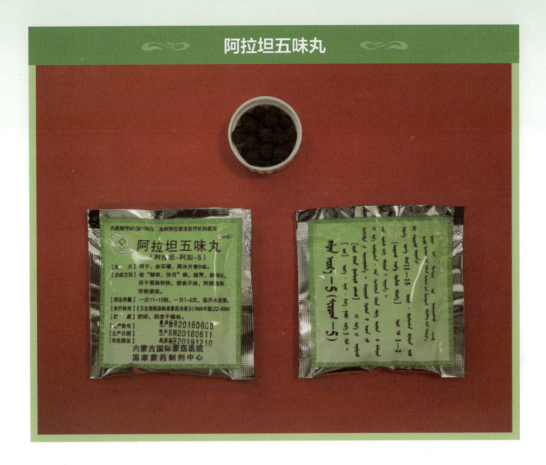

【药品名称】阿拉坦五味丸 Alatan Wuwei Wan

【批准文号】内药制字M13010003

【执行标准】《中华人民共和国卫生部药品标准蒙药分册》（1998年版）ZZ-8350

【处方组成】诃子、木鳖子仁、五灵脂、石榴、黑冰片共5味。

【功能主治】祛赫依、协日病，健胃，助消化。用于胃肠积热，宿食不消，肝胆湿热所致诸症。

【规　　格】2g/10丸。60丸×30袋/包。

【用量用法】一日1～2次，一次11～15丸，温开水送服。

【不良反应】尚不明确。

【禁　　忌】尚不明确。

【注意事项】尚不明确。

【贮　　藏】密闭、阴凉干燥处。

【包　　装】药用复合膜。

【有 效 期】18个月。

【生产单位】内蒙古国际蒙医医院 国家蒙药制剂中心

　　　　　　本制剂仅限本医疗机构使用

阿拉坦-阿木日胶囊

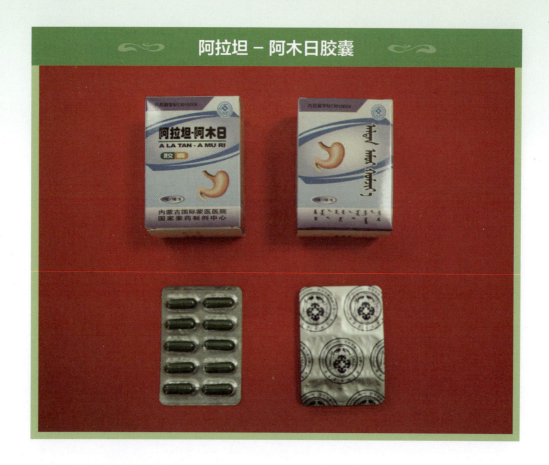

- 【药品名称】阿拉坦-阿木日胶囊 Alatan-Amuri Jiaonang
- 【批准文号】内药制字 M13010004
- 【执行标准】《内蒙古蒙药制剂规范》（2007年版第一册）
- 【处方组成】诃子、木鳖子仁、五灵脂、小苏打、大黄、石榴、黑冰片、寒水石、土木香、山奈共10味。
- 【功能主治】治酸，润肠，消食，解痉。胃肠积热，宿食不消，胃腹胀满，肝胆热症，消化道痉挛，便秘，痛经等。
- 【规　　格】每粒装0.45g。每板10粒，每盒5板。
- 【用法用量】一日1～2次，一次5～7粒，温开水送服。
- 【不良反应】尚不明确。
- 【禁　　忌】尚不明确。
- 【注意事项】尚不明确。
- 【贮　　藏】密闭，阴凉干燥处。
- 【包　　装】药用铝塑板。
- 【有 效 期】18个月。
- 【生产单位】内蒙古国际蒙医医院 国家蒙药制剂中心
  本制剂仅限本医疗机构使用

草果四味汤

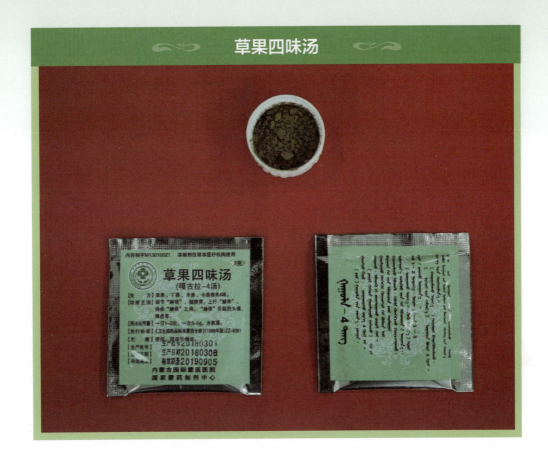

- 【药品名称】草果四味汤 Caoguo Siwei Tang
- 【批准文号】内药制字M13010021
- 【执行标准】《中华人民共和国卫生部药品标准蒙药分册》（1998年版）ZZ-8361
- 【处方组成】草果、丁香、木香、小茴香共4味。
- 【功能主治】调节赫依，健脾胃。上行赫依，持命赫依之病，赫依引起的头痛、脾虚等。
- 【规　　格】3g/袋。100袋/包。
- 【用法用量】一日1～2次，一次3～5g，水煎服。
- 【不良反应】尚不明确。
- 【禁　　忌】尚不明确。
- 【注意事项】尚不明确。
- 【贮　　藏】密闭、阴凉干燥处。
- 【包　　装】药用复合膜。
- 【有 效 期】18个月。
- 【生产单位】内蒙古国际蒙医医院 国家蒙药制剂中心

　　　　　　本制剂仅限本医疗机构使用

哈日－阿木日胶囊

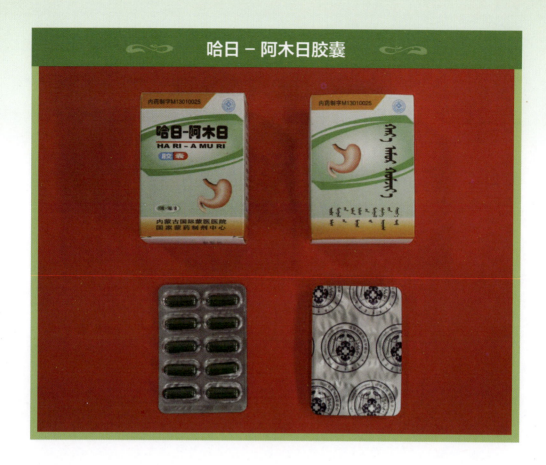

【药品名称】哈日-阿木日胶囊 Hari-Amuri Jiaonang

【批准文号】内药制字 M13010025

【执行标准】《内蒙古蒙药制剂规范》（2007年版第一册）

【处方组成】寒水石、诃子、大黄、土木香、山奈、碱面、黑冰片、胆膏粉、石榴、白蔻、连翘、木鳖子仁、光明盐、肉桂、荜茇共15味。

【功能主治】祛酸，暖胃，消食，解痉。消化不良，嗳气吞酸，胃脘胀满，便秘寒痛和胃肠道各种疾病。

【规　　格】每粒装0.45g。每板10粒，每盒5板。

【用法用量】一次5～7粒，一日1～2次，温开水送服。

【不良反应】尚不明确。

【禁　　忌】尚不明确。

【注意事项】孕妇慎用。

【贮　　藏】密闭，阴凉干燥处。

【包　　装】药用铝塑板。

【有 效 期】18个月。

【生产单位】内蒙古国际蒙医医院 国家蒙药制剂中心

　　　　　　本制剂仅限本医疗机构使用

给喜古呐-3汤

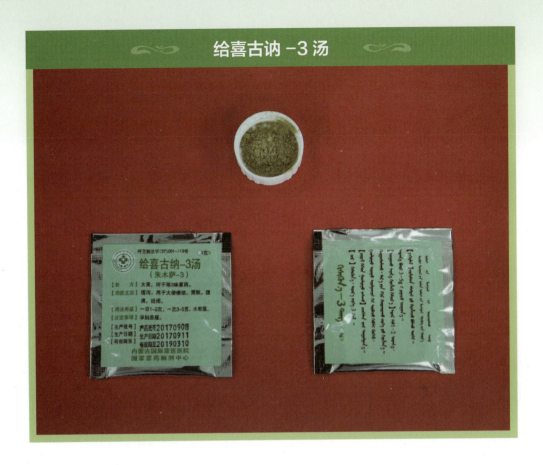

【药品名称】给喜古呐-3汤 Geixiguna-3 Tang

【批准文号】内药制字 M13010024

【执行标准】《内蒙古蒙成药标准》（1984年版）

【处方组成】大黄、诃子、碱面共3味。

【功能主治】缓泻。用于大便燥结，胃胀，腹痛，经闭。

【规　　格】3g/袋。100袋/包。

【用法用量】一日1～2次，一次3～5g，水煎服。

【不良反应】尚不明确。

【禁　　忌】尚不明确。

【注意事项】孕妇慎用。

【贮　　藏】密闭，阴凉干燥处。

【包　　装】药用复合膜。

【有 效 期】18个月。

【生产单位】内蒙古国际蒙医医院 国家蒙药制剂中心

　　　　　　本制剂仅限本医疗机构使用

敖勒盖-13

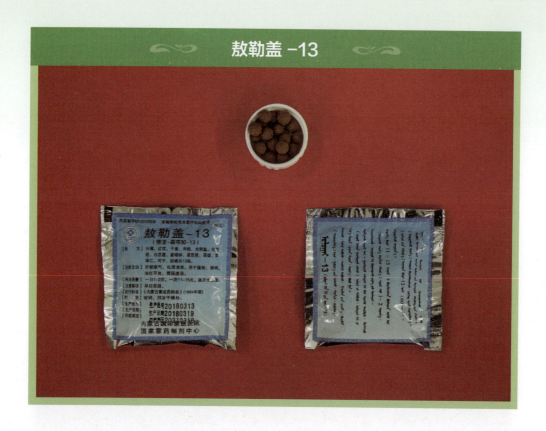

- 【药品名称】敖勒盖-13 Aolegai-13
- 【批准文号】内药制字 M13010008
- 【执行标准】《内蒙古蒙成药标准》（1984年版）
- 【处方组成】石榴、红花、干姜、肉桂、光明盐、白巨胜、白豆蔻、紫硇砂、黑巨胜、荜茇、草果仁、诃子、胡椒共13味。
- 【功能主治】开郁顺气，化滞消胀。腹胀，肠鸣，消化不良，胃肠虚弱。
- 【规　　格】2g/10丸。60丸×30袋/包。
- 【用法用量】一日1～2次，一次11～15丸，温开水送服。
- 【不良反应】尚不明确。
- 【禁　　忌】尚不明确。
- 【注意事项】孕妇忌服。
- 【贮　　藏】密闭、防凉干燥处。
- 【包　　装】药用复合膜。
- 【有 效 期】18个月。
- 【生产单位】内蒙古国际蒙医医院 国家蒙药制剂中心

本制剂仅限本医疗机构使用

调元大补二十五味汤散

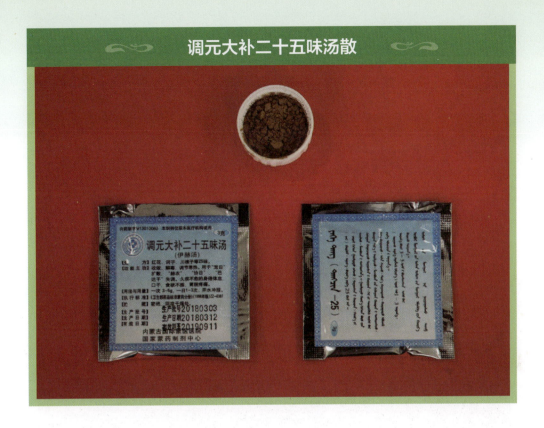

- 【药品名称】调元大补二十五味汤散 Tiaoyuan Dabu Ershiwuwei Tangsan
- 【批准文号】内药制字M13010060
- 【执行标准】《中华人民共和国卫生部药品标准蒙药分册》（1998年版）ZZ-8387
- 【处方组成】红花、诃子、川楝子、栀子、土木香、川木香、地格达、胡黄连、秦艽、麦冬、全石榴、酸梨干、芫荽子、秦艽花、野菊花、细辛、贯众、木鳖子（制）、猪血干（制）、冬花、蒙古山萝卜、瞿麦、香青兰、五灵脂、白豆蔻共25味。
- 【功能主治】收敛性，解毒，调节寒热。宝日扩散、赫依、协日、巴达干失调。久病不愈的身倦体怠，口干，食欲不振，胃脘疼痛。
- 【规　　格】3g/袋。100袋/包。
- 【用量用法】一日1～2次，一次3～5g，开水冲服。
- 【不良反应】尚不明确。
- 【禁　　忌】尚不明确。
- 【注意事项】尚不明确。
- 【贮　　藏】密闭、阴凉干燥处。
- 【包　　装】药用复合膜。
- 【有 效 期】18个月。
- 【生产单位】内蒙古国际蒙医医院 国家蒙药制剂中心
  本制剂仅限本医疗机构使用

清肝七味丸（额力根-7）

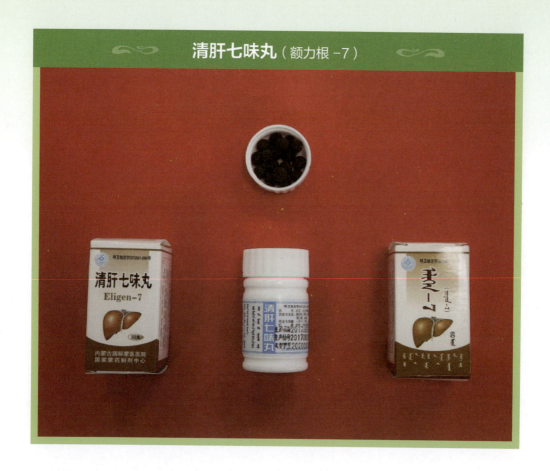

- 【药品名称】清肝七味丸（额力根-7） Qinggan Qiwei Wan
- 【批准文号】内药制字M13010017
- 【执行标准】《中华人民共和国卫生部药品标准蒙药分册》（1998年版）ZZ-8397
- 【处方组成】红花、石膏、蒙古山萝卜、瞿麦、香青兰、五灵脂、人工牛黄共7味。
- 【功能主治】清肝热。肝热，目赤，黄疸，肝区疼痛，火烧口渴，头痛。
- 【规　　格】3g/袋。100袋/包。
- 【用法用量】一日1～2次，一次1.5～3g，温开水送服。
- 【不良反应】尚不明确。
- 【禁　　忌】尚不明确。
- 【注意事项】尚不明确。
- 【贮　　藏】密闭，阴凉干燥处。
- 【包　　装】药用复合膜。
- 【有 效 期】18个月。
- 【生产单位】内蒙古国际蒙医医院 国家蒙药制剂中心

　　　　　　本制剂仅限本医疗机构使用

奥尤-8丸

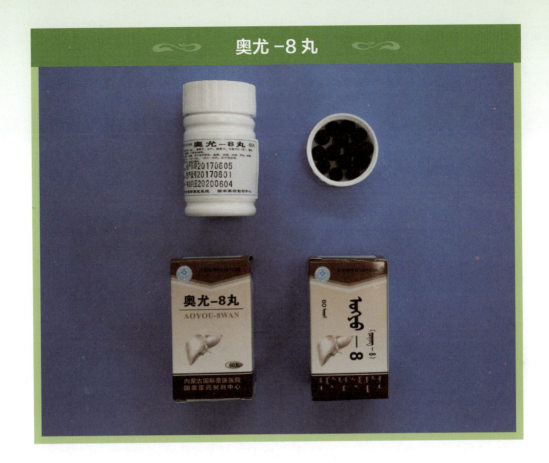

【药品名称】奥尤-8丸 Aoyou-8 Wan

【批准文号】内药制字 M13010009

【执行标准】《内蒙古蒙药制剂规范》（2007年版第一册）

【处方组成】制绿松石、熊胆粉、葡萄干、冰片、胆羔粉、木鳖子仁、麝香、白檀香共8味。

【功能主治】清肝，解毒。用于肝热，血热，黄疸，肝瘀，肝伤，刺痛。

【规　　格】2g/10丸。60丸/盒。

【用法用量】口服，一日1～2次，一次11～15丸，白糖水送服。

【不良反应】尚不明确。

【禁　　忌】尚不明确。

【注意事项】尚不明确。

【贮　　藏】密封，阴凉干燥处。

【包　　装】药用塑料瓶。

【有 效 期】18个月。

【生产单位】内蒙古国际蒙医医院 国家蒙药制剂中心

本制剂仅限本医疗机构使用

二、心脏科

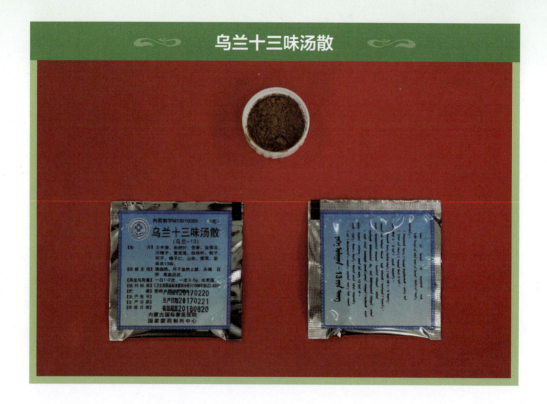

【药品名称】乌兰十三味汤散 Wulan Shisanwei Tangsan

【批准文号】内药制字M13010055

【执行标准】《中华人民共和国卫生部药品标准蒙药分册》（1998年版）ZZ-8303

【处方组成】土木香、枇杷叶、苦参、金莲花、川楝子、紫草茸、珍珠杆、栀子、诃子、橡子仁、山柰、茜草、紫草共13味。

【功能主治】清血热。血热上盛，头痛，目赤，高血压症。

【规　　格】3g/袋。100袋/包。

【用量用法】一日1~2次，一次3~5g，水煎服。

【不良反应】尚不明确。

【禁　　忌】尚不明确。

【注意事项】尚不明确。

【贮　　藏】密闭，阴凉干燥处。

【包　　装】药用复合膜。

【有 效 期】18个月。

【生产单位】内蒙古国际蒙医医院 国家蒙药制剂中心

　　　　　　本制剂仅限本医疗机构使用

吉如很-阿嘎如-8

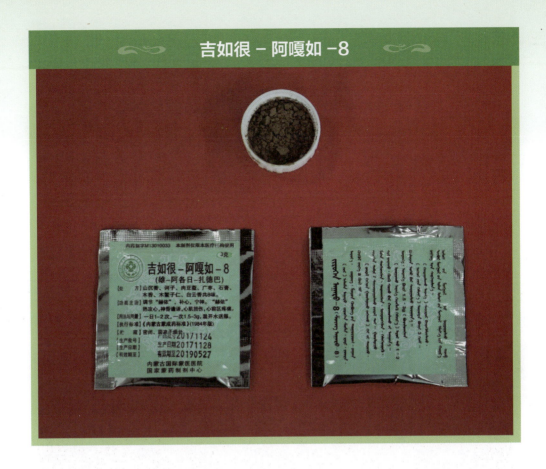

- 【药品名称】吉如很-阿嘎如-8 Jiruhen-Agaru-8
- 【批准文号】内药制字M13010033
- 【执行标准】《内蒙古蒙成药标准》（1994年版）
- 【处方组成】山沉香、诃子、肉豆蔻、广枣、石膏、木香、木鳖子仁、白云香共8味。
- 【功能主治】调节赫依，补心，宁神。赫依热攻心，神昏谵语，心肌损伤，心前区疼痛。
- 【规　　格】3g/袋。100袋/包。
- 【用法用量】一日1～2次，一次1.5～3g，温开水送服。
- 【不良反应】尚不明确。
- 【禁　　忌】尚不明确。
- 【注意事项】尚不明确。
- 【贮　　藏】密闭、阴凉干燥处。
- 【包　　装】药用复合膜。
- 【有 效 期】18个月。
- 【生产单位】内蒙古国际蒙医医院 国家蒙药制剂中心

    本制剂仅限本医疗机构使用

三、风湿科

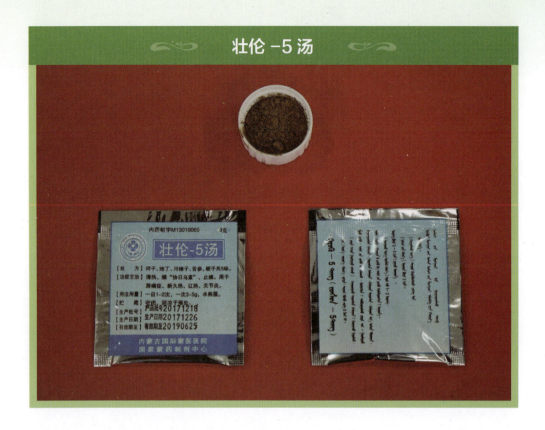

【药品名称】壮伦-5汤 Zhuanglun-5 Tang

【批准文号】内药制字M13010065

【执行标准】《内蒙古蒙药制剂规范》（2007年版第一册）

【处方组成】诃子、地丁、川楝子，苦参、栀子共五味。

【功能主治】清热，燥协日乌素，止痛。用于游痛症，新久热，讧热，关节炎。

【规　　格】3g/袋。100袋/包。

【用量用法】一日1～2次，一次3～5g，水煎服。

【不良反应】尚不明确。

【禁　　忌】尚不明确。

【注意事项】尚不明确。

【贮　　藏】密闭、阴凉干燥处。

【包　　装】药用复合膜。

【有 效 期】18个月。

【生产单位】内蒙古国际蒙医医院 国家蒙药制剂中心

本制剂仅限本医疗机构使用

查干古古勒-10（枫香脂十味丸）

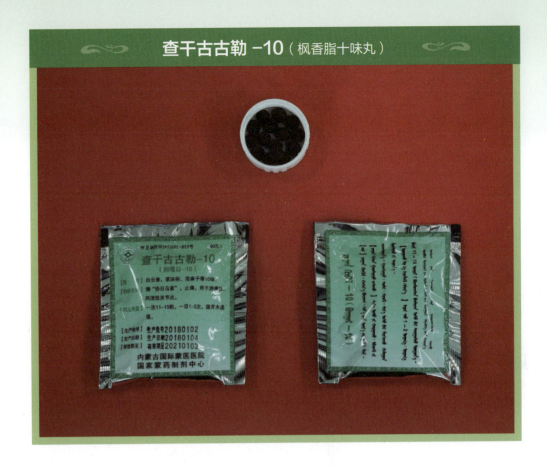

- 【药品名称】查干古古勒-10（枫香脂十味丸）Chagangugule-10
- 【批准文号】内药制字 M13010011
- 【执行标准】《中华人民共和国卫生部药品标准蒙药分册》（1998年版）ZZ-8354
- 【处方组成】白芸香、木香、瞿麦、草决明、苦参、五灵脂、诃子、蒿麻子、栀子、川楝子共10味。
- 【功能主治】燥协日乌素，止痛。用于游痛症、风湿性关节炎。
- 【规　　格】2g/10丸。60丸×30袋/包。
- 【用法用量】口服，一日1～2次，一次11～15丸，温开水送服。
- 【不良反应】尚不明确。
- 【禁　　忌】尚不明确。
- 【注意事项】尚不明确。
- 【贮　　藏】密闭，阴凉干燥处。
- 【包　　装】药用复合膜。
- 【有 效 期】18个月。
- 【生产单位】内蒙古国际蒙医医院 国家蒙药制剂中心

本制剂仅限本医疗机构使用

森登四味汤（森登四味汤散）

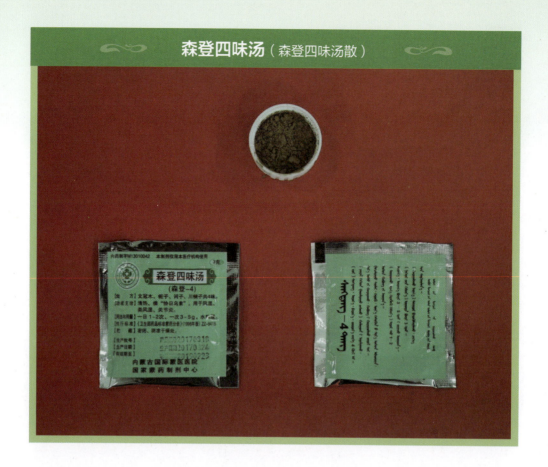

【药品名称】森登四味汤（森登四味汤散）Sendeng Siwei Tangsan

【批准文号】内药制字M13010042

【执行标准】《中华人民共和国卫生部药品标准蒙药分册》（1998年版）ZZ-8415

【处方组成】文冠木、栀子、诃子、川楝子共4味。

【功能主治】清热，燥协日乌素。用于风湿，类风湿，关节炎。

【规　　格】3g/袋。100袋/包。

【用量用法】一日1～2次，一次3～5g，水煎服。

【不良反应】尚不明确。

【禁　　忌】尚不明确。

【注意事项】尚不明确。

【贮　　藏】密闭、阴凉干燥处。

【包　　装】药用复合膜。

【有 效 期】18个月。

【生产单位】内蒙古国际蒙医医院 国家蒙药制剂中心

　　　　　　本制剂仅限本医疗机构使用

四、妇科

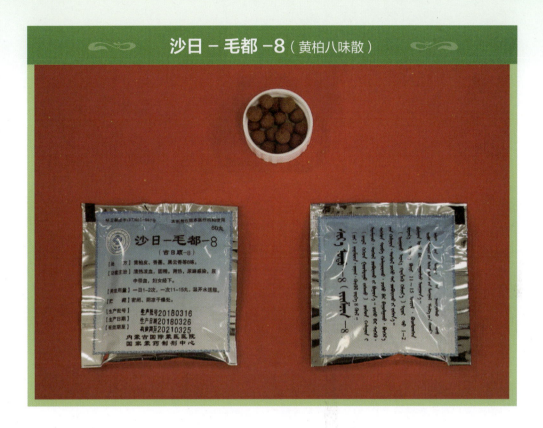

【药品名称】沙日-毛都-8（黄柏八味散）Shari-Maodu-8

【批准文号】内药制字 M13010045

【执行标准】《中华人民共和国卫生部药品标准蒙药分册》（1988年版）ZZ-8391

【处方组成】黄柏、香墨、栀子、甘草、红花、荜茇、牛胆粉、黑芸香共8味。

【功能主治】清热凉血，固精。肾热，尿路感染，尿中带血，妇女经下。

【规　　格】3g/袋。100袋/包。

【用法用量】一日1～2次，一次1.5～3g，温开水送服。

【不良反应】尚不明确。

【禁　　忌】尚不明确。

【注意事项】尚不明确。

【贮　　藏】密闭，阴凉干燥处。

【包　　装】药用复合膜。

【有 效 期】18个月。

【生产单位】内蒙古国际蒙医医院 国家蒙药制剂中心

　　　　　　本制剂仅限本医疗机构使用

五、肛肠科

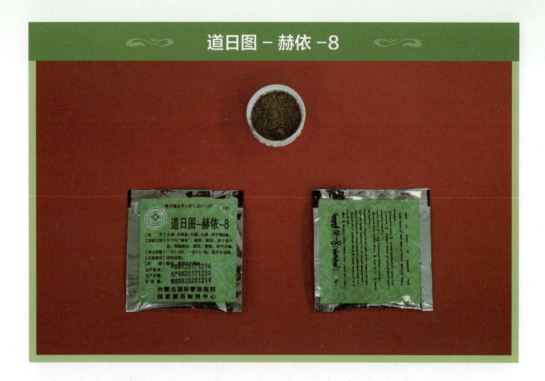

- 【药品名称】道日图-赫依-8 Daoritu-Heyi-8
- 【批准文号】内药制字 M13010073
- 【执行标准】《内蒙古蒙药制剂规范》（2007年版第一册）
- 【处方组成】光明盐、山柰、土木香、诃子、石榴、大黄、面碱、蔓荆子共8味。
- 【功能主治】行下行赫依，通便，解痉。用于食不消，胃肠痧症，腹胀，便秘，排气不畅。
- 【规　　格】每袋装3克
- 【用法用量】一日1~2次，一次1.5~3克，温开水送服。
- 【不良反应】尚不明确。
- 【禁　　忌】尚不明确。
- 【注意事项】孕妇慎用。
- 【贮　　藏】密闭，阴凉干燥处。
- 【有 效 期】18个月。
- 【生产单位】内蒙古国际蒙医医院 国家蒙药制剂中心
  本制剂仅限本医疗机构使用

六、甲状腺科

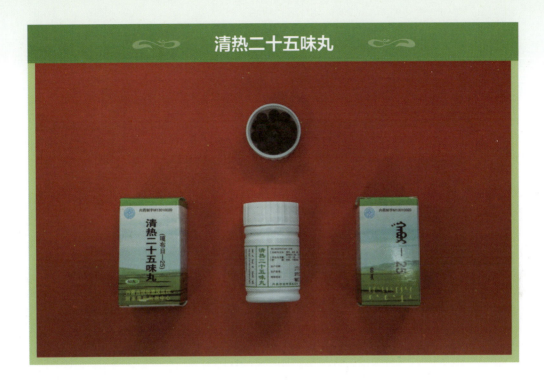

清热二十五味丸

【药品名称】清热二十五味丸 Qingre Ershiwuwei Wan

【批准文号】内药制字M13010020

【执行标准】《中华人民共和国卫生部药品标准蒙药分册》（1998年版）ZZ-8403

【处方组成】白檀香、千金子、丁香、草果仁、木香、木通、诃子、卷柏、射干、红花、川楝子、白巨胜、甘草、紫檀香、石花、栀子、菊花、木棉花、肉蔻、白豆蔻、冰片、甘松、石膏、山沉香、枳实共25味。

【功能主治】清热，杀菌，祛瘟。用于脏腑热，毒热，新久热，脓胸热入各经，久热不愈。

【规　　格】2g/10丸。60丸/盒。

【用法用量】一日1～2次，一次11～15丸，温开水送服。

【不良反应】尚不明确。

【禁　　忌】尚不明确。

【注意事项】孕妇慎用。

【贮　　藏】密闭、阴凉干燥处。

【包　　装】药用塑料瓶。

【有 效 期】18个月。

【生产单位】内蒙古国际蒙医医院 国家蒙药制剂中心

　　　　　　本制剂仅限本医疗机构使用

七、脑病科

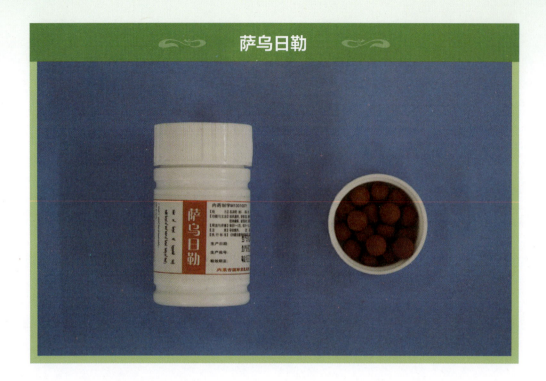

【药品名称】萨乌日勒 Sawurile

【批准文号】内药制字M13010071

【执行标准】《内蒙古蒙成药制剂规范》（2007年版第一册）

【处方组成】制石决明、广枣、山沉香、海金沙、冰片、制草乌、苏木、木香、栀子、白蔻、诃子、红花、石榴、甘松、黑云香、地锦草、山柰、人工牛黄共19味。

【功能主治】清热，杀粘，舒筋，活络，燥协日乌素。用于白脉病，脑瘫，四肢麻木，言语不清，半身不遂，肌筋萎缩。

【规　　格】2g/10丸。60丸×30袋/包。

【用法用量】一日1次，一次9～13丸，临睡前温开水送服。

【不良反应】尚不明确。

【禁　　忌】尚不明确。

【注意事项】孕妇忌服。年老体弱、小儿慎用。

【贮　　藏】密闭，阴凉干燥处。

【包　　装】药用复合膜。

【有 效 期】18个月。

【生产单位】内蒙古国际蒙医医院 国家蒙药制剂中心
　　　　　　本制剂仅限本医疗机构使用

嘎日迪-13 Ⅱ

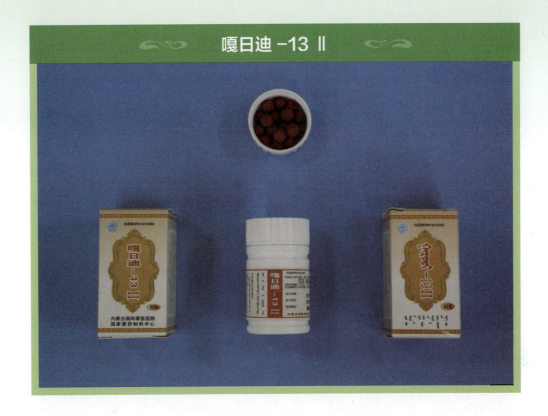

【药品名称】嘎日迪-13 Ⅱ Garidi-13 Ⅱ

【批准文号】内药制字M14010082

【执行标准】《内蒙古蒙成药标准》（1984年版）

【处方组成】诃子、草乌（制）、石菖蒲、木香、麝香、珊瑚（煅）、珍珠（制）、丁香、肉豆蔻、山沉香、禹粮土、磁石（煅）、甘草。

【性　　状】本品为丸剂，蓝色。

【功能主治】祛风，通窍，舒筋活血，镇静安神，除协日乌素。半身不遂，左瘫右痪，口眼歪斜，四肢麻木，腰腿不利，言语不清，筋骨疼痛，神经麻痹，风湿，关节疼痛。

【规　　格】2g/10丸。60丸/瓶。

【用法用量】一日1次，一次5～9丸，晚间临睡前温开水送服，或遵医嘱。

【不良反应】尚不明确。

【禁　　忌】尚不明确。

【注意事项】孕妇忌服，年老体弱者慎用。

【贮　　藏】密闭，阴凉干燥处。

【包　　装】药用塑料瓶。

【有 效 期】18个月。

【生产单位】内蒙古国际蒙医医院 国家蒙药制剂中心

本制剂仅限本医疗机构使用

八、肾病科

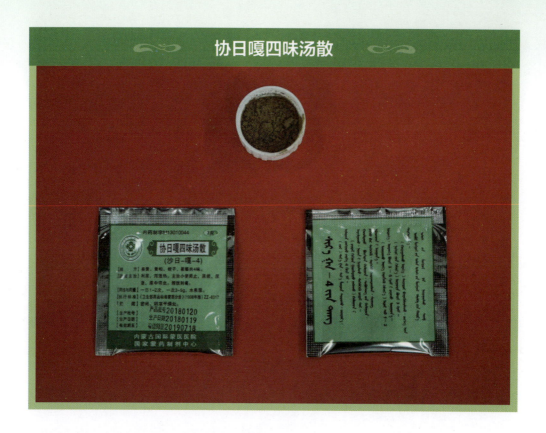

【药品名称】协日嘎四味汤散 Xieriga Siwei Tangsan

【批准文号】内药制字 M13010044

【执行标准】《中华人民共和国卫生部药品标准蒙药分册》（1998年版）ZZ-8317

【处方组成】北沙参、甘草、紫草茸、拳参共4味。

【功能主治】利尿，泻湿热。主治小便闭止，尿频，尿急，尿中带血，膀胱刺痛。

【规　　格】3g/袋。100袋/包。

【用法用量】一日1~2次，一次3~5g，水煎服。

【不良反应】尚不明确。

【禁　　忌】尚不明确。

【注意事项】尚不明确。

【贮　　藏】密闭，阴凉干燥处。

【包　　装】药用复合膜。

【有 效 期】18个月。

【生产单位】内蒙古国际蒙医医院 国家蒙药制剂中心

　　　　　　本制剂仅限本医疗机构使用

补肾健胃二十一味丸

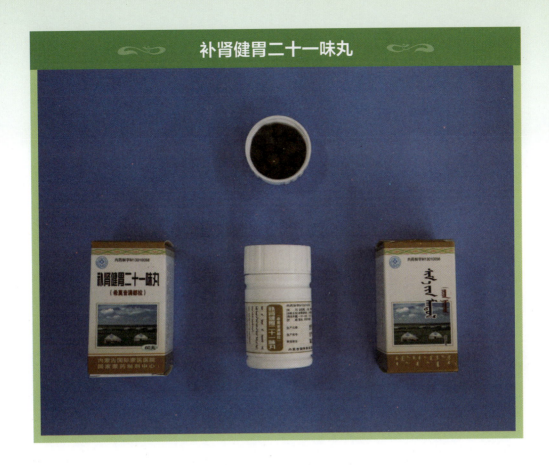

【药品名称】补肾健胃二十一味丸 Bushenjianwei Ershiyiwei Wan

【批准文号】内药制字 M13010058

【执行标准】《中华人民共和国卫生部药品标准蒙药分册》（1988年版）ZZ-8345

【处方组成】山沉香、寒水石（制）、蒺藜（制）、小蜀季花、广枣、肉豆蔻、草果仁、紫硇砂、五灵脂、手参、白豆蔻、红花、白葡萄、荜茇、肉桂、玉竹、黄精、天门冬、石榴、人参、天花粉共21味药。

【功能主治】祛胃肾寒症，补肾温阳。主治肾寒，腰腿疼痛，尿频等症。

【规　　格】2g/10丸。60丸/瓶。

【用法用量】一日1～2次，一次11～15丸，温开水送服。

【不良反应】尚不明确。

【禁　　忌】尚不明确。

【注意事项】尚不明确。

【贮　　藏】密闭，阴凉干燥处。

【包　　装】药用塑料瓶。

【有 效 期】18个月。

【生产单位】内蒙古国际蒙医医院 国家蒙药制剂中心

　　　　　　本制剂仅限本医疗机构使用

波仁阿如-10（清肾热十味散）

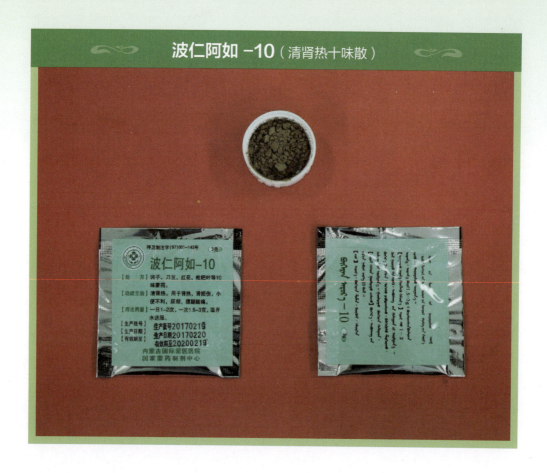

【药品名称】波仁阿如-10（清肾热十味散）Boren Aru-10

【批准文号】内药制字M13010010

【执行标准】《中华人民共和国卫生部药品标准蒙药分册》（1998年版）ZZ-8399

【处方组成】诃子、红花、白豆蔻、五灵脂、地丁、刀豆、枇杷叶、茜草、紫草、刺柏叶共10味。

【功能主治】清肾热。用于肾热，肾损伤，小便不利，尿频，腰腿酸痛。

【规　　格】3g/袋。100袋/包。

【用法用量】一日1～2次，一次1.5～3g，温开水送服。

【不良反应】尚不明确。

【禁　　忌】尚不明确。

【注意事项】尚不明确。

【贮　　藏】密闭、阴凉干燥处。

【包　　装】药用复合膜。

【有 效 期】18个月。

【生产单位】内蒙古国际蒙医医院 国家蒙药制剂中心

本制剂仅限本医疗机构使用

益智温肾十味丸

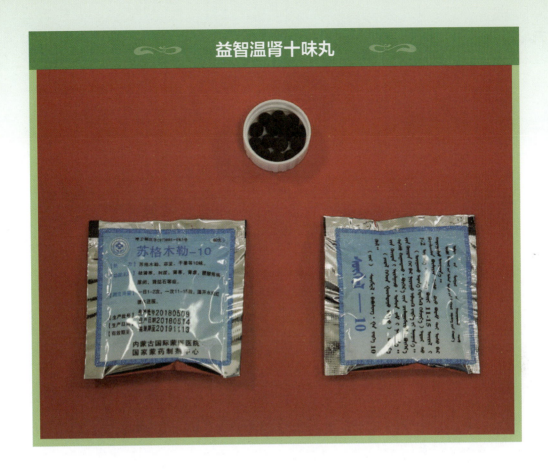

【药品名称】益智温肾十味丸（苏格木勒-10） Yizhiwenshen Shiwei Wan
【批准文号】内药制字M14010102
【执行标准】《中华人民共和国卫生部药品标准蒙药分册》（1998年版）
【处方组成】益智、干姜、白硇砂、荜茇、榅子、莲子、苦石莲、方海、冬葵果、麝香共10味。
【功能主治】祛肾寒，利尿。用于肾寒肾虚，腰腿痛，尿闭，肾结石等症。
【规　　格】2g/10丸。60丸×30袋/包。
【用法用量】一日1～2次，一次11～15丸，温开水送服。
【不良反应】尚不明确。
【禁　　忌】尚不明确。
【注意事项】尚不明确。
【贮　　藏】密闭，阴凉干燥处。
【包　　装】药用复合膜。
【有 效 期】18个月。
【生产单位】内蒙古国际蒙医医院 国家蒙药制剂中心
　　　　　　本制剂仅限本医疗机构使用

九、外科

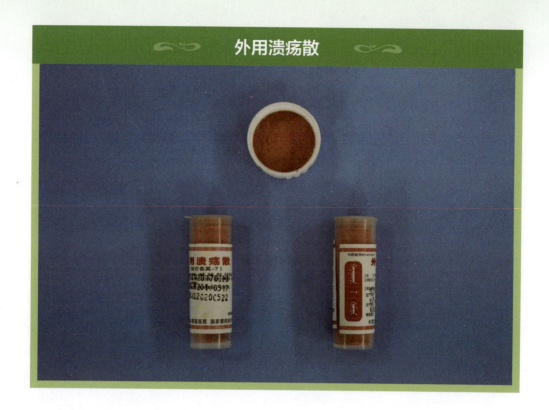

- 【药品名称】外用溃疡散（哈它各其-7） Waiyong Kuiyang San
- 【批准文号】内药制字 M14010091
- 【执行标准】《中华人民共和国卫生部药品标准蒙药分册》（1998年版）
- 【处方组成】寒水石（凉制）、雄黄、朱砂、银朱、石决明（煅）、冰片、麝香。
- 【功能主治】生肌，收敛。用于口舌生疮，溃疡，咽喉肿痛，皮肤溃烂，外伤感染，宫颈糜烂。
- 【规　　格】10g/瓶。
- 【用法用量】干粉末涂抹患处，口腔用纸管吹入。每日3～5次。
- 【不良反应】尚不明确。
- 【禁　　忌】尚不明确。
- 【注意事项】尚不明确。
- 【贮　　藏】密闭，阴凉干燥处。
- 【包　　装】药用塑料瓶。
- 【有 效 期】18个月。
- 【生产单位】内蒙古国际蒙医医院 国家蒙药制剂中心

　　　　　　本制剂仅限本医疗机构使用

十、儿科

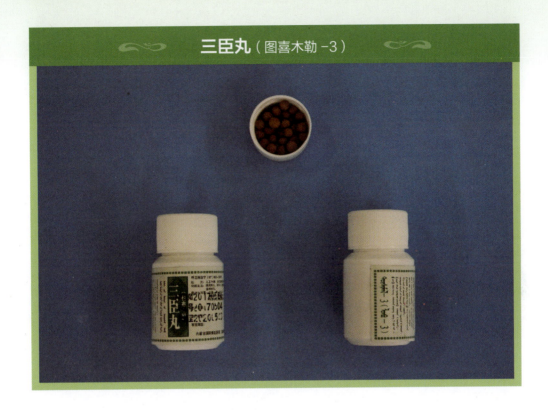

三臣丸（图喜木勒-3）

【药品名称】三臣丸（图喜木勒-3） Sanchen Wan

【批准文号】呼卫制注字（97）001-134号

【执行标准】《内蒙古蒙药制剂规范》（1984年版）

【处方组成】牛黄、红花、天竺黄。

【性　　状】本品为红色水丸，除去外衣显黄色；气香，味苦、微甘。

【功能主治】息风降火。用于小儿瘟热高烧，肺热咳嗽，各种惊风。

【规　　格】每25粒重1g，每瓶1g或5g。

【用法用量】满一月小儿，一次3粒，逐月增加1粒，满一周岁小儿，一次服15粒，两岁以上儿童遵医嘱。

【贮　　藏】密闭，防潮。

【生产单位】内蒙古国际蒙医医院 国家蒙药制剂中心

本制剂仅限本医疗机构使用

加味三臣丸（尼·图喜木勒-3丸）

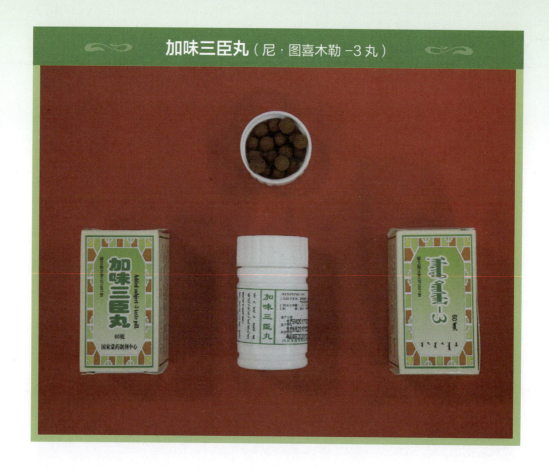

- 【药品名称】加味三臣丸（尼·图喜木勒-3丸） Jiawei Sanchen Wan
- 【批准文号】内药制字 M13010037
- 【执行标准】《内蒙古蒙药制剂规范》（2007年版第一册）
- 【处方组成】石膏、甘草、麦冬、红花、檀香、北沙参、胡黄连、拳参、人工牛黄共9味。
- 【功能主治】清肺，止咳，定喘。用于小儿肺热，发烧，咳嗽，气促，瘟疫热盛。
- 【规　　格】2g/10丸。60丸/瓶。
- 【用法用量】一日1～2次，一次11～15丸，温开水送服。
- 【不良反应】尚不明确。
- 【禁　　忌】尚不明确。
- 【注意事项】尚不明确。
- 【贮　　藏】密闭、阴凉干燥处。
- 【包　　装】药用塑料瓶。
- 【有 效 期】18个月。
- 【生产单位】内蒙古国际蒙医医院 国家蒙药制剂中心

本制剂仅限本医疗机构使用

道古乐-额伯斯-7汤

【药品名称】道古乐-额伯斯-7汤 Daogule-Ebosi-7 Tang

【批准文号】内药制字M13010014

【执行标准】《内蒙古蒙药制剂规范》（2007年版第一册）

【处方组成】土木香、川楝子、地丁、苦参、栀子、诃子、胡黄连共7味。

【功能主治】清瘟，解表，解毒，止痛。用于感冒发热，全身酸痛，头痛，咽喉肿痛。

【规　　格】3g/袋。100袋/包。

【用量用法】一日1～2次，一次3～5g，水煎服。

【不良反应】尚不明确。

【禁　　忌】尚不明确。

【注意事项】尚不明确。

【贮　　藏】密闭、阴凉干燥处。

【包　　装】药用复合膜。

【有 效 期】18个月。

【生产单位】内蒙古国际蒙医医院 国家蒙药制剂中心

　　　　　　本制剂仅限本医疗机构使用

十一、肺病科

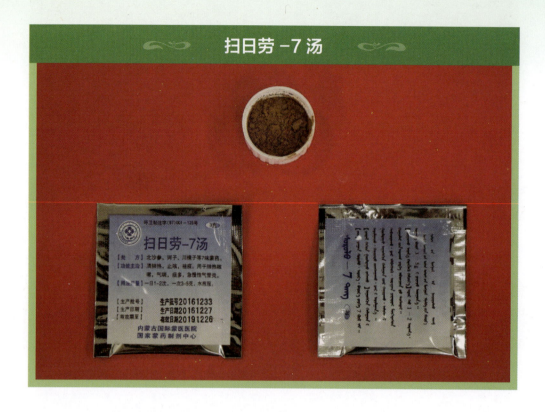

【药品名称】扫日劳-7汤 Saorilao-7 Tang
【批准文号】内药制字M13010041
【执行标准】《内蒙古蒙药制剂规范》（2007年版第一册）
【处方组成】沙参、黄柏、红茜草、草河车、栀子、甘草、紫草茸共7味。
【功能主治】清肺热，止咳，祛痰。用于肺热咳嗽，气喘，痰多，急慢性支气管炎。
【规　　格】3g/袋。100袋/包。
【用法用量】一日1~2次，一次3~5g，水煎服。
【不良反应】尚不明确。
【禁　　忌】尚不明确。
【注意事项】尚不明确。
【贮　　藏】密闭、阴凉干燥处。
【包　　装】药用复合膜。
【有 效 期】18个月。
【生产单位】内蒙古国际蒙医医院 国家蒙药制剂中心
　　　　　　本制剂仅限本医疗机构使用

那仁萨仁乃日拉嘎（那仁-萨仁-召日丸）

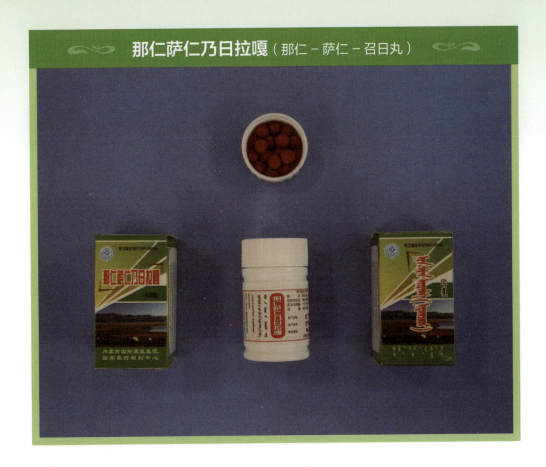

- 【药品名称】那仁萨仁乃日拉嘎（那仁-萨仁-召日丸） Naren-Saren Nairilaga
- 【批准文号】内药制字M13010070
- 【执行标准】《内蒙古蒙药制剂规范》（2007年版第一册）
- 【处方组成】草乌（制）、黑云香、荨苈子、大蜀季花、木香、瞿麦、赤飑子、红花、诃子、香墨共10味。
- 【功能主治】清热杀菌。用于黑、白班，亚玛引起头痛。
- 【规　　格】2g/10丸。60丸/盒。
- 【用法用量】一日1次，一次5～9丸，晚间临睡前温开水送服。
- 【不良反应】尚不明确。
- 【禁　　忌】尚不明确。
- 【注意事项】孕妇忌服。
- 【贮　　藏】密闭、阴凉干燥处。
- 【包　　装】药用塑料瓶。
- 【有 效 期】18个月。
- 【生产单位】内蒙古国际蒙医医院 国家蒙药制剂中心
  本制剂仅限本医疗机构使用

呼和-嘎日迪-9（呼和-9丸）

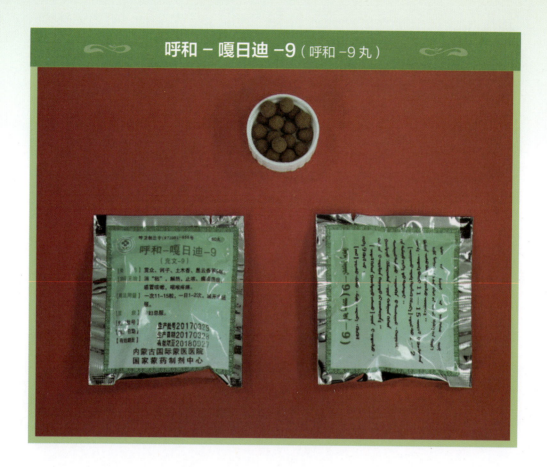

【药品名称】呼和-嘎日迪-9（呼和-9丸） Huhe-Garidi-9

【批准文号】内药制字 M13010032

【执行标准】《内蒙古蒙药制剂规范》（2007年版第一册）

【处方组成】贯众、诃子、胡黄连、北沙参、拳参、黑云香、土木香、翻白草、漏芦花共9味。

【功能主治】消粘，解热，止咳。瘟疫热症，感冒咳嗽，咽喉疼痛。

【规　　格】2g/10丸。60丸×30袋/包。

【用法用量】一日1～2次，一次11～15丸，温开水送服。

【不良反应】尚不明确。

【禁　　忌】尚不明确。

【注意事项】孕妇忌服。

【贮　　藏】密闭，阴凉干燥处。

【包　　装】药用复合膜。

【有效期】18个月。

【生产单位】内蒙古国际蒙医医院 国家蒙药制剂中心

　　　　　　本制剂仅限本医疗机构使用

查干-汤

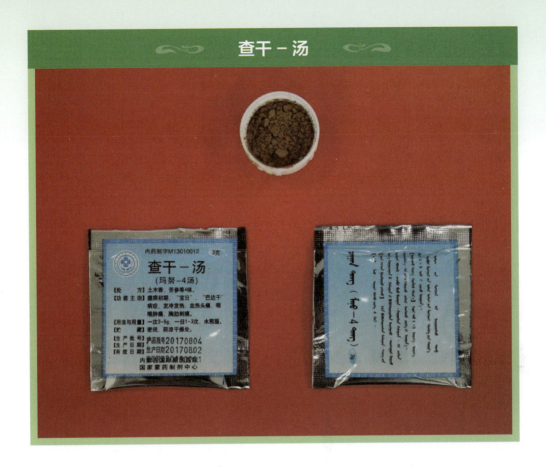

【药品名称】查干-汤 Chagan-Tang

【批准文号】内药制字M13010012

【执行标准】《内蒙古蒙成药标准》1984年版

【处方组成】土木香、珍珠秆、苦参、山柰共4味。

【功能主治】瘟病初期,宝日、巴干达病症。发冷发热,血热头疼,咽喉肿痛,胸肋刺痛。

【规　　格】3g/袋。100袋/包。

【用法用量】一日1~2次,一次3~5g,水煎服。

【不良反应】尚不明确。

【禁　　忌】尚不明确。

【注意事项】孕妇忌服。

【贮　　藏】密闭、阴凉干燥处。

【包　　装】药用复合膜。

【有 效 期】18个月。

【生产单位】内蒙古国际蒙医医院 国家蒙药制剂中心

　　　　　　本制剂仅限本医疗机构使用

清肺十三味散

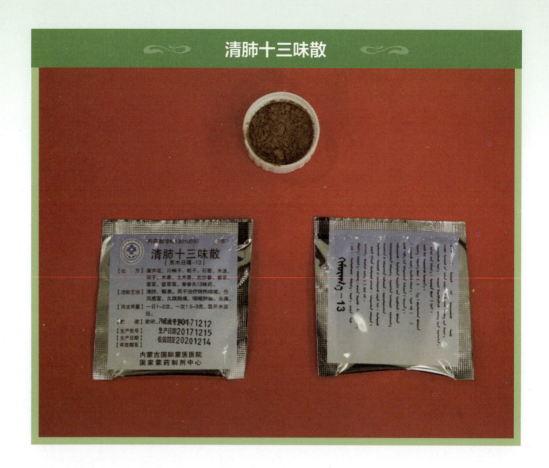

- 【药品名称】清肺十三味散 Qingfei Shisanwen San
- 【批准文号】内药制字M13010030
- 【执行标准】《中华人民共和国卫生部药品标准蒙药分册》（1998年版）ZZ-8401
- 【处方组成】漏芦花、川楝子、栀子、石膏、木通、诃子、木香、土木香、北沙参、紫草、茜草、紫草茸、拳参共13味。
- 【功能主治】清肺，解表。用于肺热咳嗽，伤风感冒，久咳胸痛，咽喉肿痛，头痛。
- 【规　　格】3g/袋。100袋/包。
- 【用法用量】一日1~2次，一次1.5~3g，温开水送服。
- 【不良反应】尚不明确。
- 【禁　　忌】尚不明确。
- 【注意事项】尚不明确。
- 【贮　　藏】密闭、阴凉干燥处。
- 【包　　装】药用复合膜。
- 【有 效 期】18个月。
- 【生产单位】内蒙古国际蒙医医院 国家蒙药制剂中心
  本制剂仅限本医疗机构使用

十二、血液科

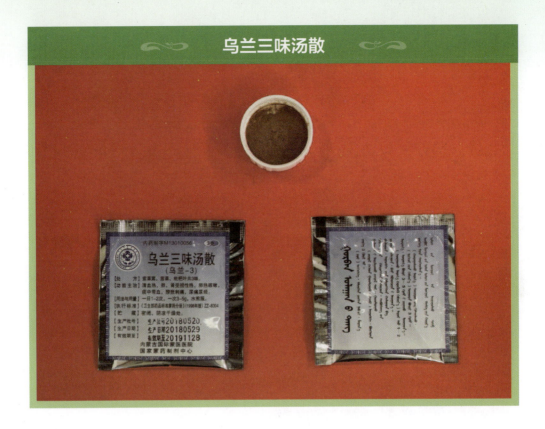

乌兰三味汤散

【药品名称】乌兰三味汤散 Wulan Sanwei Tang san

【批准文号】内药制字M13010056

【执行标准】《中华人民共和国卫生部药品标准蒙药分册》（1998年版）ZZ-8304

【处方组成】紫草茸、茜草、枇杷叶共3味。

【功能主治】清血热，肺、肾受损性热。肺热咳嗽，痰中带血，膀胱刺痛，尿痛尿频。

【规　　格】3g/袋。100袋/包。

【用量用法】一日1～2次，一次3～5g，水煎服。

【不良反应】尚不明确。

【禁　　忌】尚不明确。

【注意事项】尚不明确。

【贮　　藏】密闭、阴凉干燥处。

【包　　装】药用复合膜。

【有 效 期】18个月。

【生产单位】内蒙古国际蒙医医院 国家蒙药制剂中心

本制剂仅限本医疗机构使用

清瘟十二味丸

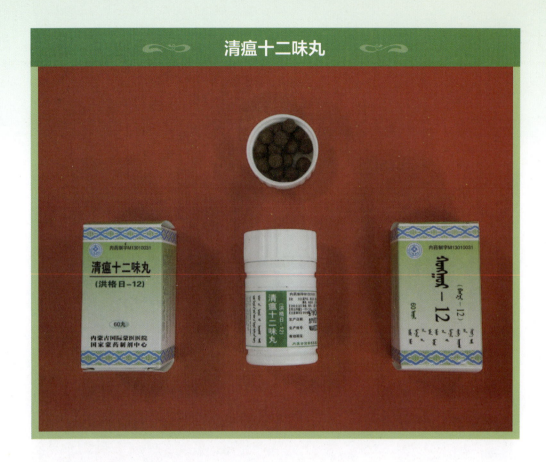

【药品名称】清瘟十二味丸 Qingwen Shierwei Wan

【批准文号】内药制字M13010031

【执行标准】《中华人民共和国卫生部药品标准蒙药分册》（1998年版）ZZ-8409

【处方组成】漏芦花、黑云香、石膏、麦冬、草乌叶、红花、五灵脂、麝香、角茴香、人工牛黄、翻白草共12味。

【功能主治】清瘟，解热，杀菌，止痛。用于各种瘟疫传染病及粘热，咽喉肿痛，疫喉，牙痛等症。

【规　　格】2g/10丸。60丸/瓶。

【用法用量】一日1～2次，一次11～15丸，温开水送服。

【不良反应】尚不明确。

【禁　　忌】尚不明确。

【注意事项】尚不明确。

【贮　　藏】密闭，阴凉干燥处。

【包　　装】药用塑料瓶。

【有 效 期】18个月。

【生产单位】内蒙古国际蒙医医院 国家蒙药制剂中心

　　　　　　本制剂仅限本医疗机构使用

清瘟消肿九味丸

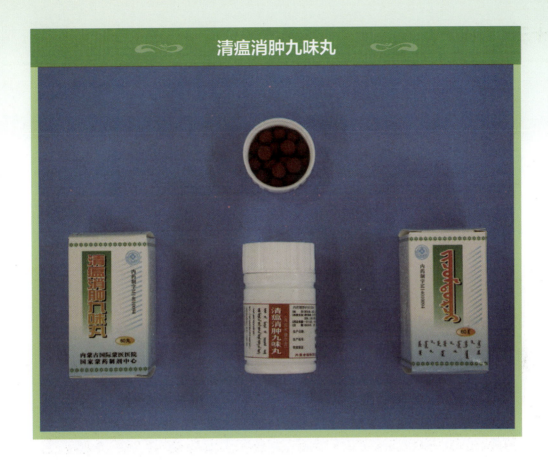

- 【药品名称】清瘟消肿九味丸（吉召木道尔吉） Qingwenxiaozhong Jiuwei Wan
- 【批准文号】内药制字M14010094
- 【执行标准】《中华人民共和国卫生部药品标准蒙药分册》（1998年版）
- 【处方组成】制草乌、硇砂、绵马贯众、刺柏叶、甘松、麝香、红花、人工牛黄等。
- 【功能主治】清热解毒，消粘，止痛，燥协日乌素。用于瘟疫发烧，久热，炽热，扩散热，炭疽结喉，痢疾，风湿病，吾雅曼病，偏瘫，亚玛病，妇科病，粘热症，便秘，尿闭，半身不遂。
- 【规　　格】2g/10丸。60丸/瓶。
- 【用法用量】口服，一日1～2次，一次9～13丸，或遵医嘱。
- 【不良反应】尚不明确。
- 【禁　　忌】尚不明确。
- 【注意事项】年老、体弱者慎用，孕妇忌用。
- 【贮　　藏】密闭，阴凉干燥处。
- 【包　　装】药用塑料瓶。
- 【有 效 期】18个月。
- 【生产单位】内蒙古国际蒙医医院 国家蒙药制剂中心

本制剂仅限本医疗机构使用

十三、眼科

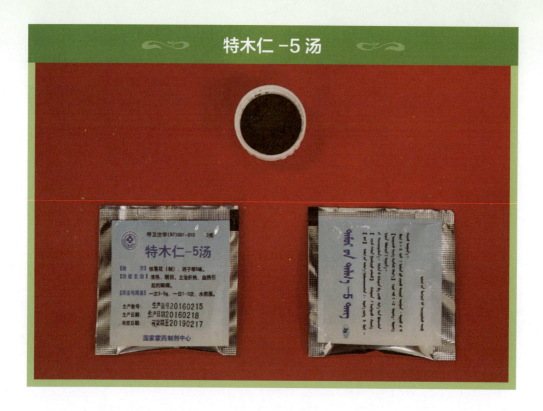

特木仁-5汤

【药品名称】特木仁-5汤 Temuren-5 Tang
【批准文号】内药制字M13010053
【执行标准】《内蒙古蒙成药标准》（1984年版）
【处方组成】铁面（制）、诃子、栀子、黄柏皮、川楝子共5味。
【功能主治】清热，明目。主治肝热、血热引起的眼病。
【规　　格】3g/袋。100袋/包。
【用量用法】一日1～2次，一次3～5g，水煎服。
【不良反应】尚不明确。
【禁　　忌】尚不明确。
【注意事项】尚不明确。
【贮　　藏】密闭、阴凉干燥处。
【包　　装】药用复合膜。
【有 效 期】18个月。
【生产单位】内蒙古国际蒙医医院 国家蒙药制剂中心
　　　　　　本制剂仅限本医疗机构使用

十四、药浴科

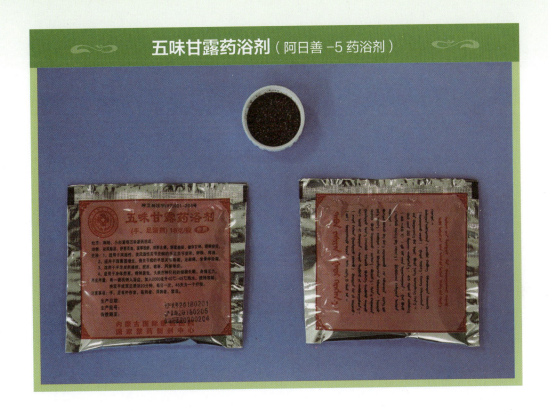

五味甘露药浴剂(阿日善-5药浴剂)

【药品名称】五味甘露药浴剂(阿日善-5药浴剂)Wuweiganlu Yaoyuji
【批准文号】内药制字 M13010007
【执行标准】《内蒙古蒙药制剂规范》(2007年版第一册)
【处方组成】刺柏、小白蒿等五味。
【功能主治】祛风除湿,舒筋活血,驱寒散瘀,消肿止痛,解毒除痒,健体安神,缓解疲劳。
1.适用于风湿性、类风湿性关节炎病的手足关节变形、肿胀、疼痛。2.适用于因骨质增生,骨关节病的手足关节疼痛,足跟痛,坐骨神经痛。3.适用于手足皮肤瘙痒、脱皮、皲裂、风疹等症。4.适用于身体劳累,精神紧张,久病伤神引起的烦躁失眠,身痛乏力。
【规　　格】18g/袋。
【用法用量】将一袋药倒入浴盆,加入2000毫升40～45℃热水,搅拌溶解,将双手或双足浸浴20分钟,每日一次,45天为一个疗程。
【不良反应】尚不明确。
【禁　　忌】尚不明确。
【注意事项】手、足有外伤者、高热者、浮肿者,禁忌。
【贮　　藏】密闭,阴凉干燥处。
【包　　装】药用复合膜。
【有 效 期】18个月。
【生产单位】内蒙古国际蒙医医院 国家蒙药制剂中心
本制剂仅限本医疗机构使用

十五、肿瘤科

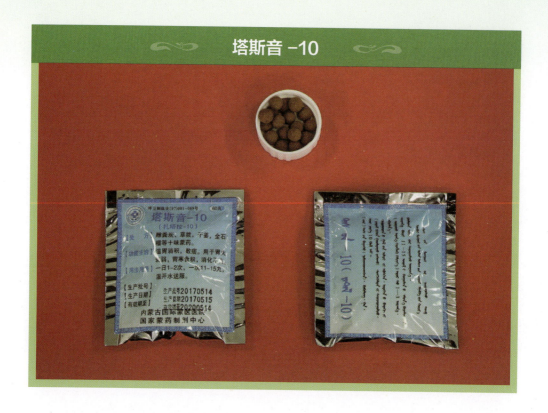

塔斯音-10

【药品名称】塔斯音-10 Tasiyin-10
【批准文号】内药制字M13010052
【执行标准】《内蒙古蒙成药标准》1984年版
【处方组成】光明盐、蔓荆子、肉桂、红花、透骨草、干姜、荜茇、制雕粪、石榴、白蔻共10味。
【功能主治】温胃消积，散痞。用于胃火衰弱，胃寒食积，消化不良。
【规　　格】2g/10丸。60丸×30袋/包。
【用法用量】一日1～2次，一次11～15丸，温开水送服。
【不良反应】尚不明确。
【禁　　忌】尚不明确。
【注意事项】尚不明确。
【贮　　藏】密闭、阴凉干燥处。
【包　　装】药用复合膜。
【有 效 期】18个月。
【生产单位】内蒙古国际蒙医医院 国家蒙药制剂中心
　　　　　　本制剂仅限本医疗机构使用

第二节
内蒙古民族大学附属医院

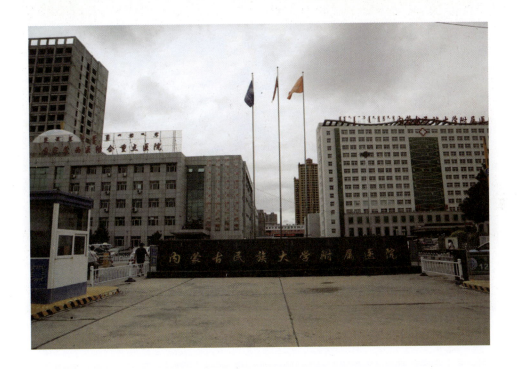

　　内蒙古民族大学附属医院始建于1972年。历经40余年的发展，医院现已成为一所"以蒙医为主、蒙西医结合"的集医疗、教学、科研、预防、保健为一体的国家三级甲等民族医综合医院，也是全国唯一一家国家级重点蒙西医结合医院。医院目前占地面积8.9万平方米，建筑面积5.9万平方米。编制床位1100张，年接诊病人55万人次，出院病人3万余人次。

　　医院的神经外科学、蒙医血液肿瘤学、蒙医心血管内科学等3个学科为自治区领先学科，蒙医脑病学、蒙医骨伤学等2个学科为自治区重点学科，蒙药药理实验室为自治区重点实验室，神经外科学、蒙医疗术学为通辽市领先学科，医学影像科、妇产科、心血管内科、麻醉科、中医科、蒙医血液科、蒙医脑病科等7个学科为通辽市重点学科。

　　医院共有院内制剂200多种，其中重点专科制剂有珍宝丸等3种，常用药制剂有额日赫腾-37等5种。

一、蒙医心内科

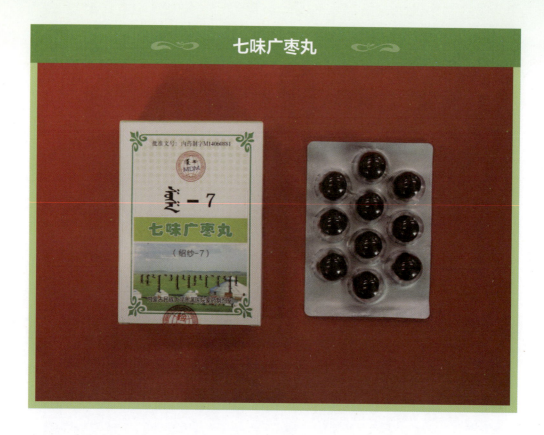

【药品名称】七味广枣丸（绍纱-7） Qiwei Guangzao Wan

【批准文号】内药制字M14060881

【执行标准】《中国药典》2010年版一部。

【处方组成】广枣、肉豆蔻、丁香、木香等7味。

【性　　状】本品为棕褐色大蜜丸；气香，味甘、苦、辛、微酸。

【功能主治】养心益气，安神。用于胸闷疼痛，心悸气短，心神不安，失眠健忘。

【规　　格】每丸重6g，每盒装10丸。

【用法用量】口服。一次1丸，一日1～2次。

【不良反应】尚不明确。

【禁　　忌】尚不明确。

【注意事项】尚不明确。

【贮　　藏】密闭，防潮。

【有 效 期】18个月。

【生产单位】内蒙古民族大学附属医院

　　　　　　本制剂仅限本医疗机构使用

匝迪-5

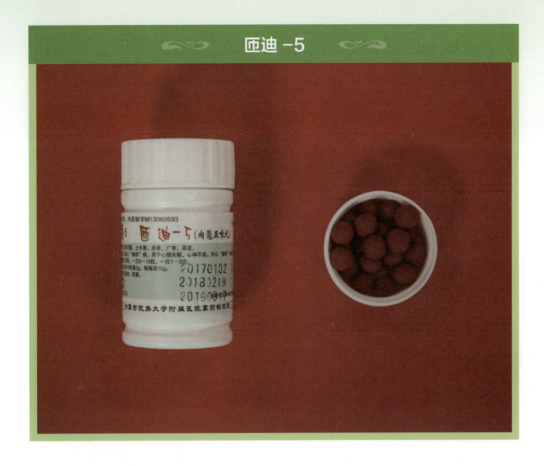

- 【药品名称】匝迪-5（肉蔻五味丸） Zadi-5
- 【批准文号】内药制字M13060593
- 【执行标准】《中华人民共和国卫生部药品标准蒙药分册》(1998年版)。
- 【处方组成】肉豆蔻、土木香、木香等5味。
- 【性　　状】本品为黄褐色水丸；气香，味辛。
- 【功能主治】祛心赫依病。用于心烦失眠，神气不安。对心赫依病尤为有效。
- 【规　　格】每10粒重2g。每瓶装15g。
- 【用法用量】口服，一次9～15粒，一日1～3次。
- 【不良反应】尚不明确。
- 【禁　　忌】尚不明确。
- 【注意事项】尚不明确。
- 【贮　　藏】密闭，防潮。
- 【有 效 期】18个月。
- 【生产单位】内蒙古民族大学附属医院

　　　　　　本制剂仅限本医疗机构使用

吉如很-阿嘎日-8

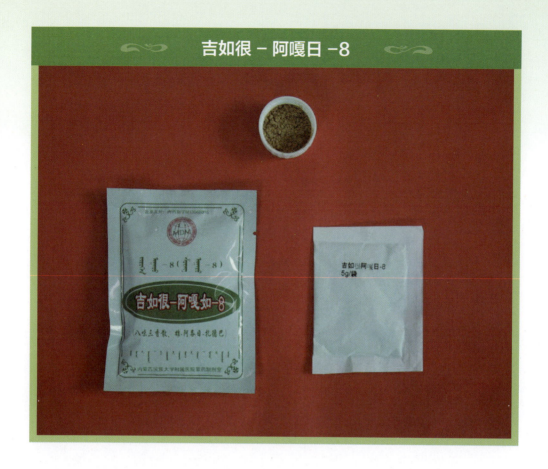

【药品名称】吉如很-阿嘎日-8（雄-阿各日-扎特巴） Jiruhen-Agari-8

【批准文号】内药制字M13060316

【执行标准】《内蒙古蒙成药标准》（1984年版）。

【处方组成】沉香、诃子、肉豆蔻、木香、广枣等8味。

【性　　状】本品为浅黄色粉末；气香，味涩。

【功能主治】调节赫依，补心，宁神。用于赫依热攻心，神昏谵语，心肌损伤，心前区疼痛。

【规　　格】每袋5g。每包3袋。

【用法用量】口服，一次1.5～3g，一日1～2次，温开水送服。

【不良反应】尚不明确。

【禁　　忌】尚不明确。

【注意事项】尚不明确。

【贮　　藏】密闭，防潮。

【有 效 期】18个月。

【生产单位】内蒙古民族大学附属医院

　　　　　　本制剂仅限本医疗机构使用

沉香安神散

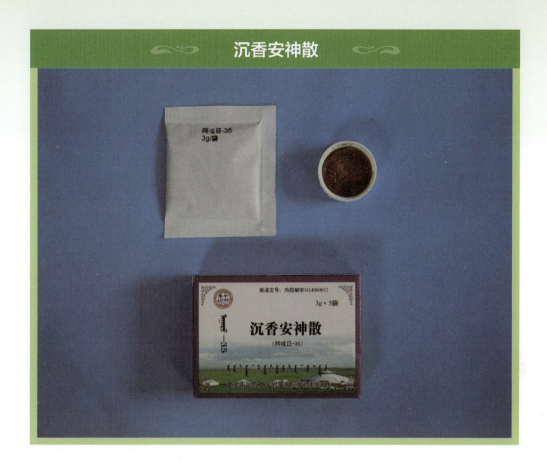

- 【药品名称】沉香安神散(阿嘎日-35) Chenxiang Anshen San
- 【批准文号】内药制字M14060652
- 【执行标准】《中华人民共和国卫生部药品标准蒙药分册》(1998年版)。
- 【处方组成】沉香、紫檀香、红花、白豆蔻、诃子、旋复花、细辛等35味。
- 【性　　状】本品为棕黄色粉末;气香,味苦。
- 【功能主治】调节赫依、热、粘交争。用于山川间热,赫依、热兼盛,胸满气喘,干咳痰少,游走刺痛,心悸失眠,神昏谵语。
- 【规　　格】(1)每袋装3g;(2)每袋装5g;(3)每袋装15g。每盒装5袋。
- 【用法用量】口服,一次1.5~3g,一日1~2次。
- 【不良反应】尚不明确。
- 【禁　　忌】尚不明确。
- 【注意事项】孕妇慎服。
- 【贮　　藏】密闭,防潮。
- 【有 效 期】18个月。
- 【生产单位】内蒙古民族大学附属医院
  本制剂仅限本医疗机构使用

赞丹-3汤

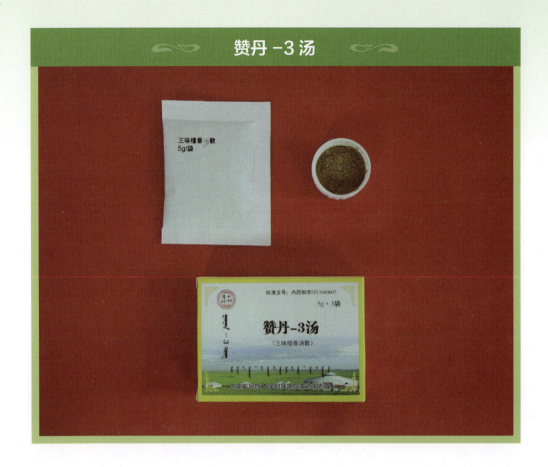

- 【药品名称】赞丹-3汤（三味檀香汤散） Zandan-3 Tang
- 【批准文号】内药制字M13060605
- 【执行标准】《国家食品药品监督管理局国家药品标准》WS-11471（ZD-1471）-2002-2012Z
- 【处方组成】白檀香、广枣、肉豆蔻。
- 【性　　状】本品应为浅黄色粉末；气芳香，味微苦、涩。
- 【功能主治】清热，补心。用于心热心悸，烦躁不安。
- 【规　　格】每袋5g。每盒3袋。
- 【用法用量】水煎服，一次3～5g，一日1～3次。
- 【不良反应】尚不明确。
- 【禁　　忌】尚不明确。
- 【注意事项】尚不明确。
- 【贮　　藏】密闭，防潮。
- 【有 效 期】18个月。
- 【生产单位】内蒙古民族大学附属医院
  本制剂仅限本医疗机构使用

二、肿瘤科

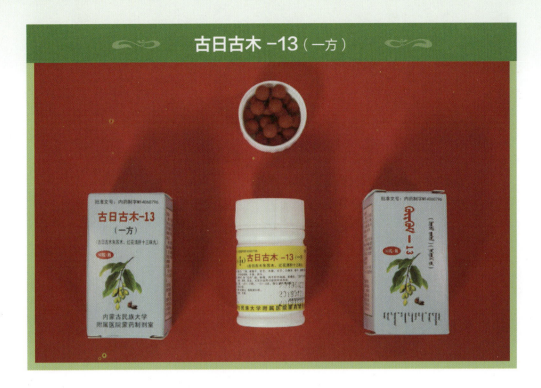

古日古木-13（一方）

【药品名称】古日古木-13（一方）Gurigumu-13
【批准文号】内药制字M14060796
【执行标准】《内蒙古蒙成药标准》1984年版。
【处方组成】西红花、丁香、建莲子、麦冬、木香、诃子、川楝子、栀子等13味。
【性　　状】本品为红色水丸，除去包衣显浅棕色；气香，味苦、涩。
【功能主治】清肝热，除亚玛病，解毒。用于肝热胸膈，配毒症，亚玛病，腰肾损伤，尿频，尿血。尤对血热引起的眼病有效。
【规　　格】每10粒重2g。每瓶装10g。
【用法用量】口服。一次11～15粒，一日1～2次，饭后温开水送服。
【不良反应】尚不明确。
【禁　　忌】尚不明确。
【注意事项】孕妇忌服。
【贮　　藏】密闭，防潮。
【有 效 期】18个月。
【生产单位】内蒙古民族大学附属医院
　　　　　　本制剂仅限本医疗机构使用

古日古木-13（红花清肝十三味丸）

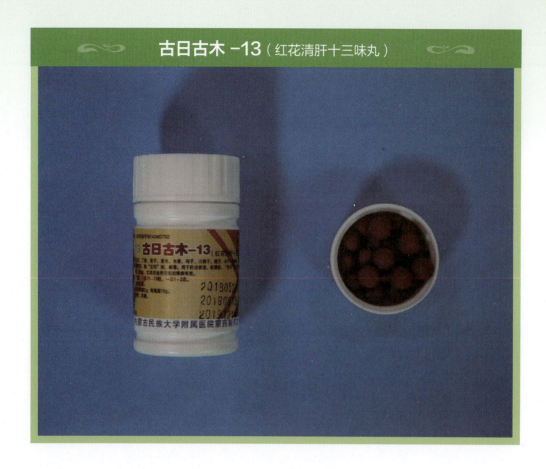

【药品名称】古日古木-13（红花清肝十三味丸） Gurigumu-13

【批准文号】内药制字M14060792

【执行标准】《中华人民共和国卫生部药品标准蒙药分册》(1998年版)。

【处方组成】红花、丁香、建莲子、麦冬、木香、诃子、川楝子、栀子等13味。

【性　　状】本品为红色水丸，除去包衣显浅棕色；气香，味苦、涩。

【功能主治】清肝热，除亚玛病，解毒。用于肝热胸膈，配毒症，亚玛病，腰肾损伤，尿频，尿血。尤对血热引起的眼病有效。

【规　　格】每10粒重2g。每瓶装15g。

【用法用量】口服。一次11～15粒，一日1～2次，饭后温开水送服。

【不良反应】尚不明确。

【禁　　忌】尚不明确。

【注意事项】孕妇忌服。

【贮　　藏】密闭，防潮。

【有 效 期】18个月。

【生产单位】内蒙古民族大学附属医院

本制剂仅限本医疗机构使用

古日本-乌兰-汤

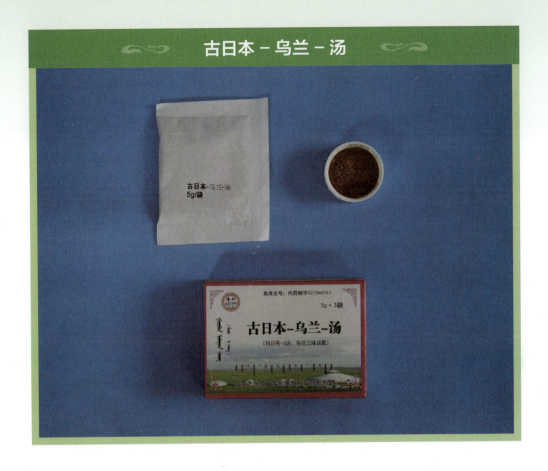

【药品名称】古日本-乌兰-汤(玛日布-3汤、乌兰三味汤散、乌兰-3) Guriben-Wulan-Tang

【批准文号】内药制字M13060513

【执行标准】《中华人民共和国卫生部药品标准蒙药分册》(1998年版)。

【处方组成】紫草茸、茜草、枇杷叶。

【性　　状】本品为棕红色粉末；气微香，味涩、苦。

【功能主治】清血热。用于肺、肾受损性热，肺热咳嗽，痰中带血，膀胱刺痛，尿频尿痛。

【规　　格】每袋5g。每盒3袋。

【用法用量】水煎服，一次3～5g，一日1～3次。

【不良反应】尚不明确。

【禁　　忌】尚不明确。

【注意事项】尚不明确。

【贮　　藏】密闭，防潮。

【有 效 期】18个月。

【生产单位】内蒙古民族大学附属医院

　　　　　　本制剂仅限本医疗机构使用

给旺-13

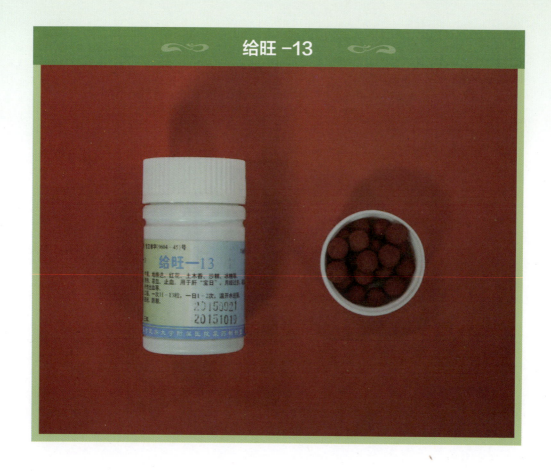

【药品名称】给旺-13（郎钦给旺-13、牛黄十三味丸） Geiwang-13

【批准文号】内药制字M13060214

【执行标准】《中华人民共和国卫生部药品标准蒙药分册》(1998年版)。

【处方组成】牛黄、红花、瞿麦、地格达、菊花、木通等13味。

【性　　状】本品为黄褐色水丸；气微，味苦。

【功能主治】清热，凉血，止血。用于肝宝日，月经过多，呕血，外伤出血。

【规　　格】每10粒重2g。每瓶装15g。

【用法用量】口服，一次9～13粒，一日1～2次。

【不良反应】尚不明确。

【禁　　忌】尚不明确。

【注意事项】尚不明确。

【贮　　藏】密闭，防潮。

【有 效 期】18个月。

【生产单位】内蒙古民族大学附属医院

　　　　　　本制剂仅限本医疗机构使用

通拉嘎-5

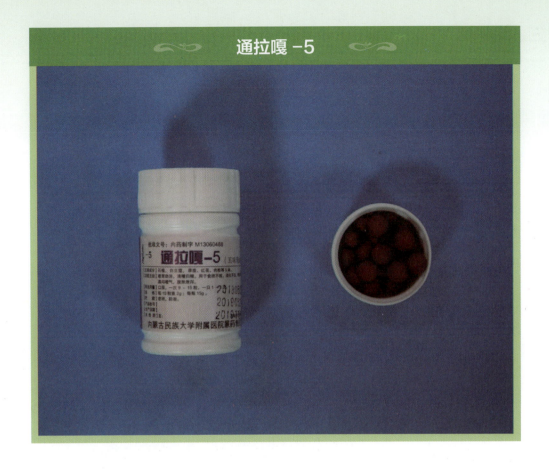

- 【药品名称】通拉嘎-5（当玛-5、五味清浊丸） Tonglaga-5
- 【批准文号】内药制字M13060488
- 【执行标准】《国家食品药品监督管理局国家药品标准》WS-10197（ZD0197-2002-2012Z）
- 【处方组成】全石榴、红花、苏格木勒等5味。
- 【性　　状】本品为棕色水丸；味辛。
- 【功能主治】暖胃助消，清槽归精。用于食欲不振，消化不良，胃脘冷痛，满闷嗳气，食物中毒。
- 【规　　格】每10粒重2g。每瓶装15g。
- 【用法用量】口服。一次9～15粒，一日1～3次。
- 【不良反应】尚不明确。
- 【禁　　忌】尚不明确。
- 【注意事项】孕妇慎服。
- 【贮　　藏】密闭，防潮。
- 【有 效 期】18个月。
- 【生产单位】内蒙古民族大学附属医院

　　　　　　本制剂仅限本医疗机构使用

三、脑病科

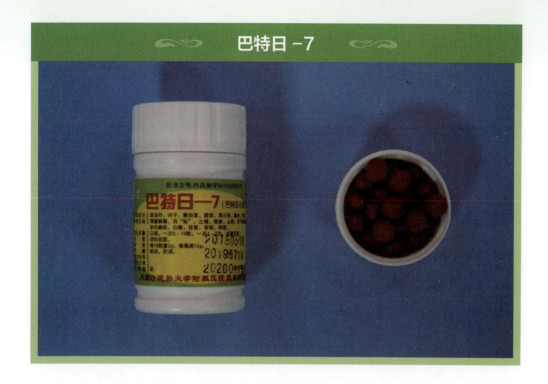

巴特日-7

【药品名称】巴特日-7（巴布-7、巴特日七味丸）Bateri-7
【批准文号】内药制字M15060975
【执行标准】《中华人民共和国卫生部药品标准蒙药分册》(1998年版)。
【处方组成】草乌叶、诃子、茜草、翻白草等7味。
【性　　状】本品为红色水丸，除去包衣显棕褐色；气香，味酸、涩麻、微苦。
【功能主治】清瘟解毒，消粘，止痛，散瘀，止痢。用于瘟疫盛热，脑炎，赤白痢疾，白喉，目黄，音哑，霍乱转筋。
【规　　格】每10粒重2g。每瓶装15g。
【用法用量】口服。一次9～13粒，一日1～2次，温开水送服。
【不良反应】尚不明确。
【禁　　忌】尚不明确。
【注意事项】孕妇忌服。
【贮　　藏】密闭，防潮。
【有 效 期】18个月。
【生产单位】内蒙古民族大学附属医院

本制剂仅限本医疗机构使用

巴特日-7（一方）

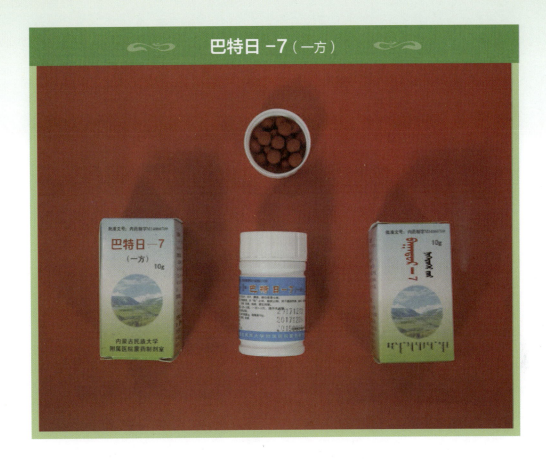

【药品名称】巴特日-7（一方）（巴布-7、巴特日七味丸）Bateri-7
【批准文号】内药制字M14060709
【执行标准】《内蒙古蒙成药标准》(1984年版)。
【处方组成】草乌叶、诃子、茜草、翻白草等7味。
【性　　状】本品为红色水丸，除去包衣显棕褐色；气香，味酸、涩麻、微苦。
【功能主治】清瘟解毒，消粘，止痛，散瘀，止痢。用于瘟疫盛热，脑炎，赤白痢疾，白喉，目黄，音哑，霍乱转筋。
【规　　格】每10粒重2g。每瓶装10g。
【用法用量】口服。一次9～13粒，一日1～2次，温开水送服。
【不良反应】尚不明确。
【禁　　忌】尚不明确。
【注意事项】孕妇忌服。
【贮　　藏】密闭，防潮。
【有 效 期】18个月。
【生产单位】内蒙古民族大学附属医院
　　　　　　本制剂仅限本医疗机构使用

兴棍-8

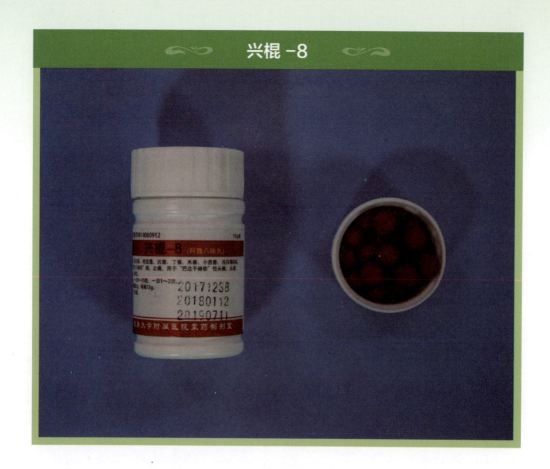

【药品名称】兴棍-8（阿魏八味丸） Xinggun-8

【批准文号】内药制字M14060912

【执行标准】《中华人民共和国卫生部药品标准蒙药分册》(1998年版)。

【处方组成】阿魏、黑云香、肉豆蔻、沉香等8味。

【性　　状】本品为红色水丸，除去包衣显浅黄褐色；气臭，味涩、辛。

【功能主治】祛巴达干赫依病，止痛。用于巴达干赫依性头痛，头晕，恶心，呕吐。

【规　　格】每10粒重2g。每瓶装15g。

【用法用量】口服。一次9～15粒，一日1～2次。

【不良反应】尚不明确。

【禁　　忌】尚不明确。

【注意事项】尚不明确。

【贮　　藏】密闭，防潮。

【有 效 期】18个月。

【生产单位】内蒙古民族大学附属医院

　　　　　　本制剂仅限本医疗机构使用

玛努-10汤

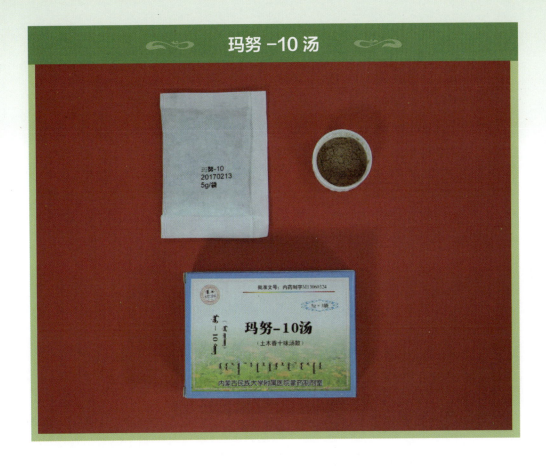

- 【药品名称】玛努-10汤 Manu-10 Tang
- 【批准文号】内药制字M13060324
- 【执行标准】《内蒙古蒙成药标准》（1984年版）。
- 【处方组成】土木香、苦参、珍珠杆、木鳖子仁(制)、诃子等10味。
- 【性　　状】本品为淡黄色粉末；味苦。
- 【功能主治】清血，祛赫依，协日病。用于赫依、协日血热引起的各种头痛。
- 【规　　格】每袋5g。每盒3袋。
- 【用法用量】水煎服，一次3~5g，一日1~2次。
- 【不良反应】尚不明确。
- 【禁　　忌】尚不明确。
- 【注意事项】尚不明确。
- 【贮　　藏】密闭，防潮。
- 【有 效 期】18个月。
- 【生产单位】内蒙古民族大学附属医院

　　　　　　本制剂仅限本医疗机构使用

阿魏五味散（丸）

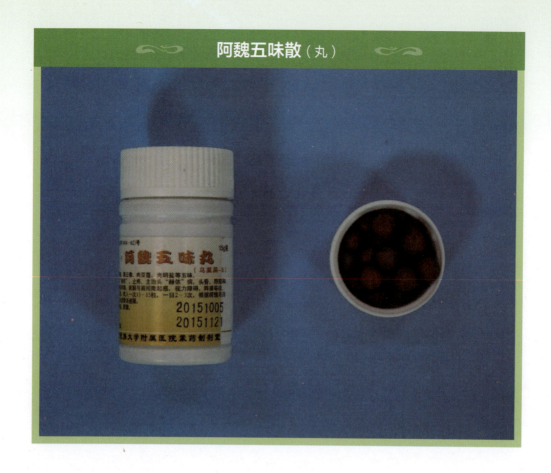

【药品名称】阿魏五味散（丸）（兴棍-5）Awei Wuwei San

【批准文号】内药制字M13060546

【执行标准】《中华人民共和国卫生部药品标准蒙药分册》(1998年版)。

【处方组成】阿魏、干姜、黑云香等5味。

【性　　状】本品为浅黄白色粉末；气特异臭，味咸、微辛辣。

【功能主治】开脾郁，理诸气。用于心气郁结，脾气失运，寒火气积，胸肋刺痛。

【规　　格】每瓶装20g。

【用法用量】口服，一次2g，一日1～2次。

【不良反应】尚不明确。

【禁　　忌】尚不明确。

【注意事项】尚不明确。

【贮　　藏】密闭，防潮。

【有 效 期】18个月。

【生产单位】内蒙古民族大学附属医院

　　　　　　本制剂仅限本医疗机构使用

胡日查-6

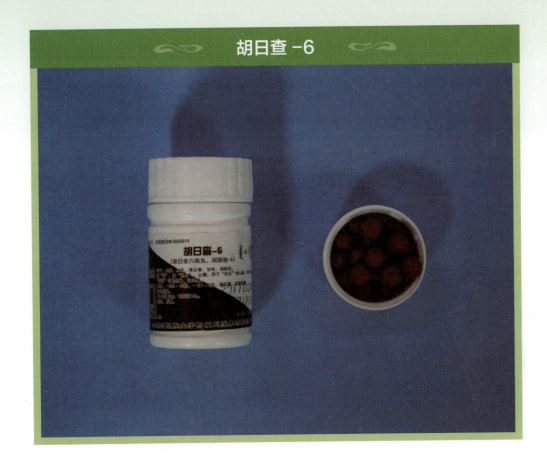

【药品名称】胡日查-6（胡日查六味丸） Huricha -6

【批准文号】内药制字M14060819

【执行标准】《中华人民共和国卫生部药品标准蒙药分册》(1998年版)。

【处方组成】诃子、木香、红花等6味。

【性　　状】本品为棕褐色水丸；气香，味苦、酸。

【功能主治】消粘，清协日，止痛。用于协日性头痛，目赤红肿，亚玛引起的偏、正头痛。

【规　　格】每10粒重2g。每瓶装15g。

【用法用量】口服，一次9～15粒，一日1～2次，饭后服，或遵医嘱。

【不良反应】尚不明确。

【禁　　忌】尚不明确。

【注意事项】孕妇忌服。

【贮　　藏】密闭，防潮。

【有 效 期】18个月。

【生产单位】内蒙古民族大学附属医院

　　　　　　本制剂仅限本医疗机构使用

曹布得-25

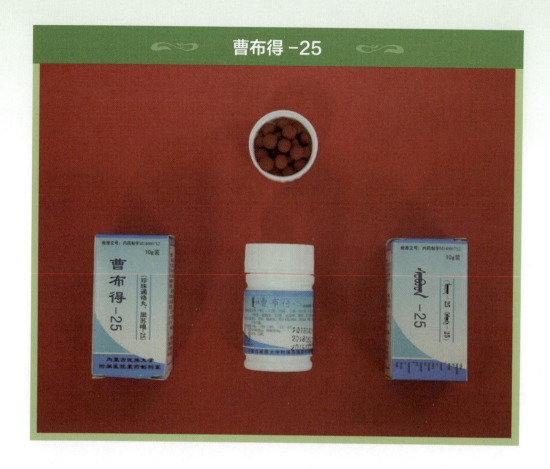

【药品名称】曹布得-25（珍珠通络丸、黑苏嘎-25） Caobude-25
【批准文号】内药制字M14060712
【执行标准】《中华人民共和国卫生部药品标准蒙药分册》(1998年版)。
【处方组成】珍珠（制）、石膏、红花、丁香、肉豆蔻、白豆蔻、草果、牛黄等25味。
【性　　状】本品为红色水丸，除去包衣显棕色；气香、味苦、辛、涩。
【功能主治】清热，开窍，燥黄水。用于和如胡病，类风湿，肾病，偏瘫，半身不遂。
【规　　格】每10粒重2g。每瓶装15g。
【用法用量】口服。一次9～13粒，一日1～2次。
【不良反应】尚不明确。
【禁　　忌】尚不明确。
【注意事项】尚不明确。
【贮　　藏】密闭，防潮。
【有 效 期】18个月。
【生产单位】内蒙古民族大学附属医院
　　　　　　本制剂仅限本医疗机构使用

额日敦－乌日勒

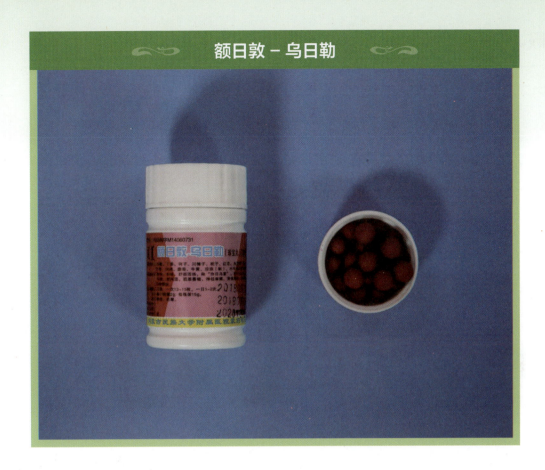

- 【药品名称】额日敦-乌日勒（三普勒-淖日布、珍宝丸） Eridun-Wurile
- 【批准文号】内药制字M14060731
- 【执行标准】《中华人民共和国卫生部药品标准蒙药分册》(1998年版)。
- 【处方组成】石膏、苏格木勒、丁香、肉豆蔻、沉香、草果仁、白云香等29味。
- 【性　　状】本品为红色水丸，除去包衣显黄褐色；气香，味微甘、涩、苦。
- 【功能主治】清热，安神，舒筋活络，除协日乌素。用于白脉病，半身不遂，风湿，类风湿，布病，肌筋萎缩，神经麻痹，肾损脉伤，瘟疫热病，瘰疬疮疡，久热不愈等症。
- 【规　　格】每10粒重2g。每瓶装15g。
- 【用法用量】口服。一次13～17粒，一日1～2次，温开水送服。
- 【不良反应】尚不明确。
- 【禁　　忌】尚不明确。
- 【注意事项】尚不明确。
- 【贮　　藏】密闭，防潮。
- 【有 效 期】18个月。
- 【生产单位】内蒙古民族大学附属医院

　　　　　　本制剂仅限本医疗机构使用

四、疗术科

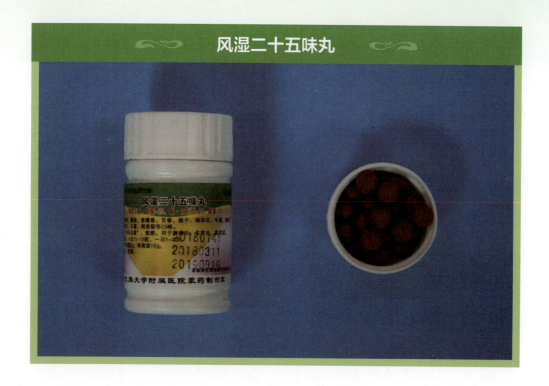

【药品名称】风湿二十五味丸（嘛•日阿格-25、琪素-25、额勒吉根•楚斯-25）Fengshi Ershiwuwei Wan

【批准文号】内药制字M13060158

【执行标准】《中华人民共和国卫生部药品标准蒙药分册》(1998年版)。

【处方组成】驴血干、白檀香、紫檀香、苦参、栀子、巴沙嘎等25味。

【性　　状】本品为黄棕色水丸；气微香，味微苦。

【功能主治】燥协日乌素，散瘀。用于游痛症，关节炎，类风湿，败血性紫斑症。

【规　　格】每10粒重2g。每瓶装15g。

【用法用量】口服，一次7～15粒，一日1～2次，用文冠木汤为引子服用或遵医嘱。

【不良反应】尚不明确。

【禁　　忌】尚不明确。

【注意事项】尚不明确。

【贮　　藏】密闭，防潮。

【有 效 期】18个月。

【生产单位】内蒙古民族大学附属医院

　　　　　　本制剂仅限本医疗机构使用

壮伦-5汤

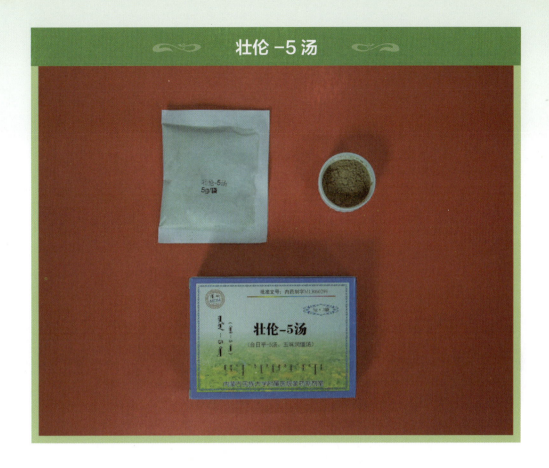

- 【药品名称】壮伦-5汤（忠伦-5汤、合日呼-5汤） Zhuanglun-5 Tang
- 【批准文号】内药制字M13060298
- 【执行标准】《内蒙古蒙药制剂规范》（2007年版第一册）。
- 【处方组成】诃子、川楝子、栀子等65味。
- 【性　　状】本品应为淡棕黄色粉末；气微，味苦。
- 【功能主治】清热，燥协日乌素，止痛。用于游痛症，新久热，讧热，关节炎。
- 【规　　格】每袋5g。每盒3袋。
- 【用法用量】水煎服，一次3～5g，一日1～2次。
- 【不良反应】尚不明确。
- 【禁　　忌】尚不明确。
- 【注意事项】尚不明确。
- 【贮　　藏】密闭，防潮。
- 【有 效 期】18个月。
- 【生产单位】内蒙古民族大学附属医院

　　　　　　本制剂仅限本医疗机构使用

查干古古勒-10

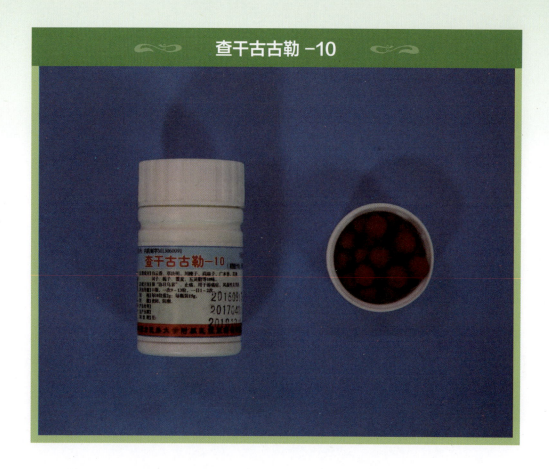

【药品名称】查干古古勒-10（别嘎日-10、枫香脂十味丸） Chagangugule-10

【批准文号】内药制字M13060091

【执行标准】《中华人民共和国卫生部药品标准蒙药分册》(1998年版)。

【处方组成】白云香、草决明、川楝子、苘麻子、广木香等10味。

【性　　状】本品为深棕色水丸，气微，味苦，微涩。

【功能主治】燥协日乌素，止痛。用于游痛症，风湿性关节炎。

【规　　格】每10粒重2g。每瓶装15g。

【用法用量】口服，一次9～13粒，一日1～2次。

【不良反应】尚不明确。

【禁　　忌】尚不明确。

【注意事项】尚不明确。

【贮　　藏】密闭，防潮。

【有 效 期】18个月。

【生产单位】内蒙古民族大学附属医院

　　　　　　本制剂仅限本医疗机构使用

森登-4汤

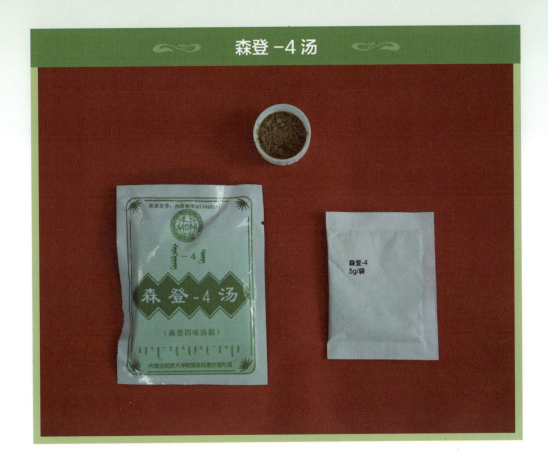

【药品名称】森登-4汤（森登四味汤散、森登-4） Sendeng-4 Tang

【批准文号】内药制字M13060391

【执行标准】《中华人民共和国卫生部药品标准蒙药分册》(1998年版)。

【处方组成】文冠木、诃子等4味。

【性　　状】本品应为淡黄棕色粉末；气微，味苦、涩。

【功能主治】清热，燥协日乌素。用于关节炎，水肿。

【规　　格】每袋5g。

【用法用量】水煎服，一次3～5g，一日1～2次。

【不良反应】尚不明确。

【禁　　忌】尚不明确。

【注意事项】尚不明确。

【贮　　藏】密闭，防潮。

【有 效 期】18个月。

【生产单位】内蒙古民族大学附属医院

　　　　　　本制剂仅限本医疗机构使用

嘎日迪-13

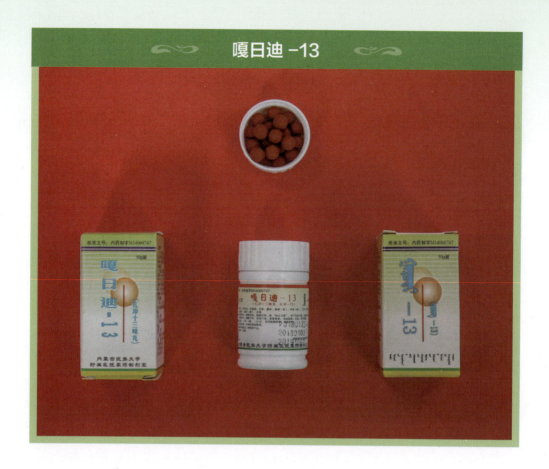

- 【药品名称】嘎日迪-13（扎冲-13、扎冲十三味丸） Garidi-13
- 【批准文号】内药制字M14060747
- 【执行标准】《内蒙古蒙成药标准》(1984年版)。
- 【处方组成】诃子、制草乌、石菖蒲、木香、麝香、珊瑚(制)等13味。
- 【性　　状】本品为红色水丸，除去包衣显棕红色；气香，味苦、辛、微涩。
- 【功能主治】祛风通窍，舒筋活血，镇静安神，除协日乌素。用于半身不遂，左瘫右痪，口眼歪邪，四肢麻木，腰腿不利，言语不清，筋骨疼痛，神经麻痹，风湿，关节疼痛。
- 【规　　格】每10粒重2g；每10粒重1g。每瓶装10g。
- 【用法用量】口服，一次5～9粒(2g/10粒)10～20粒(1g/10粒)，一日1次，晚间临睡前服，或遵医嘱。
- 【不良反应】尚不明确。
- 【禁　　忌】尚不明确。
- 【注意事项】孕妇忌服，年老体弱者慎用。
- 【贮　　藏】密闭，防潮。
- 【有 效 期】18个月。
- 【生产单位】内蒙古民族大学附属医院

　　　　　　本制剂仅限本医疗机构使用

嘎日迪-13（一方）

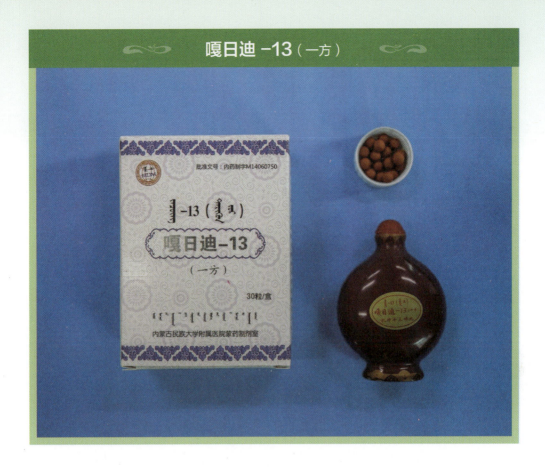

【药品名称】嘎日迪-13（一方）（扎冲十三味丸、扎冲-13） Garidi-13

【批准文号】内药制字M14060750

【执行标准】《中华人民共和国卫生部药品标准蒙药分册》(1998年版)。

【处方组成】诃子、制草乌、石菖蒲、木香、麝香、珊瑚(制)等13味。

【性　　状】本品为红色水丸，除去包衣显棕红色；气香，味苦、辛、微涩。

【功能主治】祛风通窍，舒筋活血，镇静安神，除协日乌素。用于半身不遂，左瘫右痪，口眼歪邪，四肢麻木，腰腿不利，言语不清，筋骨疼痛，神经麻痹，风湿，关节疼痛。

【规　　格】每10粒重2g；每10粒重1g。每瓶装6g。

【用法用量】口服，一次5～9粒(2g/10粒)10～20粒(1g/10粒)，一日1次，晚间临睡前服，或遵医嘱。

【不良反应】尚不明确。

【禁　　忌】尚不明确。

【注意事项】孕妇忌服，年老体弱者慎用。

【贮　　藏】密闭，防潮。

【有 效 期】18个月。

【生产单位】内蒙古民族大学附属医院

　　　　　　本制剂仅限本医疗机构使用

嘎日迪-15

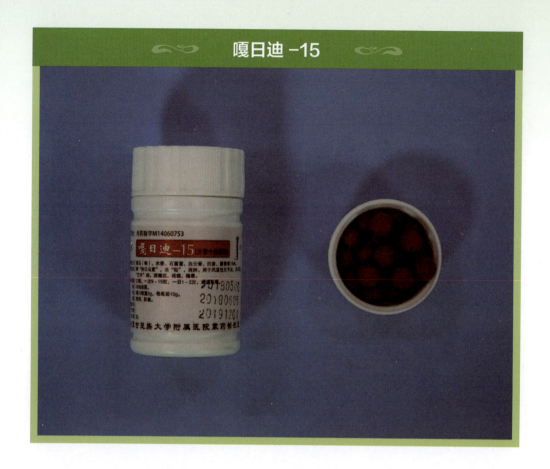

【药品名称】嘎日迪-15（云香十五味丸）Garidi-15

【批准文号】内药制字M14060753

【执行标准】《中华人民共和国卫生部药品标准 蒙药分册》(1998年版)。

【处方组成】制草乌、木香、石菖蒲、诃子、栀子、川楝子、决明子等15味。

【性　　状】本品为棕褐色水丸；气微，味苦、微涩。

【功能主治】燥协日乌素，消粘，消肿。用于风湿性关节炎，类风湿，巴木病，游痛症，疮疡，梅毒。

【规　　格】每10粒重2g。每瓶装15g。

【用法用量】口服，一次9～15粒，一日1～2次，或遵医嘱。

【不良反应】尚不明确。

【禁　　忌】尚不明确。

【注意事项】孕妇忌服。

【贮　　藏】密闭，防潮。

【有 效 期】18个月。

【生产单位】内蒙古民族大学附属医院

　　　　　　本制剂仅限本医疗机构使用

额日敦－乌日勒（一方）

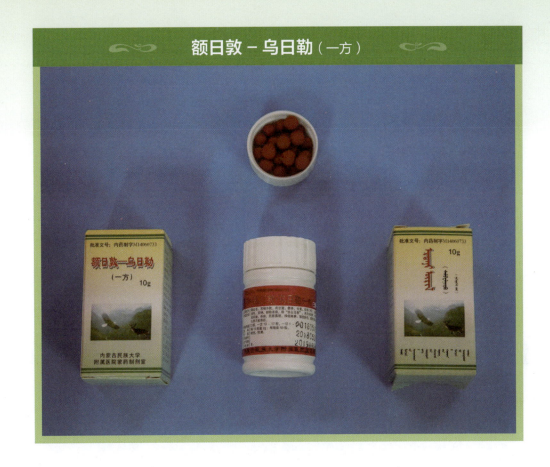

- 【药品名称】额日敦-乌日勒（一方）（三普勒-淖日布） Eridun Wurile
- 【批准文号】内药制字M14060733
- 【执行标准】《内蒙古蒙成药标准》1984年版。
- 【处方组成】石膏、苏格木勒、丁香、肉豆蔻、沉香、草果仁、白云香等29味。
- 【性　　状】本品为红色水丸，除去包衣显黄褐色；气香，味微甘、涩、苦。
- 【功能主治】清热，安神，舒筋活络，除协日乌素。用于白脉病，半身不遂，风湿，类风湿，布病，肌筋萎缩，神经麻痹，肾损脉伤，瘟疫热病，瘰疬疮疡，久热不愈等症。
- 【规　　格】每10粒重2g。每瓶装10g。
- 【用法用量】口服。一次13～17粒，一日1～2次，温开水送服。
- 【不良反应】尚不明确。
- 【禁　　忌】尚不明确。
- 【注意事项】尚不明确。
- 【贮　　藏】密闭，防潮。
- 【有 效 期】18个月。
- 【生产单位】内蒙古民族大学附属医院

　　　　　　本制剂仅限本医疗机构使用

五、妇科

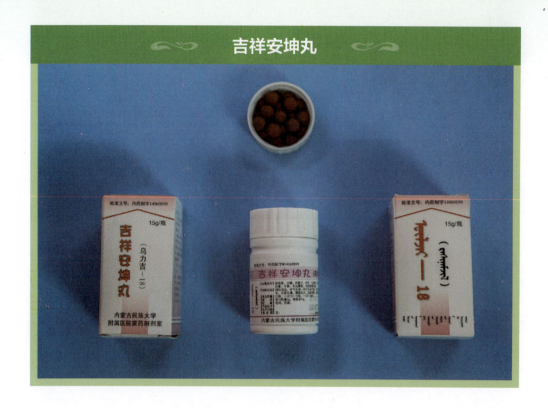

吉祥安坤丸

【药品名称】吉祥安坤丸（乌力吉-18） Jixiang Ankun Wan

【批准文号】内药制字M14060899

【执行标准】《中华人民共和国卫生部药品标准 蒙药分册》(1998年版)。

【处方组成】益母草、沙棘、赤爬子、诃子、五灵脂、红花、木香、山柰等18味。

【性　　状】本品为暗红色水丸，除去包衣显浅黄色；气香，味苦、微酸。

【功能主治】调经活血，补气安神。用于月经不调，产后发烧，心神不安，头昏头痛，腰膝无力，四肢浮肿，乳腺肿胀。

【规　　格】每10粒重2g；每10粒重0.8g。每瓶装15g。

【用法用量】口服。一次11～15粒，一日1～2次。

【不良反应】尚不明确。

【禁　　忌】尚不明确。

【注意事项】尚不明确。

【贮　　藏】密闭，防潮。

【有 效 期】18个月。

【生产单位】内蒙古民族大学附属医院

　　　　　　本制剂仅限本医疗机构使用

六、蒙医呼吸病科

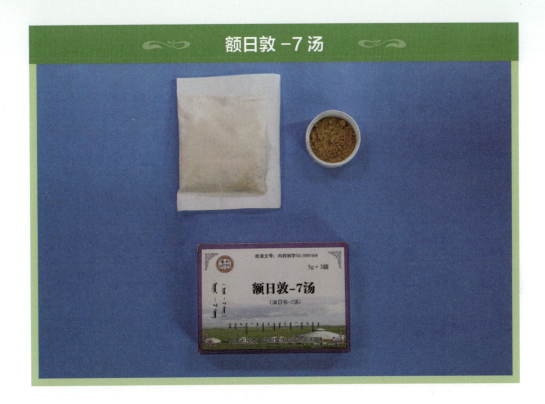

额日敦-7汤

【药品名称】额日敦-7汤（淖日布-7汤） Eridun-7 Tang
【批准文号】内药制字M13060168
【执行标准】《内蒙古蒙成药标准》(1988年补充本)。
【处方组成】诃子、栀子、川楝子、土木香等7味。
【性　　状】本品为浅棕黄色粉末；气微香，味苦、涩。
【功能主治】清热凉血，解毒，止痛。用于感冒，发烧，瘟疫热，讧热引起的口渴舌干、目赤、小便赤黄、气喘痰稠、关节疼痛。
【规　　格】每袋5g。每盒3袋。
【用法用量】水煎服，一次3~5g，一日1~2次。
【不良反应】尚不明确。
【禁　　忌】尚不明确。
【注意事项】尚不明确。
【贮　　藏】密闭，防潮。
【有 效 期】18个月。
【生产单位】内蒙古民族大学附属医院
　　　　　　本制剂仅限本医疗机构使用

七、肾病科

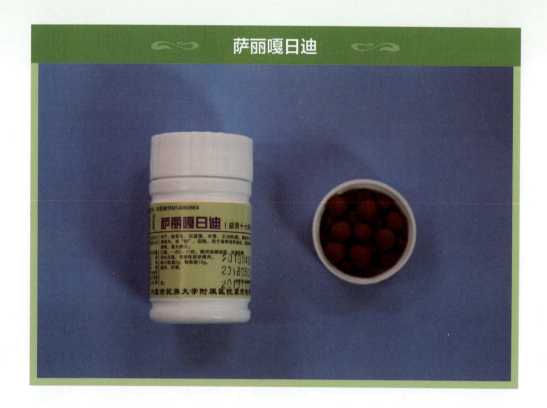

萨丽嘎日迪

- 【药品名称】萨丽嘎日迪（益肾十七味丸） Sali Garidi
- 【批准文号】内药制字M14060864
- 【执行标准】《中华人民共和国卫生部药品标准 蒙药分册》(1998年版)。
- 【处方组成】诃子、制草乌、石菖蒲、木香、石决明(煅)、银朱、牛胆粉等17味。
- 【性　　状】本品为红色水丸，除去包衣显黑褐色；气香，味苦。
- 【功能主治】清肾热，消粘，固精。用于肾寒肾热诸症，腰膝疼痛，梦遗滑精，睾丸肿大。
- 【规　　格】每10粒重2g；每10粒重0.8g。每瓶装15g。
- 【用法用量】口服，一次5～11粒(2g/10粒)，或一次12～26粒（0.8g/10粒），晚间临睡前服，或遵医嘱。
- 【不良反应】尚不明确。
- 【禁　　忌】尚不明确。
- 【注意事项】孕妇忌服，年老体弱者慎用。
- 【贮　　藏】密闭，防潮。
- 【有 效 期】18个月。
- 【生产单位】内蒙古民族大学附属医院

　　　　　　本制剂仅限本医疗机构使用

八、胃病科

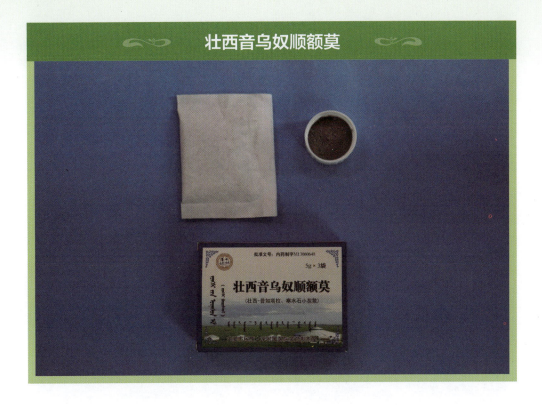

壮西音乌奴顺额莫

【药品名称】壮西音乌奴顺额莫（壮西-普如塔拉、寒水石小灰散） Zhuangxiyin Wunushun'emo

【批准文号】内药制字M13060648

【执行标准】《国家食品药品监督管理局国家药品标准》WS-11470（ZD-1470）-2002-2012Z

【处方组成】寒水石、光明盐、麦冬、硼砂、荜茇、硫磺（制）。

【性　　状】本品为浅灰色粉末；气微，味咸。

【功能主治】消食，化痞。用于食积不消，胃溃疡，胃肠痞症。

【规　　格】每袋装3g。每盒装5袋。

【用法用量】口服，一次1.5～3g，一日1～2次。

【不良反应】尚不明确。

【禁　　忌】尚不明确。

【注意事项】尚不明确。

【贮　　藏】密闭，防潮。

【有 效 期】18个月。

【生产单位】内蒙古民族大学附属医院

本制剂仅限本医疗机构使用

九、眼科

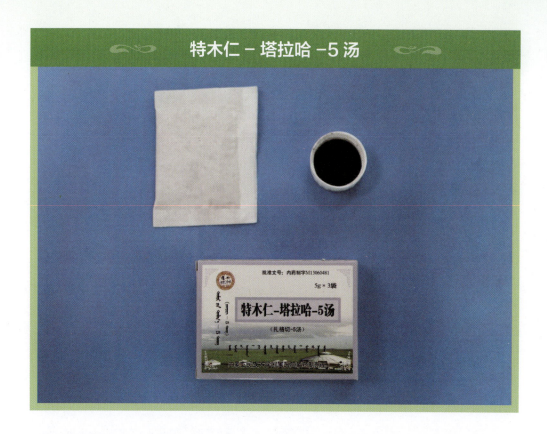

【药品名称】特木仁-塔拉哈-5汤（扎格切-5汤、特木仁-5汤） Temuren-Talaha-5 Tang

【批准文号】内药制字M13060481

【执行标准】《内蒙古蒙药制剂规范》2007年版（第一册）。

【处方组成】铁面（制）、黄柏皮、诃子等5味。

【性　　状】本品应为黄绿色粉末；味苦。

【功能主治】清热，明目。用于肝热、血热引起的眼病。

【规　　格】每袋5g。每盒3袋。

【用法用量】水煎服，一次3～5g，一日1～3次。

【不良反应】尚不明确。

【禁　　忌】尚不明确。

【注意事项】尚不明确。

【贮　　藏】密闭，防潮。

【有 效 期】18个月。

【生产单位】内蒙古民族大学附属医院

本制剂仅限本医疗机构使用

陶都得哈其-11丸

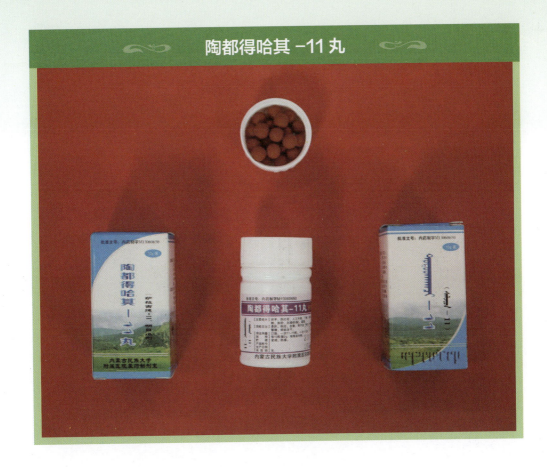

【药品名称】陶都得哈其-11丸（萨拉吉德-11） Taodudehaqi-11 Wan
【批准文号】内药制字M13060650
【执行标准】《内蒙古蒙药制剂规范》2007年版（第一册）。
【处方组成】诃子、西红花、人工牛黄、丁香、手掌参等11味。
【性　　状】本品为红色水丸，除去包衣后呈红棕色至橙红色；气微香，味苦、微甘、涩。
【功能主治】清肝，明目，去翳。用于血希日性眼疾，视物模糊，目赤，翳障，眼睑发干。
【规　　格】每10粒重2g。每瓶装10g。
【用法用量】口服，一次11～15粒，一日1～2次。
【不良反应】尚不明确。
【禁　　忌】尚不明确。
【注意事项】尚不明确。
【贮　　藏】密闭，防潮。
【有 效 期】18个月。
【生产单位】内蒙古民族大学附属医院
　　　　　　本制剂仅限本医疗机构使用

十、补益类

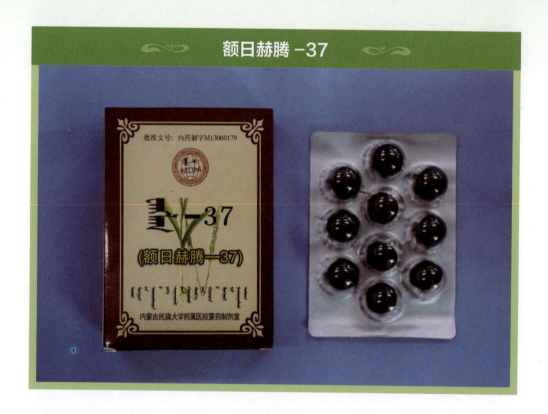

- 【药品名称】额日赫腾-37（旺拉各-37、手掌参三十七味丸） Eriheteng-37
- 【批准文号】内药制字M13060179
- 【执行标准】《国家食品药品监督管理局国家药品标准WS-10136》(ZD-0136)-2002-2012Z
- 【处方组成】手掌参、肉桂、益智仁、荜茇、干姜、玉竹、黄精、天门冬等37味。
- 【性　　状】本品为棕褐色蜜丸；气香，味甘、微苦、辛。
- 【功能主治】祛寒，壮阳，强身，补肾，补气，燥协日乌素。用于肾寒肾虚，浮肿，耳鸣头昏，腰酸腿痛，遗精阳痿，胃寒消化不良，肺虚咳嗽痰多，痔疮，疮疡。
- 【规　　格】每10粒重2g。每盒装10粒。
- 【用法用量】口服，一次9~15粒，一日1~2次。
- 【不良反应】尚不明确。
- 【禁　　忌】尚不明确。
- 【注意事项】尚不明确。
- 【贮　　藏】密闭，防潮。
- 【有 效 期】18个月。
- 【生产单位】内蒙古民族大学附属医院

  本制剂仅限本医疗机构使用

第三节
辽宁省蒙医医院

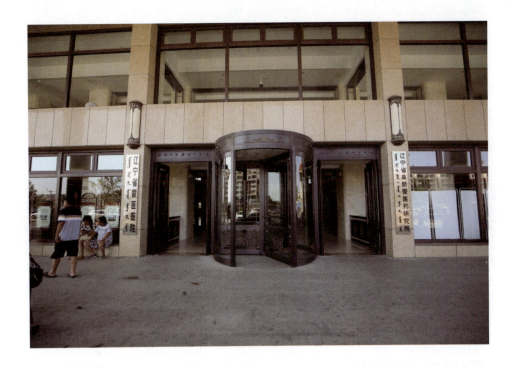

辽宁省蒙医医院是全国重点民族医医院，中国民族医药学会护理分会和辽宁省蒙医药学会挂靠单位，内蒙古自治区蒙药协同创新协作单位，内蒙古民族大学蒙医药学院教学医院，大连民族学院生命科学学院教学基地，阜新高专蒙医药专业承办单位。现已发展成为辽宁省唯一一家集科研、医疗、教学、制药、康复、预防保健和文化旅游"七位一体"的综合性"三级甲等"民族医医院。

医院门诊开设33个专科，其中血液病科为国家临床重点专科、全国民族医重点专科；康复科为全国民族医重点专科、全国农村医疗机构中医特色重点专科；脑病科、心病科为辽宁省中医重点专科；风湿病科、皮肤科为辽宁省中医特色专科。

医院有阿嘎日扎它巴等28种蒙药院内制剂。

一、心内科

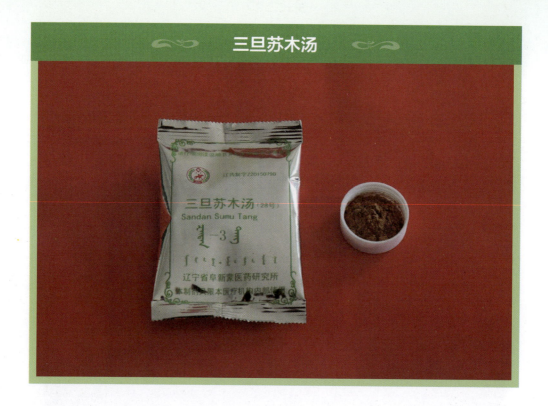

三旦苏木汤

【药品名称】三旦苏木汤 Sandan Sumutang
【批准文号】辽药制字Z20150790
【执行标准】LBZ10042008
【处方组成】檀香、肉豆蔻等。
【性　　状】本品为淡黄色粉末；气香，味涩。
【功能主治】清热安神，补心。用于心热心悸，谵语，烦躁不安。
【规　　格】每袋装30g。
【用法用量】口服。一次3～5g，一日1～3次；或遵医嘱。
【不良反应】尚不明确。
【禁　　忌】尚不明确。
【注意事项】尚不明确。
【贮　　藏】密闭防潮，置阴凉干燥处。
【包　　装】聚乙烯药品包装用复合膜、袋。
【有 效 期】12个月。
【生产单位】辽宁省阜新蒙医药研究所
　　　　　　本制剂仅限本医疗机构使用

少日新敖日布

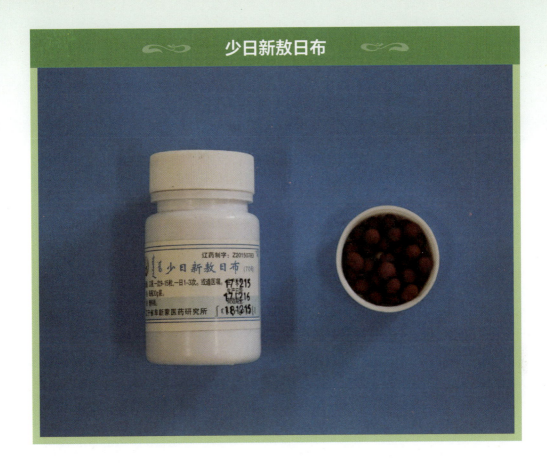

- 【药品名称】少日新敖日布 Shaorixin Aoribu
- 【批准文号】辽药制字Z20150783
- 【执行标准】LBZ10192008
- 【处方组成】沉香、广枣、石膏等。
- 【性　　状】本品为红色包衣水丸，除去包衣后显灰褐色；气微，味苦。
- 【功能主治】补心安神，镇静催眠，调节粘热。用于心悸失眠，心跳气短，气血瘀滞，神经衰弱。
- 【规　　格】每瓶装30g。
- 【用法用量】口服。一次9~15粒，一日1~3次；或遵医嘱。
- 【不良反应】尚不明确。
- 【禁　　忌】尚不明确。
- 【注意事项】本品不宜久服，若增加服用量，需遵医嘱；孕妇禁用；运动员慎用。
- 【贮　　藏】密封，置阴凉干燥处。
- 【包　　装】口服固体药用高密度聚乙烯瓶。
- 【有 效 期】12个月。
- 【生产单位】辽宁省阜新蒙医药研究所

本制剂仅限本医疗机构使用

玛努西汤

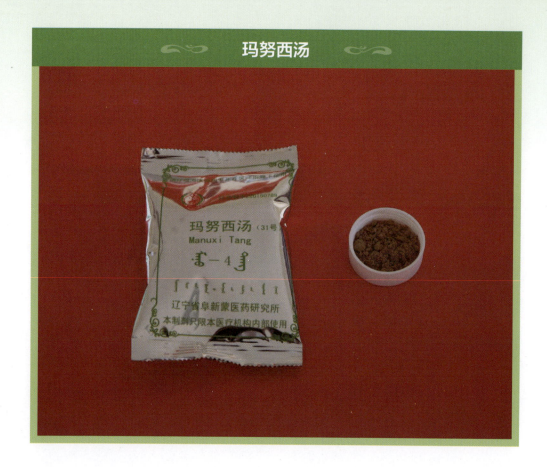

【药品名称】玛努西汤 Manuxi Tang

【批准文号】辽药制字Z20150789

【执行标准】LBZ08922005

【处方组成】土木香、钩藤、苦参等。

【性　　状】本品为浅棕黄色粉末；气微香，味苦、微辛。

【功能主治】清热解表，散寒透疹。适用于温病初期，风寒感冒，发冷发热，血热头痛，咽喉肿痛，湿疹及小儿麻疹。

【规　　格】每袋装18g。

【用法用量】温开水冲服。一次3～5g，一日1～3次；或遵医嘱。

【不良反应】尚不明确。

【禁　　忌】尚不明确。

【注意事项】尚不明确。

【贮　　藏】密闭防潮，置阴凉干燥处。

【包　　装】聚乙烯药品包装用复合膜、袋。

【有 效 期】12个月。

【生产单位】辽宁省阜新蒙医药研究所

　　　　　　本制剂仅限本医疗机构使用

别日布苏木汤

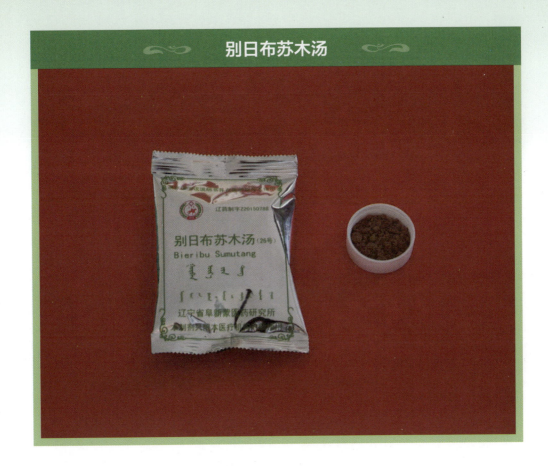

- 【药品名称】别日布苏木汤 Bieribu Sumu Tang
- 【批准文号】辽药制字Z20150788
- 【执行标准】LBZ09772006
- 【处方组成】诃子、川楝子、栀子。
- 【性　　状】本品为黄色粉末；气微，味微咸。
- 【功能主治】清热，解毒，凉血。用于温病血热，头痛，目赤及其他热毒症。
- 【规　　格】每袋装18g。
- 【用法用量】温开水冲服。一次3～5g，一日1～3次；或遵医嘱。
- 【不良反应】尚不明确。
- 【禁　　忌】尚不明确。
- 【注意事项】尚不明确。
- 【贮　　藏】密闭防潮，置阴凉干燥处。
- 【包　　装】聚乙烯药品包装用复合膜、袋。
- 【有 效 期】12个月。
- 【生产单位】辽宁省阜新蒙医药研究所

  本制剂仅限本医疗机构使用

阿嘎日扎它巴

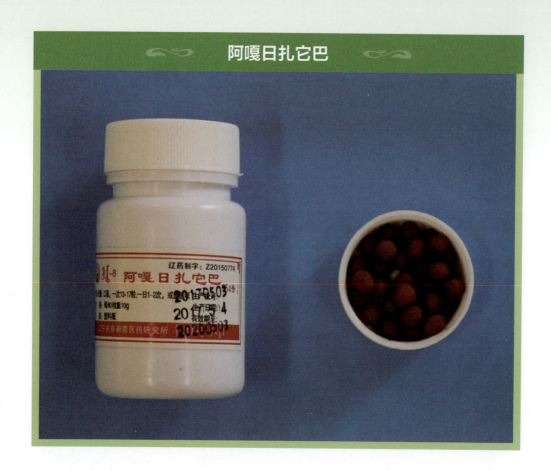

【药品名称】阿嘎日扎它巴 Agari Zhataba

【批准文号】辽药制字Z20150774

【执行标准】LBZ08912005

【处方组成】沉香、白檀香、紫檀香等。

【性　　状】本品为红色包衣水丸,除去包衣后显棕色至棕红色;气清香,味微苦、涩。

【功能主治】清心肺之赫依热。用于胸肋闷痛,心跳气短,咳嗽,胸前背后刺痛。

【规　　格】每80粒重10g。

【用法用量】口服。一次13～17粒,一日1～2次;或遵医嘱。

【不良反应】尚不明确。

【禁　　忌】尚不明确。

【注意事项】孕妇慎用。

【贮　　藏】密封,置阴凉干燥处。

【包　　装】口服固体药用高密度聚乙烯瓶。

【有 效 期】36个月。

【生产单位】辽宁省阜新蒙医药研究所

本制剂仅限本医疗机构使用

二、脑病科

三盆敖日布

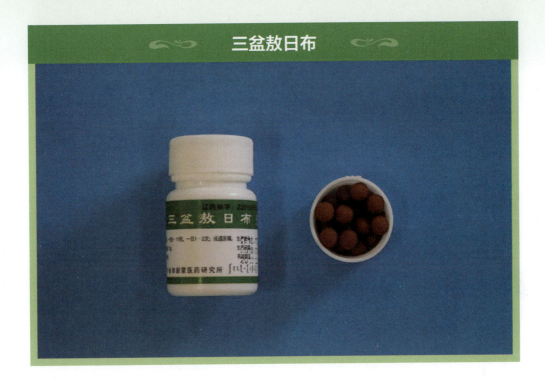

【药品名称】三盆敖日布 Sanpen Aoribu

【批准文号】辽药制字Z20150782

【执行标准】LBZ10182008

【处方组成】石膏、红花、丁香等。

【性　　状】本品为包衣水丸,除去包衣后显棕黄色;气微香,味微苦、涩。

【功能主治】祛风散寒,舒筋活血,镇惊熄风,祛协日乌素。用于中风不语,半身不遂,风湿痹痛,口眼歪斜,肢体麻木,肌筋萎缩。

【规　　格】每瓶装10g

【用法用量】口服。一次9~11粒,一日1~2次;或遵医嘱。

【不良反应】尚不明确。

【禁　　忌】尚不明确。

【注意事项】孕妇禁用;年老体弱者慎用;运动员慎用。

【贮　　藏】密封,置阴凉干燥处。

【包　　装】口服固体药用高密度聚乙烯瓶。

【有 效 期】12个月。

【生产单位】辽宁省阜新蒙医药研究所

本制剂仅限本医疗机构使用

扎冲竹松

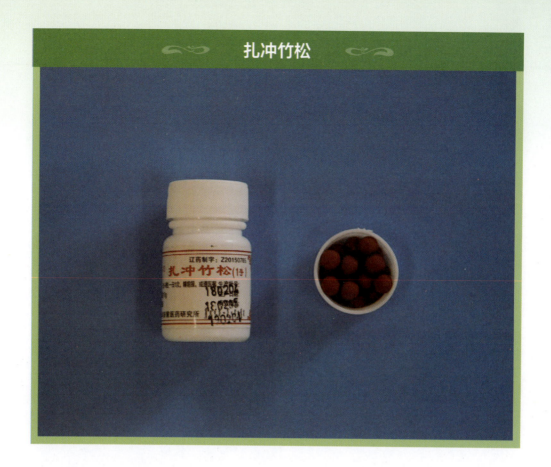

【药品名称】扎冲竹松 Zhachong Zhusong

【批准文号】辽药制字Z20150785

【执行标准】LBZ10202008

【处方组成】制草乌、人工麝香、石菖蒲等。

【性　　状】本品为红色水丸；气香，味辛。

【功能主治】息风通窍，舒筋活络。用于半身不遂，口眼歪斜，四肢麻木，言语不清。

【规　　格】每瓶装10g

【用法用量】口服。一次5～9丸，一日1次，睡前服；或遵医嘱。

【不良反应】尚不明确。

【禁　　忌】尚不明确。

【注意事项】孕妇禁用；年老体弱者慎用；运动员慎用。

【贮　　藏】密封，置阴凉干燥处。

【包　　装】口服固体药用高密度聚乙烯瓶。

【有 效 期】12个月。

【生产单位】辽宁省阜新蒙医药研究所

本制剂仅限本医疗机构使用

三、风湿科

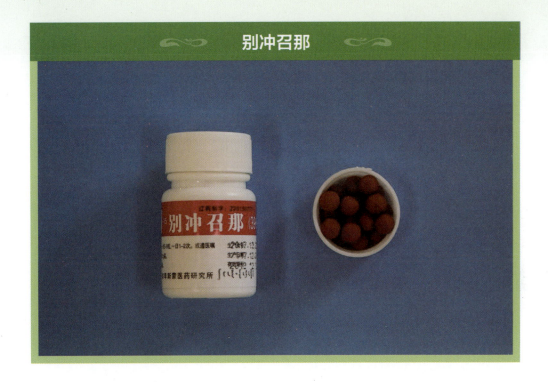

别冲召那

【药品名称】别冲召那 Biechong Zhaona

【批准文号】辽药制字Z20150777

【执行标准】LBZ10112008

【处方组成】白云香、草决明、苘麻子等。

【性　　状】本品为红色水丸；气微香，味微涩。

【功能主治】祛风除湿。用于风湿性关节炎，周身串痛。

【规　　格】每瓶装10g

【用法用量】口服。一次5～9粒，一日1～2次；或遵医嘱。

【不良反应】尚不明确。

【禁　　忌】尚不明确。

【注意事项】本品不宜久服，若增加服用量，需遵医嘱；体虚者及孕妇禁用；年老体弱者慎用；运动员慎用。

【贮　　藏】密封，置阴凉干燥处。

【包　　装】口服固体药用高密度聚乙烯瓶。

【有 效 期】12个月。

【生产单位】辽宁省阜新蒙医药研究所

本制剂仅限本医疗机构使用

四、皮肤科

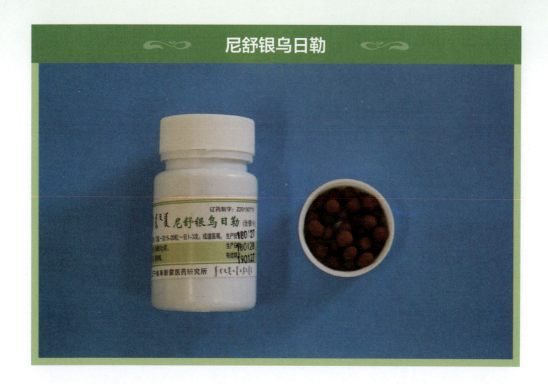

尼舒银乌日勒

【药品名称】尼舒银乌日勒 Nishuyin Wurile
【批准文号】辽药制字Z20150779
【执行标准】LBZ10172008
【处方组成】茼麻子、决明子、白云香等。
【性　　状】本品为红色包衣水丸，除去包衣后显黄棕色；气微香，味微苦、咸。
【功能主治】清热解毒，燥湿止痒。用于牛皮癣，湿疹，痤疮，荨麻疹。
【规　　格】每瓶装30g。
【用法用量】口服。一次13～17粒，一日1～2次；或遵医嘱。
【不良反应】尚不明确。
【禁　　忌】尚不明确。
【注意事项】本品不宜久服，若增加服用量，需遵医嘱；体虚者及孕妇禁用；运动员慎用。
【贮　　藏】密封，置阴凉干燥处。
【包　　装】口服固体药用高密度聚乙烯瓶。
【有 效 期】12个月。
【生产单位】辽宁省阜新蒙医药研究所
　　　　　　本制剂仅限本医疗机构使用

五、肠胃科

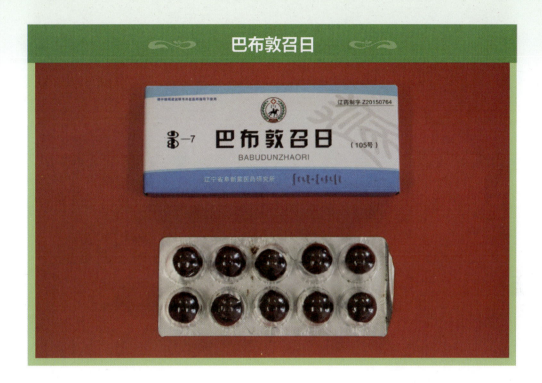

【药品名称】巴布敦召日 Babudun Zhaori
【批准文号】辽药制字Z20150764
【执行标准】LBZ10142008
【处方组成】草乌叶、诃子、翻白草等。
【性　　状】本品为棕红色大蜜丸；气香，味微苦。
【功能主治】清热解毒，消粘止痛，止痢。用于赤白痢疾，目黄，音哑。
【规　　格】每丸重5g。
【用法用量】口服。一次1丸，一日1～2次；或遵医嘱。
【不良反应】尚不明确。
【禁　　忌】尚不明确。
【注意事项】孕妇忌服。本品不宜久服，若增加服用量，需遵医嘱。运动员慎用。
【贮　　藏】密封，置阴凉干燥处。
【包　　装】聚氯乙烯固体药用硬片、药品包装用铝箔。
【有 效 期】12个月。
【生产单位】辽宁省阜新蒙医药研究所
　　　　　　本制剂仅限本医疗机构使用

兴阿入乎巴

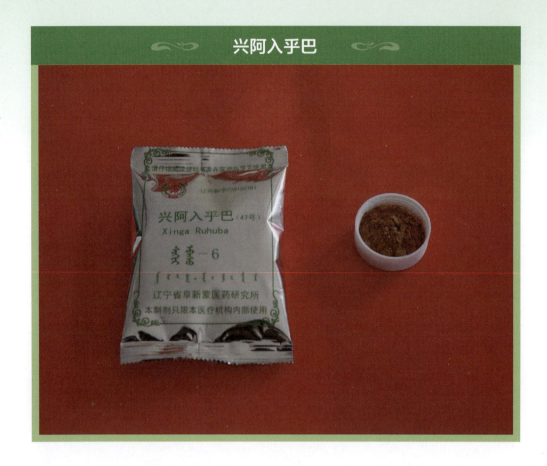

【药品名称】兴阿入乎巴 Xing'a Ruhuba

【批准文号】辽药制字Z20150791

【执行标准】LBZ10032008

【处方组成】甘草、芫荽子、酸梨干等。

【性　　状】本品为灰黄色的粉末；气微香，味微甘。

【功能主治】开胃止呕。用于恶心呕吐，食欲不振。

【规　　格】每袋装30g。

【用法用量】水煎服。一次1.5～3g，一日1～3次；或遵医嘱。

【不良反应】尚不明确。

【禁　　忌】尚不明确。

【注意事项】尚不明确。

【贮　　藏】密闭防潮，置阴凉干燥处。

【包　　装】聚乙烯药品包装用复合膜、袋。

【有 效 期】12个月。

【生产单位】辽宁省阜新蒙医药研究所

　　　　　　本制剂仅限本医疗机构使用

私日道阿哇

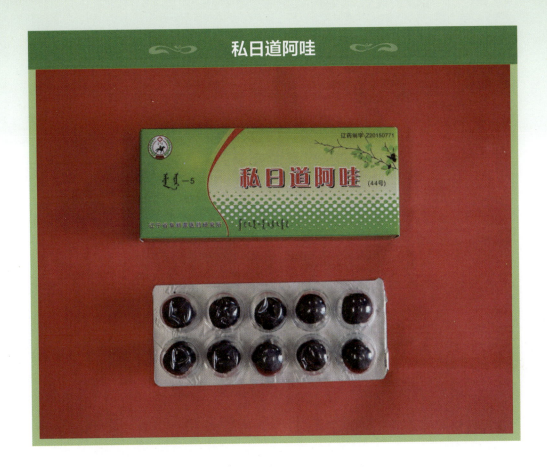

【药品名称】私日道阿哇 Siridao Awa
【批准文号】辽药制字Z20150771
【执行标准】LBZ10052008
【处方组成】诃子、石榴皮、木鳖子等。
【性　　状】本品为黑色大蜜丸；味涩。
【功能主治】调节赫依、希拉，健胃，助消化。用于胃胸积热，宿食不消，肝胆热症，黄疸。
【规　　格】每丸重5g。
【用法用量】口服。一次1丸，一日1～2次；或遵医嘱。
【不良反应】尚不明确。
【禁　　忌】尚不明确。
【注意事项】孕妇慎用。
【贮　　藏】密封，置阴凉干燥处。
【包　　装】聚氯乙烯固体药用硬片、药品包装用铝箔。
【有 效 期】12个月。
【生产单位】辽宁省阜新蒙医药研究所
　　　　　　本制剂仅限本医疗机构使用

草果二十一味丸

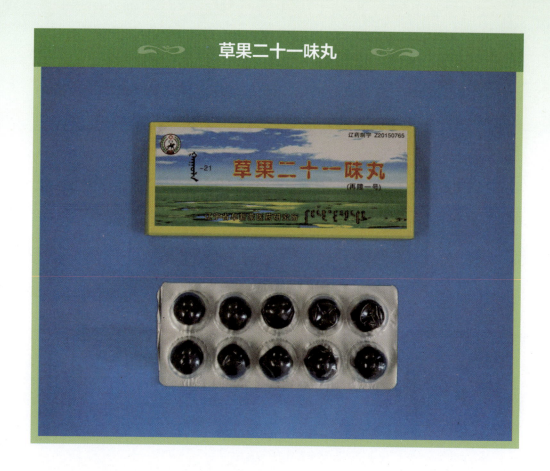

- 【药品名称】草果二十一味丸 Caoguo Ershiyiwei Wan
- 【批准文号】辽药制字Z20150765
- 【执行标准】LBZ10062008
- 【处方组成】草果、石膏、紫花地丁等。
- 【性　　状】本品为黑褐色大蜜丸；气清香，味辛、微甘。
- 【功能主治】健胃健脾，消食消肿，调合三根，解毒化瘀，养肝造血。用于再生障碍性贫血。
- 【规　　格】每丸重5g。
- 【用法用量】口服。一次1丸，一日2次；或遵医嘱。
- 【不良反应】尚不明确。
- 【禁　　忌】尚不明确。
- 【注意事项】孕妇慎用；运动员慎用。
- 【贮　　藏】密封，置阴凉干燥处。
- 【包　　装】聚氯乙烯固体药用硬片、药品包装用铝箔。
- 【有 效 期】12个月。
- 【生产单位】辽宁省阜新蒙医药研究所

　　　　　　本制剂仅限本医疗机构使用

嘎日那竹哇

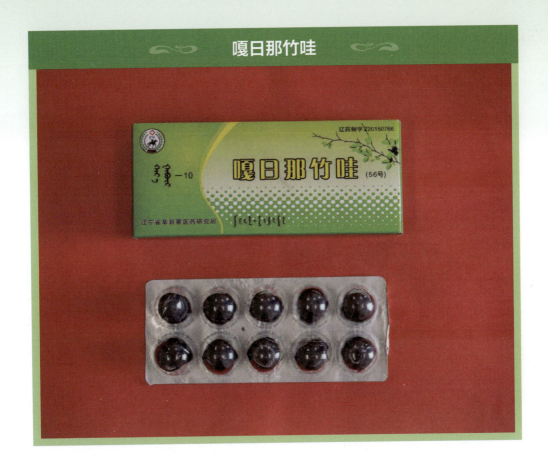

- 【药品名称】嘎日那竹哇 Garina Zhuwa
- 【批准文号】辽药制字Z20150766
- 【执行标准】LBZ10012008
- 【处方组成】石榴皮、官桂、诃子等。
- 【性　　状】本品为黑色大蜜丸；味苦涩、有辣感。
- 【功能主治】消食，消除寒性希日。用于消化不良，胃痞胀满，嗳气，吞酸，巴达干。
- 【规　　格】每丸重5g。
- 【用法用量】口服。一次1～2丸，一日1～2次；或遵医嘱。
- 【不良反应】尚不明确。
- 【禁　　忌】尚不明确。
- 【注意事项】孕妇忌服
- 【贮　　藏】密封，置阴凉干燥处。
- 【包　　装】聚氯乙烯固体药用硬片、药品包装用铝箔。
- 【有 效 期】12个月。
- 【生产单位】辽宁省阜新蒙医药研究所

　　　　　　本制剂仅限本医疗机构使用

六、肝胆科

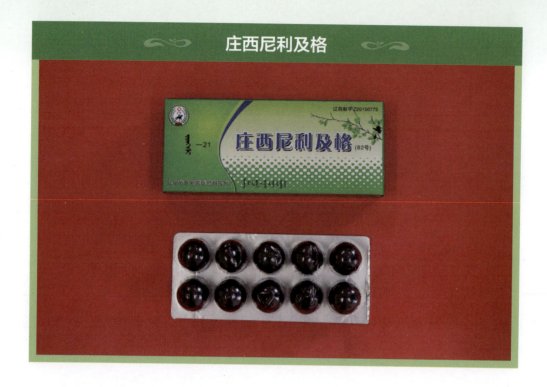

【药品名称】庄西尼利及格 Zhuangxi Nili Jige

【批准文号】辽药制字Z20150773

【执行标准】LBZ10212008

【处方组成】寒水石（煅）、豆蔻、木鳖子（制）等。

【性　　状】本品为黑褐色大蜜丸；气香，味辛、涩。

【功能主治】舒肝健胃，制酸消胀，祛宝日病。用于肝胃气滞，痞闷不舒，嗳嗝反胃，恶心吐酸，消化不良。

【规　　格】每丸重9g

【用法用量】口服。一次1～2丸，一日1～2次；或遵医嘱。

【不良反应】尚不明确。

【禁　　忌】尚不明确。

【注意事项】服药时忌饮浓茶；不宜多服、久服；体虚者及孕妇禁用。

【贮　　藏】密封，置阴凉干燥处。

【包　　装】聚氯乙烯固体药用硬片、药品包装用铝箔。

【有 效 期】12个月。

【生产单位】辽宁省阜新蒙医药研究所

　　　　　　本制剂仅限本医疗机构使用

侵那大滚斯勒

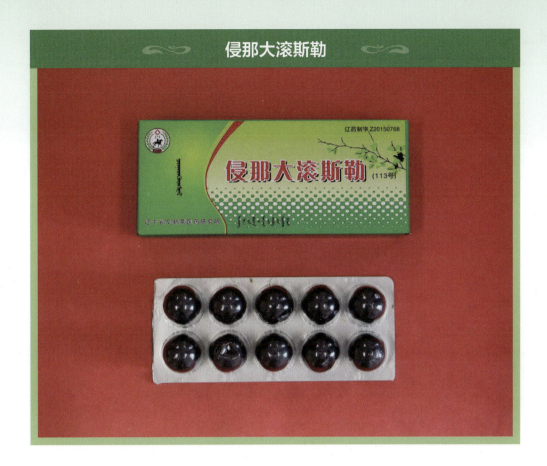

【药品名称】侵那大滚斯勒 Qinnada Gunsile
【批准文号】辽药制字Z20150768
【执行标准】LBZ10082008
【处方组成】肉豆蔻、石膏、红花等。
【性　　状】本品为黑褐色大蜜丸；气香，味苦。
【功能主治】舒肝理气，清热。用于骨蒸烦闷，食欲不振，恶心，呕吐。
【规　　格】每丸重9g
【用法用量】口服。一次1～2丸，一日1～3次；或遵医嘱。
【不良反应】尚不明确。
【禁　　忌】尚不明确。
【注意事项】孕妇慎服；用药时忌饮浓茶。
【贮　　藏】密封，置阴凉干燥处。
【包　　装】聚氯乙烯固体药用硬片、药品包装用铝箔。
【有 效 期】12个月。
【生产单位】辽宁省阜新蒙医药研究所
　　　　　　本制剂仅限本医疗机构使用

七、眼科

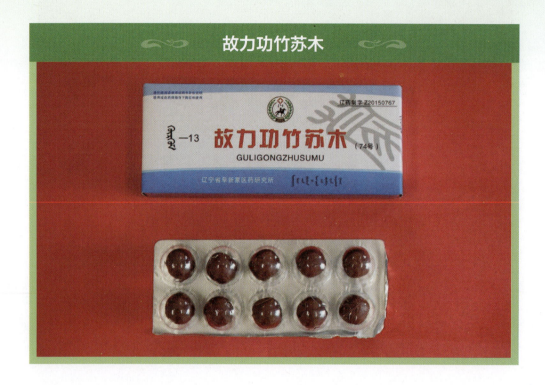

【药品名称】故力功竹苏木 Guli Gongzhu Sumu
【批准文号】辽药制字Z20150767
【执行标准】LBZ10092008
【处方组成】红花、丁香、人工牛黄等。
【性　　状】本品为红褐色大蜜丸；气微香，味微苦。
【功能主治】清肝凉血，滋阴补肾，活血散瘀，清头明目。用于肝热胸闷，尿频尿血及由肝热而引起的眼部不适。
【规　　格】每丸重5g。
【用法用量】口服。一次1丸，一日1～2次；或遵医嘱。
【不良反应】尚不明确。
【禁　　忌】尚不明确。
【注意事项】本品不宜久服，若增加服用量，需遵医嘱；孕妇及肝肾功能不全者禁用；运动员慎用。
【贮　　藏】密封。
【包　　装】聚氯乙烯固体药用硬片、药品包装用铝箔。
【有 效 期】12个月。
【生产单位】辽宁省阜新蒙医药研究所
　　　　　　本制剂仅限本医疗机构使用

散吉在苏木

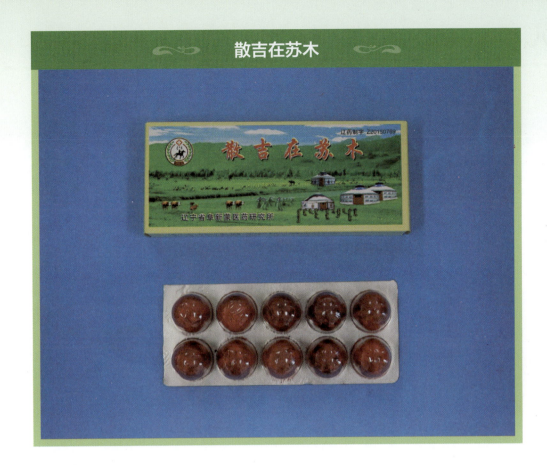

【药品名称】散吉在苏木 Sanji Zaisumu
【批准文号】辽药制字Z20150769
【执行标准】LBZ09802006
【处方组成】人参、枸杞子、茯苓等。
【性　　状】本品为暗红色大蜜丸，断面褐色；气香，味甘。
【功能主治】清血热，清肝明目。用于血热及肝火上延引起的各种眼病。
【规　　格】每丸重9g
【用法用量】口服。成人一次1丸，一日1~2次；或遵医嘱。
【不良反应】尚不明确。
【禁　　忌】尚不明确。
【注意事项】孕妇忌服。瞳孔散大者慎用；肝肾功能不全者禁用；本品不宜久服。
【贮　　藏】密封，置阴凉干燥处。
【包　　装】聚氯乙烯固体药用硬片、药品包装用铝箔。
【有 效 期】12个月。
【生产单位】辽宁省阜新蒙医药研究所
　　　　　　本制剂仅限本医疗机构使用

八、妇科

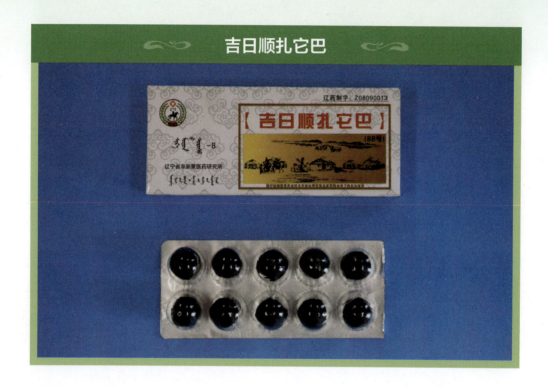

【药品名称】吉日顺扎它巴 Jirishun Zhataba

【批准文号】辽药制字Z20170001

【执行标准】LBZ09012013

【处方组成】关黄柏炭、红花、焦栀子等。

【性　　状】本品为黑色大蜜丸；气香，味甘、微辛。

【功能主治】清热凉血，止血。用于妇女崩漏以及肾炎，尿道炎所致尿中带血。

【规　　格】每丸重5g。

【用法用量】口服。一次一丸，一日1~2次；或遵医嘱。

【不良反应】尚不明确。

【禁　　忌】尚不明确。

【注意事项】运动员慎用。

【贮　　藏】密封，置阴凉干燥处。

【包　　装】口服固体药用高密度聚乙烯瓶。

【有 效 期】12个月。

【生产单位】辽宁省阜新蒙医药研究所

　　　　　　本制剂仅限本医疗机构使用

苏格米力金膏

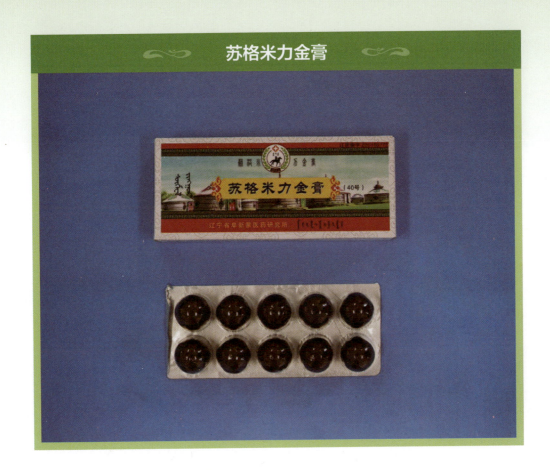

【药品名称】苏格米力金膏 Suge Mili Jingao
【批准文号】辽药制字Z20150772
【执行标准】LBZ09792006
【处方组成】白及、黄精、佛手等。
【性　　状】本品为褐色大蜜丸；气香，味甘、微辛。
【功能主治】祛风暖宫。用于妇女经血不调，久不受孕，胎动不安及产后诸症。
【规　　格】每丸重9g
【用法用量】口服。一次1丸，一日1～3次；或遵医嘱。
【不良反应】尚不明确。
【禁　　忌】尚不明确。
【注意事项】尚不明确。
【贮　　藏】密封，置阴凉干燥处。
【包　　装】聚氯乙烯固体药用硬片、药品包装用铝箔。
【有 效 期】12个月。
【生产单位】辽宁省阜新蒙医药研究所
　　　　　　本制剂仅限本医疗机构使用

拉西那木吉拉

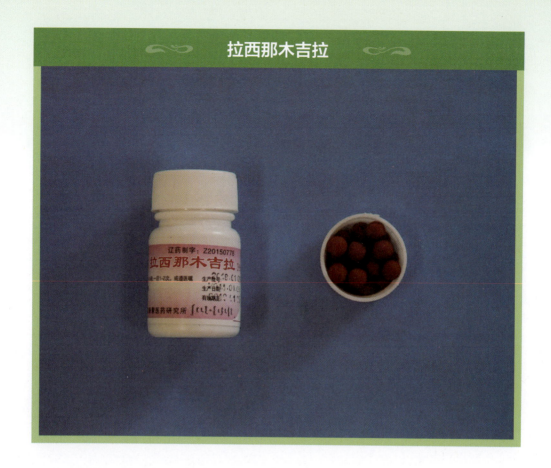

【药品名称】拉西那木吉拉 Laxi Namu Jila

【批准文号】辽药制字Z20150778

【执行标准】LBZ10122008

【处方组成】诃子、木香、五灵脂等。

【性　　状】本品为红色水丸；味微涩。

【功能主治】调经活血，散瘀祛寒。用于月经不调，子宫寒冷，久不受孕，心神不安。

【规　　格】每瓶装10g

【用法用量】口服。一次9～16粒，一日1～2次；或遵医嘱。

【不良反应】尚不明确。

【禁　　忌】尚不明确。

【注意事项】本品不宜久服，若增加服用量，需遵医嘱；孕妇及肝肾功能不全者禁用；月经期、哺乳期慎用；运动员慎用。

【贮　　藏】密封，置阴凉干燥处。

【包　　装】口服固体药用高密度聚乙烯瓶。

【有 效 期】12个月。

【生产单位】辽宁省阜新蒙医药研究所

　　　　　　本制剂仅限本医疗机构使用

九、肾病科

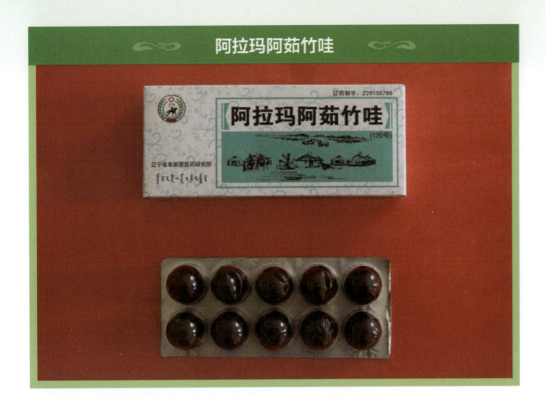

阿拉玛阿茹竹哇

【药品名称】阿拉玛阿茹竹哇 Alama Aru Zhuwa
【批准文号】辽药制字Z20150786
【执行标准】LBZ10002008
【处方组成】诃子、红花、豆蔻等。
【性　　状】本品为棕红色大蜜丸；气微香，味微涩。
【功能主治】清热消炎。用于肾炎，膀胱炎，尿频，高血压。
【规　　格】每丸重9g
【用法用量】口服，一次1~2丸，一日1~2次，或遵医嘱。
【不良反应】尚不明确。
【禁　　忌】尚不明确。
【注意事项】孕妇及有出血倾向者忌服。
【贮　　藏】密闭防潮，置阴凉干燥处。
【包　　装】聚氯乙烯固体药用硬片、药品包装用铝箔。
【有 效 期】12个月。
【生产单位】辽宁省阜新蒙医药研究所
　　　　　　本制剂仅限本医疗机构使用

阿嘎日朱敦

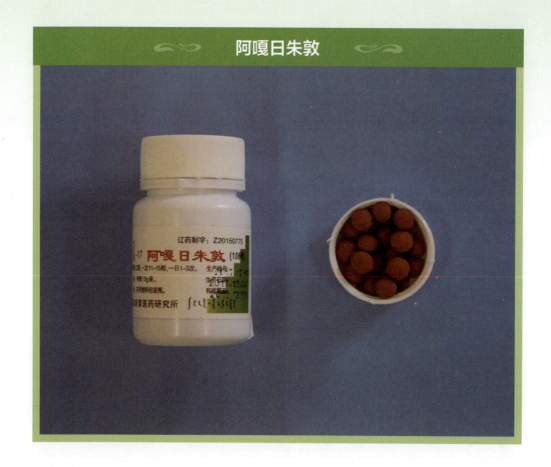

【药品名称】阿嘎日朱敦 Agari Zhudun

【批准文号】辽药制字Z20150775

【执行标准】LBZ10132008

【处方组成】沉香、苦参、莱菔子等。

【性　　状】本品为包衣水丸,除去包衣后显灰黄色;气微香,味微苦。

【功能主治】强肾补心。用于心肾两亏,心悸失眠,腰腿痿软。

【规　　格】每瓶装15g

【用法用量】口服。一次11~15粒,一日1~3次;或遵医嘱。

【不良反应】尚不明确。

【禁　　忌】尚不明确。

【注意事项】孕妇禁用;年老体弱者慎用。

【贮　　藏】密封,置阴凉干燥处。

【包　　装】口服固体药用高密度聚乙烯瓶。

【有 效 期】12个月。

【生产单位】辽宁省阜新蒙医药研究所

　　　　　　本制剂仅限本医疗机构使用

萨力冲生

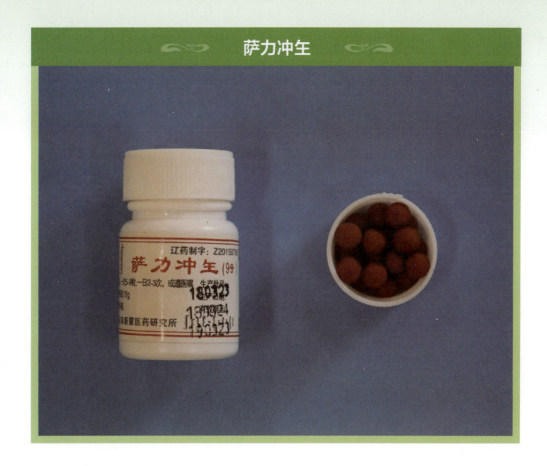

- 【药品名称】萨力冲生 Sali Chongga
- 【批准文号】辽药制字Z20150780
- 【执行标准】LBZ10022008
- 【处方组成】制草乌、诃子、石菖蒲等。
- 【性　　状】本品为红色水丸；气微香，味淡。
- 【功能主治】补肾益精。用于肾虚，肾寒所致的遗精及妇女赤白带下症。
- 【规　　格】每瓶装10g
- 【用法用量】口服。一次5～9粒，一日2～3次；或遵医嘱。
- 【不良反应】尚不明确。
- 【禁　　忌】尚不明确。
- 【注意事项】孕妇禁服；运动员慎用。
- 【贮　　藏】密封，置阴凉干燥处。
- 【包　　装】口服固体药用高密度聚乙烯瓶。
- 【有 效 期】12个月。
- 【生产单位】辽宁省阜新蒙医药研究所

本制剂仅限本医疗机构使用

十、呼吸科

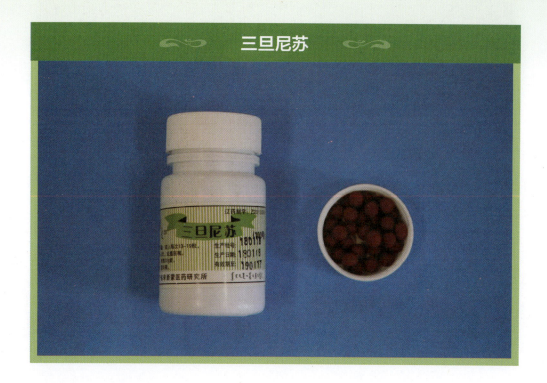

三旦尼苏

- 【药品名称】三旦尼苏 Sandan Nisu
- 【批准文号】辽药制字Z20150781
- 【执行标准】LBZ10162008
- 【处方组成】紫檀香、红花、木香等。
- 【性　　状】本品为包衣水丸,除去包衣后显红褐色;气微,味微甘。
- 【功能主治】清肺止咳。用于肺热咳嗽。
- 【规　　格】每瓶装30g。
- 【用法用量】口服。成人一次13～19粒,一日2～3次;或遵医嘱。
- 【不良反应】尚不明确。
- 【禁　　忌】尚不明确。
- 【注意事项】孕妇慎用。
- 【贮　　藏】密封,置阴凉干燥处。
- 【包　　装】口服固体药用高密度聚乙烯瓶。
- 【有 效 期】12个月。
- 【生产单位】辽宁省阜新蒙医药研究所

本制剂仅限本医疗机构使用

阿嘎日召那

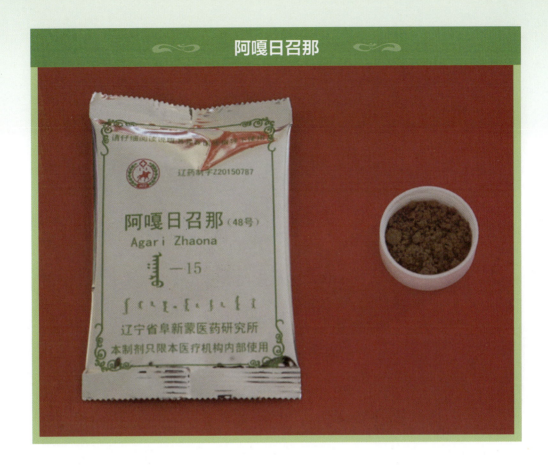

【药品名称】阿嘎日召那 Agari Zhaona
【批准文号】辽药制字Z20150787
【执行标准】LBZ09782004
【处方组成】沉香、白檀香、诃子等。
【性　　状】本品为黄色粉末；气香，味苦涩。
【功能主治】止咳，平喘，镇痛。用于气血不调，痰多咳嗽，胸肋刺痛，心烦，心胸烦热。
【规　　格】每袋装30g。
【用法用量】温开水冲服。一次1.5～3g，一日1～3次；或遵医嘱。
【不良反应】尚不明确。
【禁　　忌】尚不明确。
【注意事项】孕妇慎用。
【贮　　藏】密闭防潮，置阴凉干燥处。
【包　　装】聚乙烯药品包装用复合膜、袋。
【有 效 期】12个月。
【生产单位】辽宁省阜新蒙医药研究所
　　　　　　本制剂仅限本医疗机构使用

帮占召那

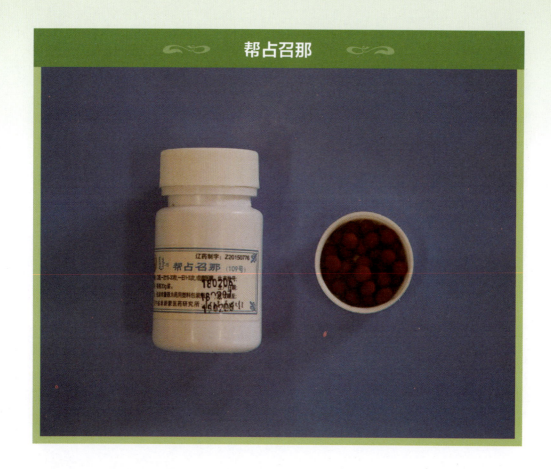

【药品名称】帮占召那 Bangzhan Zhaona
【批准文号】辽药制字Z20150776
【执行标准】LBZ10152008
【处方组成】玉簪花、川楝子、沉香等。
【性　　状】本品为棕黄色水丸；气香，味苦。
【功能主治】解表清肺，祛巴达干热。用于外感咳嗽，气喘音哑，胸胁刺痛。
【规　　格】每瓶装30g。
【用法用量】口服。一次15～20粒，一日1～3次；或遵医嘱。
【不良反应】尚不明确。
【禁　　忌】尚不明确。
【注意事项】本品不宜久服，若增加服用量，需遵医嘱；体虚者及孕妇禁用。
【贮　　藏】密封，置阴凉干燥处。
【包　　装】口服固体药用高密度聚乙烯瓶。
【有 效 期】12个月。
【生产单位】辽宁省阜新蒙医药研究所
　　　　　　本制剂仅限本医疗机构使用

十一、外科

瘀紫丸

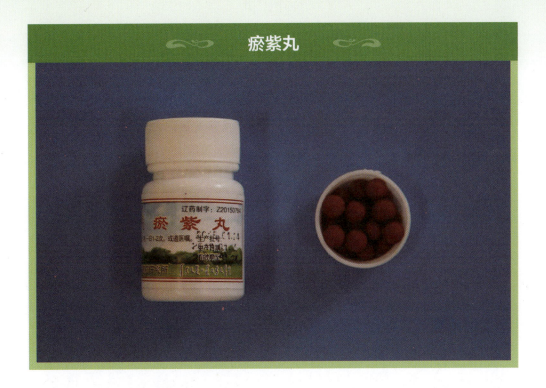

- 【药品名称】瘀紫丸 Yuzi Wan
- 【批准文号】辽药制字Z20150784
- 【执行标准】LBZ10102008
- 【处方组成】诃子、翻白草、木香等。
- 【性　　状】本品为红色水丸；气微香，味微苦。
- 【功能主治】散瘀解毒。用于咽喉肿痛，关节肿痛及疮疖肿痛。
- 【规　　格】每瓶装10g
- 【用法用量】口服。一次5～10粒，一日1～2次；或遵医嘱。
- 【不良反应】偶有轻度消化道不适。
- 【禁　　忌】尚不明确。
- 【注意事项】孕妇禁服。
- 【贮　　藏】密封，置阴凉干燥处。
- 【包　　装】口服固体药用高密度聚乙烯瓶。
- 【有 效 期】12个月。
- 【生产单位】辽宁省阜新蒙医药研究所

　　　　　　　本制剂仅限本医疗机构使用

第四节
河南县蒙藏医院

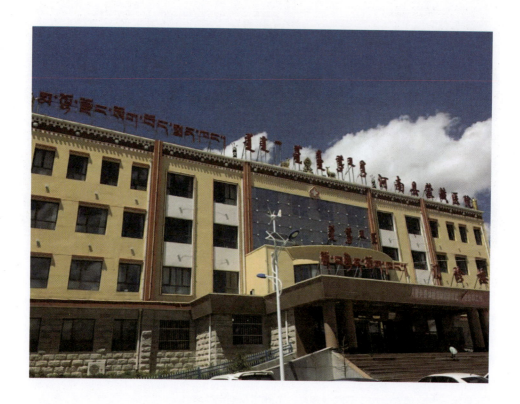

　　青海省黄南藏族自治州河南县蒙藏医院成立于1985年，它很好地继承和发展了传统蒙藏医药，经过30余年的发展，已成为集临床、科研、教学、制药为一体，以蒙藏医为主，西医为辅的二级甲等民族医医院，是全省示范蒙藏医院和青海省中藏医名院。医院占地总面积41780.9平方米，建筑面积6302平方米。全院设置病床148张。

　　医院药浴科是国家十二五重点专科。专科先后整理形成的优势病种有凯占病、热智木病、直合乃病等5种诊疗方案。

　　目前，医院制剂品种达240余个，已取得制剂批准文号的品种有202个。每年制剂产量达到40吨（80000斤），产值2000余万元。

一、心脑血管科

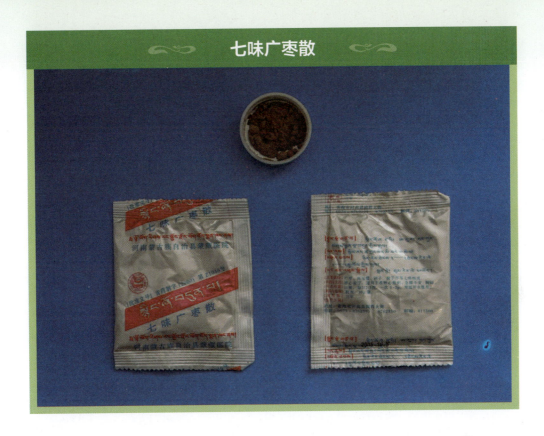

七味广枣散

- 【药品名称】七味广枣散 Qiwei Guangzao San
- 【批准文号】青药制字Z20150344
- 【执行标准】《临床藏医札记》
- 【处方组成】广枣、肉豆蔻、当归、干姜、寒水石、蔗糖等。
- 【性　　状】本品为浅黄色粉末，气香，味甘、辛辣。
- 【功能主治】养心安神。适用于各种心脏病，急躁不安，胸闷。
- 【规　　格】每袋重15g。每盒装4袋。
- 【用法用量】1次1~2勺，一日2~3次，用温开水服用。
- 【不良反应】尚不明确。
- 【注意事项】尚不明确。
- 【贮　　藏】密闭，置阴凉干燥处。
- 【包　　装】聚乙烯盒装。
- 【有 效 期】三年。
- 【生产单位】河南县蒙藏医院制剂中心

  本制剂仅限本医疗机构使用

仁庆洋金日利

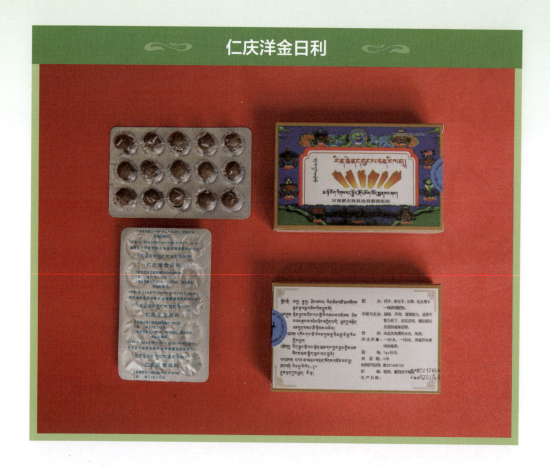

- 【药品名称】仁庆洋金日利 Renqing Yangjinrili
- 【批准文号】青药制字Z20150738
- 【执行标准】《四部医典》
- 【处方组成】诃子、余甘子、荜茇、甘草、油松、藏茴香、止泻木子、黄花马先蒿。
- 【性　　状】本品为灰色水丸，气微，味苦、涩。
- 【功能主治】醒脑，开窍，增强智力。用于智力低下，反应迟缓，健忘症以及预防痴呆症等。
- 【规　　格】1g×30丸/盒。
- 【用法用量】一次1丸，一日2次，用温开水浸泡后服用。
- 【不良反应】尚不明确。
- 【禁　　忌】忌食酸，辣，生冷。
- 【注意事项】尚不明确。
- 【贮　　藏】密闭，置阴凉干燥处。
- 【包　　装】聚乙烯盒装。
- 【有 效 期】三年。
- 【生产单位】河南县蒙藏医院制剂中心

　　　　　　本制剂仅限本医疗机构使用

仁庆谢牟尼啊

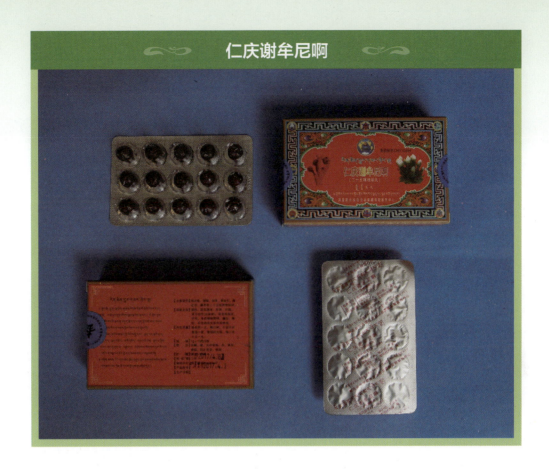

- 【药品名称】仁庆谢牟尼啊（二十五味珊瑚丸） Renqingxie Mouni'a
- 【批准文号】青药制字Z20110394
- 【执行标准】《临床藏医札记》
- 【处方组成】制水银、珊瑚、珍珠、青金石、藏红花、麝香等二十五味。
- 【功能主治】清热，祛风通络，安神，补脑。用于治疗白脉病，各类脑炎，中风，各类精神障碍，癔症，癫狂，各类神经炎等均有特效。
- 【规　　格】1g×15丸/2板。
- 【用法用量】取本药一丸，略打碎，用温开水浸泡一夜，黎明时内服。每三至七日一丸。
- 【禁　　忌】忌酸、腐、生冷食物、肉、果实、葱蒜，防止受凉，禁欲。
- 【贮　　藏】避光，防潮。
- 【有 效 期】三年。
- 【生产单位】河南县蒙藏医院制剂中心

  本制剂仅限本医疗机构使用

布玛拉散

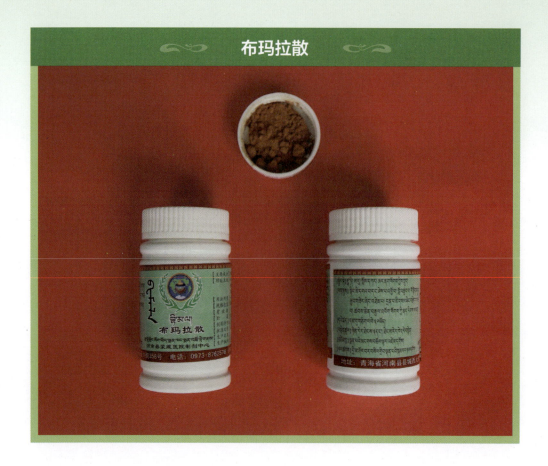

- 【药品名称】布玛拉散 Bumala San
- 【批准文号】青药制字Z21050307
- 【执行标准】《青海省藏药标准》（92）版
- 【处方组成】肉豆蔻、丁香、诃子、琥珀、草果、沉香、白檀香、紫檀香、天竺黄、毛诃子、红花、余甘子、广枣、岩白菜。
- 【性　　状】本品为棕色粉末，气香，味苦、涩。
- 【功能主治】养心安神，祛风解郁。用于心隆症，心情忧郁，健忘心烦，神志不清，易发怒，无端忧愁，坐立不安，不思饮食，胸背疼痛，心脏疾病。
- 【用法用量】1次1包，一日2次，口服。
- 【不良反应】尚不明确。
- 【禁　　忌】忌食酸、辣、蒜、生冷。
- 【注意事项】遵医嘱。
- 【贮　　藏】密闭，防潮。
- 【包　　装】聚乙烯塑料袋。每袋装1000g。
- 【有 效 期】三年。
- 【生产单位】河南县蒙藏医院制剂中心

  本制剂仅限本医疗机构使用

协让羊脑丸

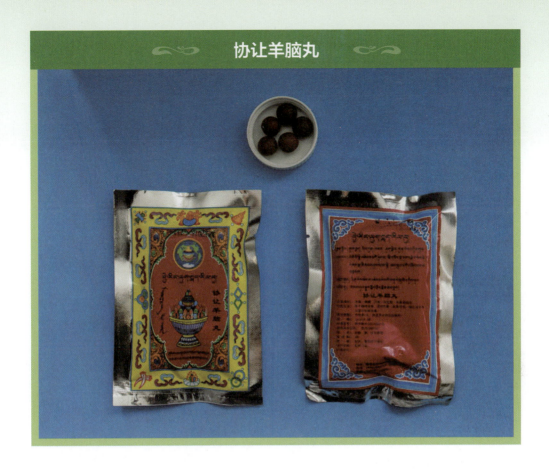

- 【药品名称】协让羊脑丸 Xierang Yangnao Wan
- 【批准文号】青药制字Z20150353
- 【执行标准】《临床藏医札记》
- 【处方组成】羊脑、阿魏、当归、沉香、木香、丁香、藏茴香。
- 【性　　状】本品为浅棕色水丸；气香，味苦、涩，有麻舌感。
- 【功能主治】用于精神忧郁，易惊失眠，眩晕耳鸣，健忘及劳累过度引起的头痛。
- 【规　　格】1g×30丸/袋。
- 【用法用量】早晚各1丸，用温开水浸泡后服用。
- 【不良反应】尚不明确。
- 【注意事项】尚不明确。
- 【贮　　藏】密闭，置阴凉干燥处。
- 【包　　装】聚乙烯盒装。
- 【有 效 期】三年。
- 【生产单位】河南县蒙藏医院制剂中心

　　　　　　本制剂仅限本医疗机构使用

安神散

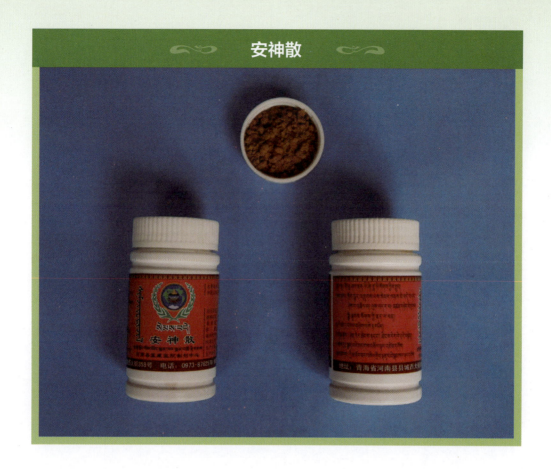

- 【药品名称】安神散 Anshen San
- 【批准文号】青药制字Z21050316
- 【执行标准】《青海省藏药标准》（92）版
- 【处方组成】槟榔、沉香、丁香、肉豆蔻、广木香、广酸枣、山柰、荜茇、黑胡椒、紫硇砂、铁棒锤、兔心、野牛心、阿魏、红糖。
- 【性　　状】本品为棕色粉末；具蒜臭，味苦。
- 【功能主治】养心安神，抑风。用于隆失调引起的风入命脉，神经官能症，神昏谵语，多梦，耳鸣，心悸颤抖，癫狂，哑结。
- 【规　　格】每包重1000g。
- 【用法用量】一次2～3勺，一日2次。
- 【不良反应】尚不明确。
- 【禁　　忌】忌食酸、辣、蒜、生冷。
- 【注意事项】医生说明。
- 【贮　　藏】密闭，防潮。
- 【包　　装】聚乙烯塑料袋。
- 【有 效 期】三年。
- 【生产单位】河南县蒙藏医院制剂中心

  本制剂仅限本医疗机构使用

拉美查皎尼日阿丸

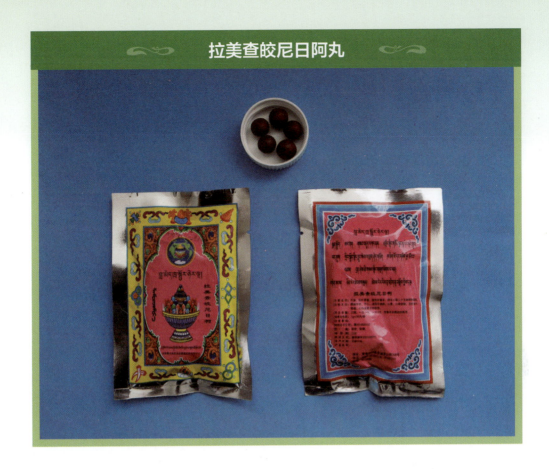

- 【药品名称】拉美查皎尼日阿丸 Lameichajiao Niri'a Wan
- 【批准文号】青药制字Z20150771
- 【执行标准】《临床藏医札记》
- 【处方组成】沉香、广枣、乳香、诃子、丁香、姜、红花、甘松、辛夷、肉豆蔻、安息香。
- 【性　　状】本品为棕色水丸,气微香,味苦、咸、酸、涩。
- 【功能主治】安神,宁心。用于高血压,口眼歪邪,半身不遂,心动过速,四肢麻木,心脑血管疾病。
- 【规　　格】1g×30丸/袋。
- 【用法用量】一次1丸,一日3次。
- 【不良反应】尚不明确。
- 【注意事项】尚不明确。
- 【贮　　藏】密闭,置阴凉干燥处。
- 【包　　装】聚乙烯盒装。
- 【有 效 期】三年。
- 【生产单位】河南县蒙藏医院制剂中心

本制剂仅限本医疗机构使用

索隆德谢

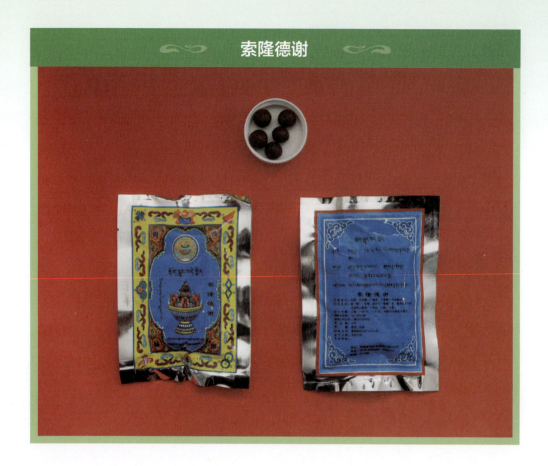

【药品名称】索隆德谢 Suolong Dexie

【批准文号】青药制字Z2015077

【执行标准】《河南县蒙藏医院验方汇编》

【处方组成】沉香、石榴、广枣、天竺黄、乳香、木香、诃子、木棉花、丁香、阿魏等。

【性　　状】本品为棕色水丸,气微香,味苦。

【功能主治】祛隆安神。用于索隆病,高原性心脏病,风湿性心脏病,心肌炎,心颤,心烦。

【规　　格】1g×30丸/袋。

【用法用量】一次2丸,一日3次,用温开水浸泡后服用。

【不良反应】尚不明确。

【注意事项】尚不明确。

【贮　　藏】密闭,置阴凉干燥处。

【包　　装】聚乙烯盒装。

【有 效 期】三年。

【生产单位】河南县蒙藏医院制剂中心

　　　　　　本制剂仅限本医疗机构使用

脑心通

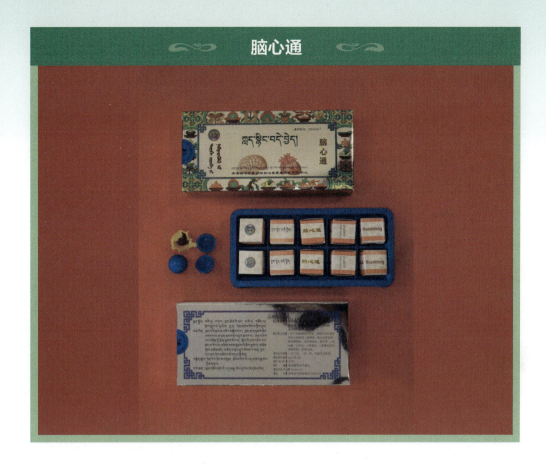

- 【药品名称】脑心通 Naoxintong
- 【批准文号】青药制字Z20163611
- 【执行标准】自拟标准
- 【处方组成】珍珠、珊瑚、天珠、西红花、熊胆粉、人工麝香、人工牛黄、水牛角、水牛角浓缩粉、西洋参、黄芪、黄芩等二十一味。
- 【性　　状】本品为深红色水丸；有特异香气，味咸、微苦。
- 【功能主治】用于改善脑供血不足，脑梗塞，脑动脉硬化，脑出血恢复期，老年痴呆症，脑炎，冠心病，心肌炎，心肌缺血。
- 【规　　格】每丸重1克。每盒装10丸。
- 【用法用量】口服，每次1丸，一日1次。嚼碎后用温开水送服。
- 【不良反应】尚不明确。
- 【注意事项】医生说明。
- 【贮　　藏】密封，阴凉干燥处保存。
- 【包　　装】聚乙烯盒装。
- 【有 效 期】暂定为36个月。
- 【生产单位】河南县蒙藏医院制剂中心

　　　　　　本制剂仅限本医疗机构使用

魂苏丸

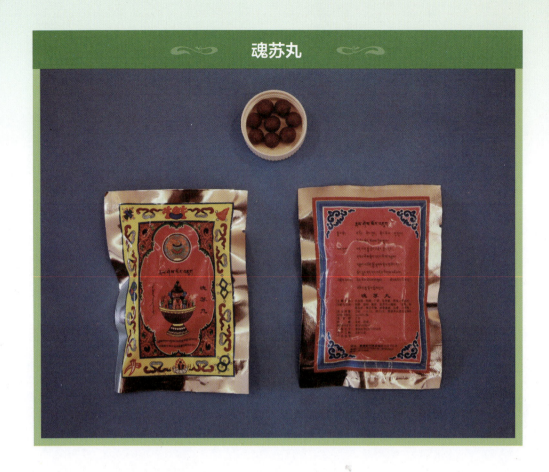

- 【药品名称】魂苏丸 Hunsu Wan
- 【批准文号】青药制字Z20110753号
- 【执行标准】《河南县蒙藏医院验方汇编》
- 【处方组成】肉豆蔻、阿魏、广枣、安息香、野兔心等组成。
- 【功能主治】祛隆，安神，能明。用于心隆病，索隆病，易忘症，神志不清，神昏谵语，头晕，心悸等。
- 【规　　格】1g×30丸/袋
- 【用法用量】口服，一次1丸，每日3次，用温开水浸泡后服用。
- 【贮　　藏】密闭、防潮。
- 【生产单位】河南县蒙藏医院制剂中心

　　　　　　本制剂仅限本医疗机构使用

二、肺病科

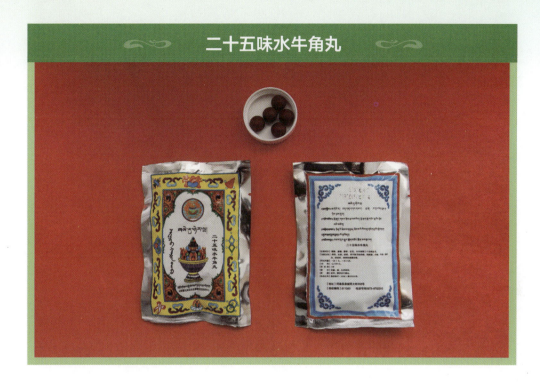

- 【药品名称】二十五味水牛角丸 Ershiwuwei Shuiniujiao Wan
- 【批准文号】青药制字Z20150352
- 【执行标准】《青海省藏药标准》(92)版
- 【处方组成】木香、黄葵子、毛诃子、红花、沙棘膏、豆蔻、紫檀香、乳香、香旱芹、余甘子等。
- 【性　　状】本品为浅棕色水丸；气微香，味咸、酸。
- 【功能主治】养肺，去腐。用于陈旧性肺病，肺脓疡，咳嗽，气喘，咯脓血，肺结核，结核性胸膜炎等。
- 【规　　格】1g×30丸/袋。
- 【用法用量】一次1丸，一日3次。
- 【不良反应】尚不明确。
- 【注意事项】尚不明确。
- 【贮　　藏】密闭，置阴凉干燥处。
- 【包　　装】聚乙烯袋装。
- 【有 效 期】三年。
- 【生产单位】河南县蒙藏医院制剂中心
  本制剂仅限本医疗机构使用

二十五味主药散

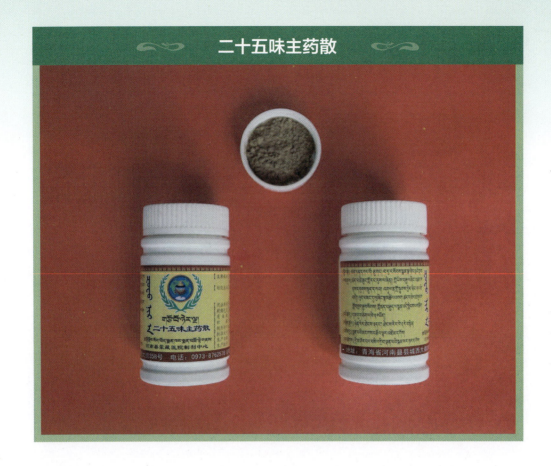

- 【药品名称】二十五味主药散 Ershiwuwei Zhuyao San
- 【批准文号】青药制字Z21050294
- 【执行标准】《青海省藏药标准》（92）版
- 【处方组成】牛黄、白檀香、天竺黄、红花、兔耳草、唐古特乌头、獐牙菜、鸭嘴花、藏木香、干姜、宽筋藤、悬钩木、诃子、毛诃子、余甘子、沙棘、葡萄、甘草、岩白菜、蓝花绿绒蒿、肉果草、雪灵芝、香旱芹、红景天、无茎芥。
- 【性　　状】本品为褐色粉末；气香，味苦。
- 【功能主治】清热消炎，宣肺化痰，止咳平喘。用于肺邪二病引起的咳嗽不止，呼吸急促，胸肋疼痛，咯血，倦怠等。
- 【用法用量】1次1包，一日2～3次，口服。
- 【不良反应】尚不明确。
- 【禁　　忌】忌食酸、辣、蒜、生冷。
- 【注意事项】医生说明。
- 【贮　　藏】密闭，防潮。
- 【包　　装】聚乙烯塑料袋。每袋装1000g。
- 【有 效 期】三年。
- 【生产单位】河南县蒙藏医院制剂中心

本制剂仅限本医疗机构使用

二十五味铜灰丸

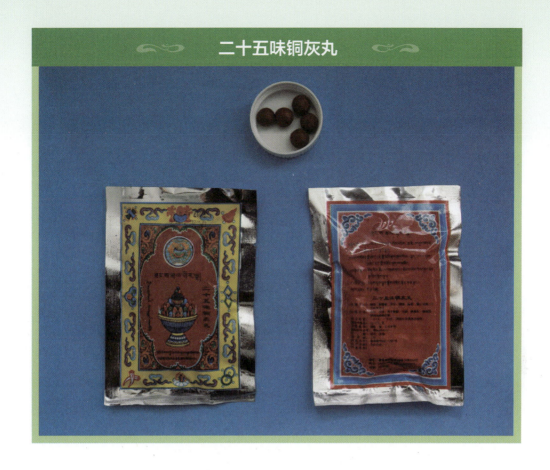

- 【药品名称】二十五味铜灰丸 Ershiwuwei Tonghui Wan
- 【批准文号】青药制字Z20150357
- 【执行标准】《临床藏医札记》
- 【处方组成】铜灰、天竺黄、肉豆蔻、草果、香旱芹、紫檀香。
- 【性　　状】本品为浅棕色水丸；气微香，味甘、苦。
- 【功能主治】养肺，排脓。用于咳嗽，气喘，咯脓血，肺结核，结核性胸膜炎等。
- 【规　　格】1g/丸。每盒装30丸。
- 【用法用量】一次1丸，一日3次。
- 【不良反应】尚不明确。
- 【注意事项】尚不明确。
- 【贮　　藏】密闭，置阴凉干燥处。
- 【包　　装】聚乙烯盒装。
- 【有 效 期】三年。
- 【生产单位】河南县蒙藏医院制剂中心

本制剂仅限本医疗机构使用

十五味龙胆散

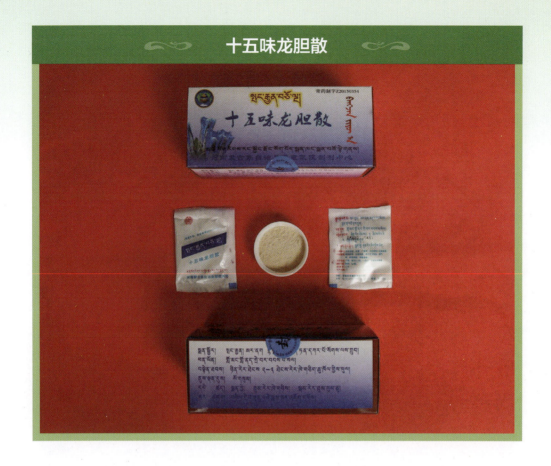

【药品名称】十五味龙胆散 Shiwuwei Longdan San

【批准文号】青药制字Z20150354

【执行标准】《青海省藏药标准》（92）版

【处方组成】沉香、广枣、白檀香、天竺黄、无茎芥、诃子、毛诃子、余甘子、宽筋藤、丁香、甘草、木香。

【性　　状】本品为棕灰色粉末；气微香，味甘、辛、苦。

【功能主治】清热理肺，止咳化痰。用于支气管和肺气肿，咳气喘，声音嘶哑。

【规　　格】每包重2g。每盒装30袋。

【用法用量】一次1勺，一日1～3次。

【不良反应】尚不明确。

【禁　　忌】忌食酸，辣，生冷。

【注意事项】尚不明确。

【贮　　藏】密闭，置阴凉干燥处。

【包　　装】聚乙烯盒装。

【有 效 期】三年。

【生产单位】河南县蒙藏医院制剂中心

　　　　　　本制剂仅限本医疗机构使用

十味檀香散

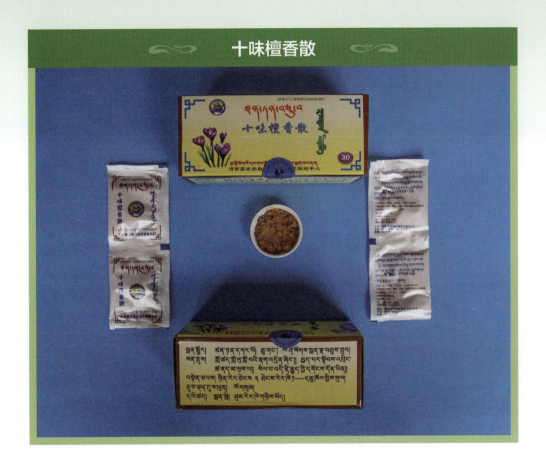

- 【药品名称】十味檀香散 Shiwei Tanxiang San
- 【批准文号】青药制字 Z20150740
- 【执行标准】《临床藏医札记》
- 【处方组成】天竺黄、丁香、草红花、甘草、干葡萄、红景天、无茎芥、川木香、岩白菜。
- 【性　　状】本品为棕色粉末；气微香，味甘。
- 【功能主治】清热，解毒引脓。用于肺脓及各种脓病。
- 【规　　格】每袋重2g。每盒装30袋。
- 【用法用量】一次1～2勺，一日2次。
- 【不良反应】尚不明确。
- 【禁　　忌】忌食酸，辣，生冷。
- 【注意事项】尚不明确。
- 【贮　　藏】密闭，置阴凉干燥处。
- 【包　　装】聚乙烯盒装。
- 【有 效 期】三年。
- 【生产单位】河南县蒙藏医院制剂中心

　　　　　　本制剂仅限本医疗机构使用

七味葡萄散

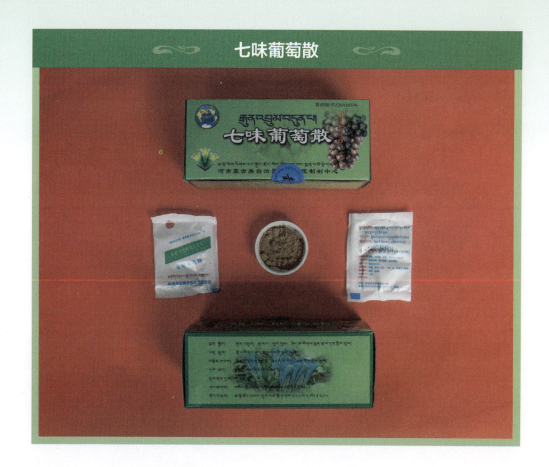

【药品名称】七味葡萄散 Qiwei Putao San

【批准文号】青药制字 Z20150336

【执行标准】《青海省藏药标准》（92）版

【处方组成】葡萄、天竺黄、红花、甘草、头花蓼、桂皮、石榴。

【性　　状】本品为棕黄色粉末；气微香，味甘、甜。

【功能主治】润肺定喘。用于肺病，老年哮喘。

【规　　格】2.0g/袋。30袋/盒。

【用法用量】一次1袋，一日2～3次。

【不良反应】尚不明确。

【禁　　忌】忌食酸，辣，生冷。

【注意事项】尚不明确。

【贮　　藏】密闭，置阴凉干燥处。

【包　　装】聚乙烯盒装。

【有 效 期】三年。

【生产单位】河南县蒙藏医院制剂中心

本制剂仅限本医疗机构使用

七味螃蟹甲散

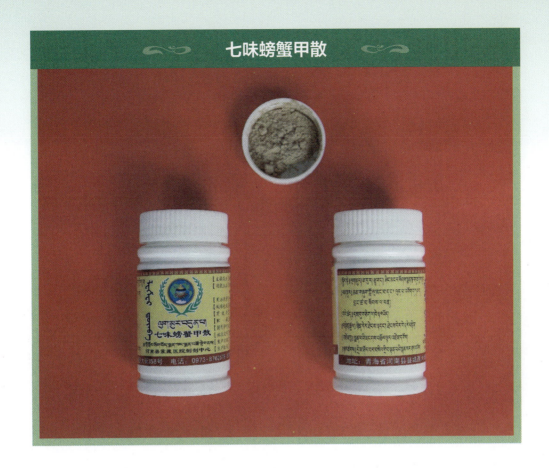

【药品名称】七味螃蟹甲散 Qiwei Pangxiejia San
【批准文号】青药制字Z20150289
【执行标准】《临床藏医札记》
【处方组成】螃蟹甲、诃子、天竺黄、甘草等七味组成。
【功能主治】清热解毒，消炎止咳。用于感冒咳嗽，气管炎，音哑。
【规　　格】每瓶重30g。
【用法用量】一次2勺，一日2～3次，口服，温水服用。
【贮　　藏】密闭，防潮。
【有 效 期】三年。
【生产单位】河南县蒙藏医院制剂中心
　　　　　　本制剂仅限本医疗机构使用

六味丁香散

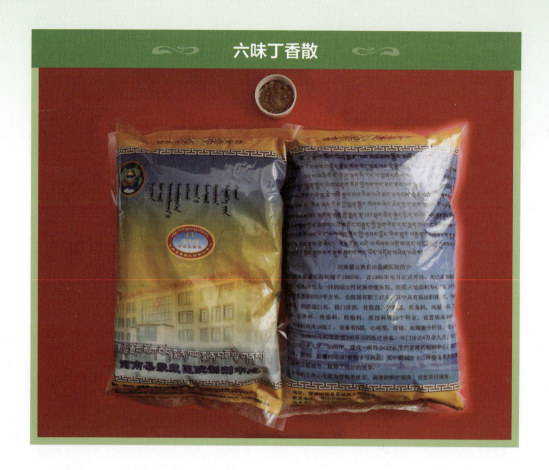

【药品名称】六味丁香散 Liuwei Dingxiang San

【批准文号】青药制字Z21050370

【执行标准】《河南县蒙藏医院验方汇编》

【处方组成】丁香、木香、天竺黄、诃子、甘草、白龙胆。

【性　　状】本品为黄白色粉末，气香，味微苦而甜。

【功能主治】清热解毒，消炎止咳。用于肺病，咽喉肿痛，声音嘶哑，咳嗽。

【规　　格】每包重1000g。

【用法用量】一次一勺，一日3次。

【不良反应】尚不明确。

【禁　　忌】忌食酸、辣、蒜、生冷。

【注意事项】医生说明。

【贮　　藏】密闭，防潮。

【包　　装】聚乙烯塑料袋。

【有 效 期】三年。

【生产单位】河南县蒙藏医院制剂中心

本制剂仅限本医疗机构使用

四味辣根菜汤散

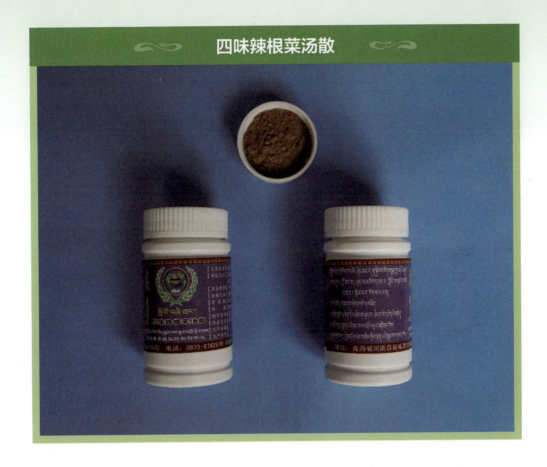

【药品名称】四味辣根菜汤散 Siwei Lagencai Tangsan

【批准文号】青药制字Z20150257

【执行标准】《青海省藏药标准》(92)版

【处方组成】辣根菜、紫草茸、甘草等四味组成。

【功能主治】清肺热,祛痰止咳。用于肺热咳嗽,发热,气短,痰中带血。

【规　　格】每瓶重30g。

【用法用量】一次2勺,一日2~3次,口服,温水服用。

【贮　　藏】密闭,防潮。

【有 效 期】三年。

【生产单位】河南县蒙藏医院制剂中心

　　　　　　本制剂仅限本医疗机构使用

达斯玛保丸

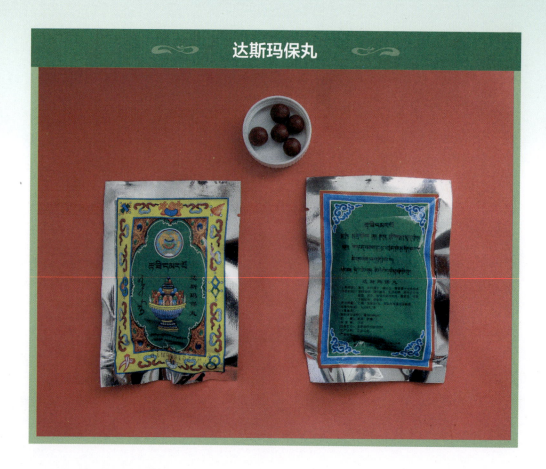

- 【药品名称】达斯玛保丸 Dasimabao Wan
- 【批准文号】青药制字Z20110358
- 【执行标准】《青海省藏药标准》（92）版
- 【处方组成】草乌、轮叶棘豆、藏红花、麝香等十七味组成。
- 【功能主治】宜肺祛邪，清热解毒，生津利咽。用于流行性感冒，肺炎，急慢性扁桃体炎，鼻窦炎，可用于肺结核、炭疽等。
- 【规　　格】1g×30丸/袋。
- 【用法用量】口服，早晚各1丸，用温开水浸泡后服用。
- 【贮　　藏】密闭、防潮。
- 【生产单位】河南县蒙藏医院制剂中心

　　　　　　本制剂仅限本医疗机构使用

吾吉德谢

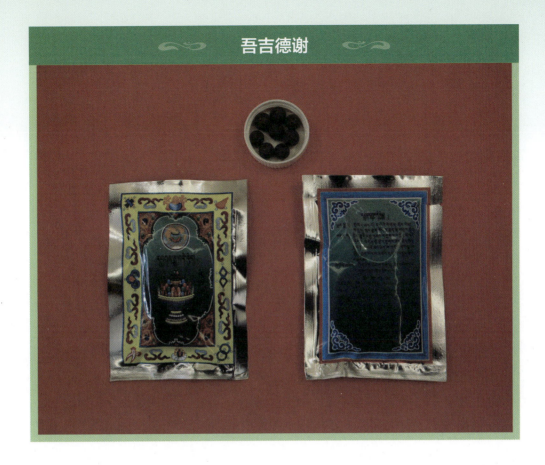

【药品名称】吾吉德谢 Wuji Dexie

【批准文号】青药制字Z20150290

【执行标准】《河南县蒙藏医院验方汇编》

【处方组成】红景天、小叶杜鹃花、雪灵芝、沙棘膏、岩白菜、螃蟹甲、延寿果。

【性　　状】本品为棕色水丸；气香，味甘、微酸。

【功能主治】清热养肺，滋补元气。用于高山反应所引起的不适之症，头晕耳鸣，心慌气短，面目青紫，四肢无力。

【规　　格】1g×30丸/袋。

【用法用量】1次1丸，一日3次，口服。

【不良反应】尚不明确。

【注意事项】尚不明确。

【贮　　藏】密闭，置阴凉干燥处。

【包　　装】聚乙烯袋装。

【有 效 期】三年。

【生产单位】河南县蒙藏医院制剂中心

本制剂仅限本医疗机构使用

流感丸

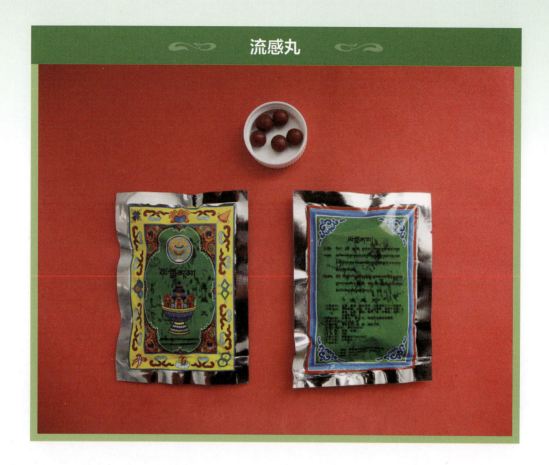

【药品名称】流感丸 Liugan Wan
【批准文号】青药制字Z20150382
【执行标准】部颁标准（95）版
【处方组成】诃子、木香、藏木香、丁香、豆蔻、酸藤果、阿魏、大狼毒、安息香等。
【性　　状】本品为棕色水丸；味辛、苦。
【功能主治】清热解毒，止痛，杀虫，抗感冒。用于流感，瘟热，头痛，毒热，胃、肝毒症，虫病，胆结石。
【规　　格】1g×30丸/袋。
【用法用量】一次1丸，一日3次，口服。
【不良反应】尚不明确。
【注意事项】尚不明确。
【贮　　藏】密闭，置阴凉干燥处。
【包　　装】聚乙烯袋装。
【有 效 期】三年。
【生产单位】河南县蒙藏医院制剂中心
　　　　　　本制剂仅限本医疗机构使用

清肺止咳散

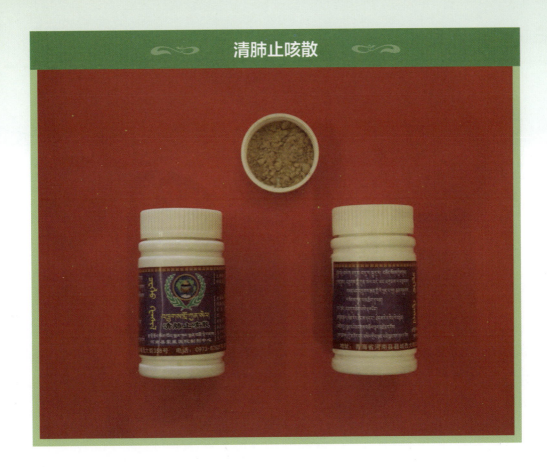

- 【药品名称】清肺止咳散 Qingfei Zhike San
- 【批准文号】青药制字Z21050326
- 【执行标准】《青海省藏药标准》(92)版
- 【处方组成】藏马兜铃、诃子、毛诃子、余甘子、藏木香、木香、茜草、紫草茸、紫草、岩白菜、翼首草、无茎芥、天竺黄。
- 【性　　状】本品为紫红色粉末；气微香，味微香、微苦。
- 【功能主治】清热止咳，利肺化痰。用于扩散伤热，陈旧波动热引起的肺病，感冒咳嗽，胸部疼痛，咯浓血。
- 【用法用量】一次1g，一日3次。
- 【不良反应】尚不明确。
- 【禁　　忌】忌食酸、辣、蒜、生冷。
- 【注意事项】医生说明。
- 【贮　　藏】密闭，防潮。
- 【包　　装】聚乙烯塑料袋。每袋装1000g。
- 【有 效 期】三年。
- 【生产单位】河南县蒙藏医院制剂中心

　　　　　　本制剂仅限本医疗机构使用

三、风湿科

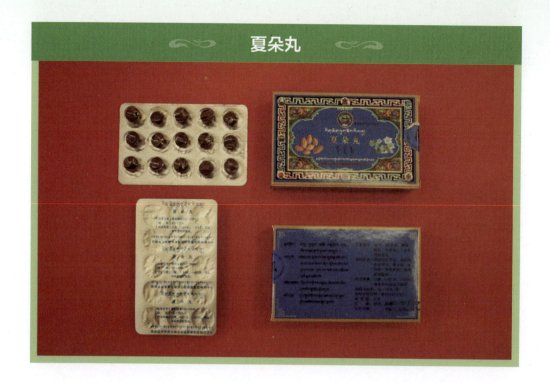

夏朵丸

【药品名称】夏朵丸 Xiaduo Wan
【批准文号】青药制字 Z20150258
【执行标准】《临床藏医札记》
【处方组成】獐牙菜、金腰草、草乌、黄葵子、水银、红花、安息香、决明子、石花、硼砂、马尿泡、肾瓣棘豆、多刺绿绒蒿。
【性　　状】本品为黑色水丸；气微香，味苦。
【功能主治】醒脑开窍，舒筋通络。用于瘟热，白脉病，瘫痪，口眼歪斜，神志不清，痹证，痛风等。
【规　　格】1g×30丸/盒。
【用法用量】一次1丸，每日1次或遵医嘱。
【不良反应】尚不明确。
【禁　　忌】忌食酸、辣、生冷。
【注意事项】尚不明确。
【贮　　藏】密闭，置阴凉干燥处。
【包　　装】聚乙烯盒装。
【有 效 期】三年。
【生产单位】河南县蒙藏医院制剂中心
　　　　　　本制剂仅限本医疗机构使用

桑皎闹日

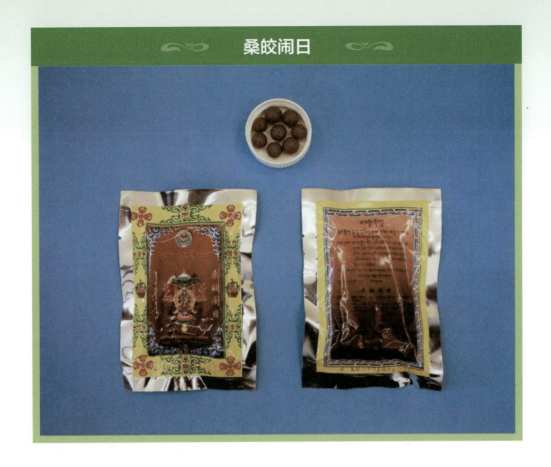

- 【药品名称】桑皎闹日 Sangjiao Naori
- 【批准文号】青药制字Z20150760
- 【执行标准】《河南县蒙藏医院验方汇编》
- 【处方组成】珊瑚、珍珠、青金石、水菖蒲、磁石、钩藤。
- 【性　　状】本品为棕色水丸；气芳香，味苦、涩。
- 【功能主治】通络，止痛。用于治疗白脉病，神经系统疾病，包括神志不清，身体麻木僵硬，顽固性头痛，癫痫，抽风痉挛及各种神经性疼痛。
- 【规　　格】1g×30丸/袋。
- 【用法用量】一次2丸，一日3次。
- 【不良反应】尚不明确。
- 【注意事项】尚不明确。
- 【贮　　藏】密闭，置阴凉干燥处。
- 【包　　装】聚乙烯盒装。
- 【有 效 期】三年。
- 【生产单位】河南县蒙藏医院制剂中心
  本制剂仅限本医疗机构使用

鹏谢闹日

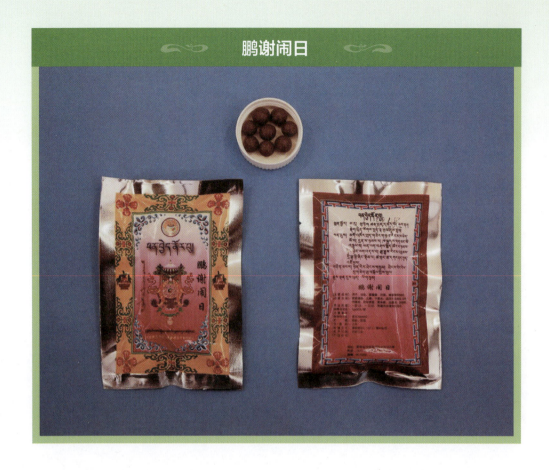

- 【药品名称】鹏谢闹日 Pengxie Naori
- 【批准文号】青药制字Z20150736
- 【执行标准】《河南县蒙藏医院验方汇编》
- 【处方组成】珍珠（制）、珍珠母（制）、沉香、木瓜、紫檀香、木香、天竺黄、丁香。
- 【性　　状】本品为浅黄色水丸；气微香，味甘、苦。
- 【功能主治】舒筋通络，止痒，甘黄水。用于白脉病，风湿性痹症，肢体强直，黄水病，皮肤病，麻风病等。
- 【规　　格】1g/丸，30丸/袋。
- 【用法用量】一次1丸，一日3次。
- 【不良反应】尚不明确。
- 【注意事项】尚不明确。
- 【贮　　藏】密闭，置阴凉干燥处。
- 【包　　装】聚乙烯袋装。
- 【有 效 期】三年。
- 【生产单位】河南县蒙藏医院制剂中心

本制剂仅限本医疗机构使用

赛皎闹日

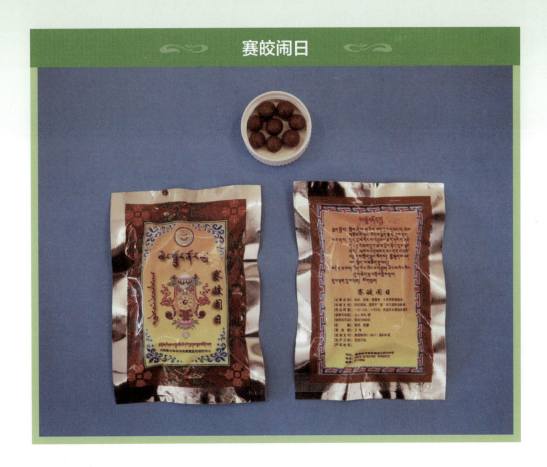

- 【药品名称】赛皎闹日 Saijiao Naori
- 【批准文号】青药制字Z20150761
- 【执行标准】《河南县蒙藏医院验方汇编》
- 【处方组成】珍珠、白檀香、紫檀香、沉香、草红花、天竺黄、丁香、肉豆蔻、草果、人工牛黄等二十五味组成。
- 【性　　状】本品为棕黄色水丸；气微，味苦。
- 【功能主治】舒筋通路。用于隆病引起的白脉病。
- 【规　　格】1g×30丸/袋。
- 【用法用量】一次1~2丸，一日3次。
- 【不良反应】尚不明确。
- 【注意事项】尚不明确。
- 【禁　　忌】忌食生冷、葱、辣。
- 【贮　　藏】密闭，置阴凉干燥处。
- 【包　　装】聚乙烯袋装。
- 【有 效 期】三年。
- 【生产单位】河南县蒙藏医院制剂中心

  本制剂仅限本医疗机构使用

四、妇科

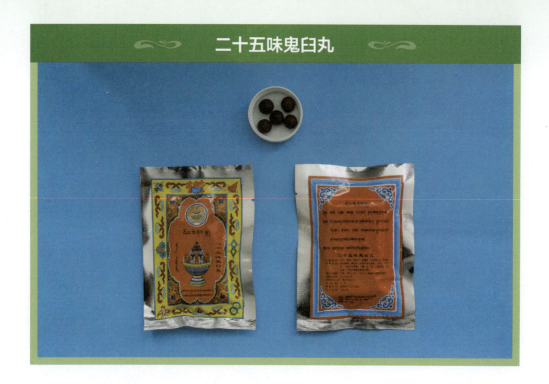

二十五味鬼臼丸

- 【药品名称】二十五味鬼臼丸 Ershiwuwei Guijiu Wan
- 【批准文号】青药制字Z20150384
- 【执行标准】《青海省藏药标准》(92)版
- 【处方组成】鬼臼、石榴、桂皮、黑胡椒、光明盐、诃子、藏木香、芫荽、余甘子、硇砂、干姜等。
- 【性　　状】本品为红棕色水丸；微香，味酸、辛、辣。
- 【功能主治】祛风镇痛，调经。用于妇女血症，风症，子宫虫病，下肢关节疼痛，上体疼痛，心烦血虚，月经不调。
- 【规　　格】1g×30丸/袋。
- 【用法用量】1次1～2丸，一日2次，口服。
- 【不良反应】尚不明确。
- 【注意事项】尚不明确。
- 【贮　　藏】密闭，置阴凉干燥处。
- 【包　　装】聚乙烯盒装。
- 【有 效 期】三年。
- 【生产单位】河南县蒙藏医院制剂中心

本制剂仅限本医疗机构使用

十八味妇病对治丸

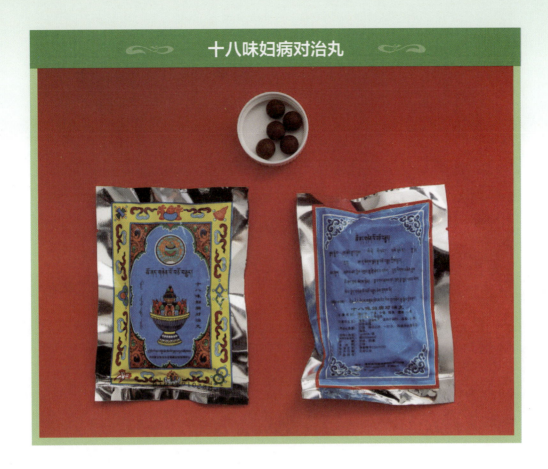

【药品名称】十八味妇病对治丸 Shibawei Fubingduizhi Wan
【批准文号】青药制字Z20150757
【执行标准】《临床藏医札记》
【处方组成】红花、木香、诃子、毛诃子、鬼臼、余甘子、茜草、紫草茸。
【性　　状】本品为棕色水丸；气微香，味苦、涩。
【功能主治】清热，温肾利尿。用于肾热，尿频，肝热，妇女血症。
【规　　格】1g/丸，30丸/袋。
【用法用量】一次1丸，一日2次，中、晚饭后服。
【不良反应】尚不明确。
【注意事项】尚不明确。
【禁　　忌】忌食生冷、葱、辣。
【贮　　藏】密闭，置阴凉干燥处。
【包　　装】聚乙烯盒装。
【有 效 期】三年。
【生产单位】河南县蒙藏医院制剂中心
　　　　　　本制剂仅限本医疗机构使用

贾热吉谢

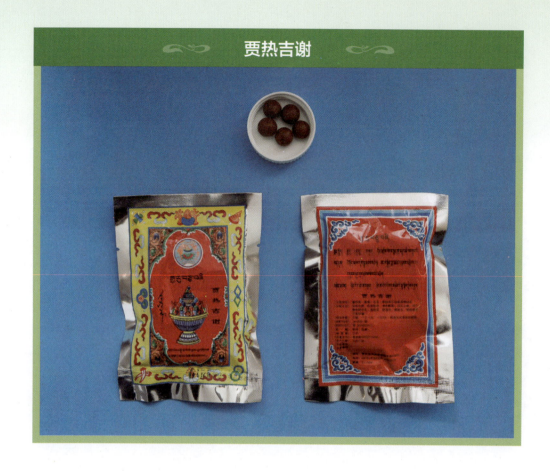

【药品名称】贾热吉谢 Jiare Jixie

【批准文号】青药制字Z20150758

【执行标准】《青海省藏药标准》（92）版

【处方组成】羚牛角、草红花、红花、辰砂、紫草茸、茜草等。

【性　　状】本品为棕红色水丸；气微香，味咸、甘、微苦。

【功能主治】清热解毒，燥湿止带，益气化瘀。用于湿热下注，带下黄稠，月经不调，子宫内膜炎，附件炎。

【规　　格】1g×30丸/袋。

【用法用量】一次1丸，一日2次。

【不良反应】尚不明确。

【注意事项】尚不明确。

【贮　　藏】密闭，置阴凉干燥处。

【包　　装】聚乙烯盒装。

【有 效 期】三年。

【生产单位】河南县蒙藏医院制剂中心

　　　　　　本制剂仅限本医疗机构使用

蜀葵止经丸

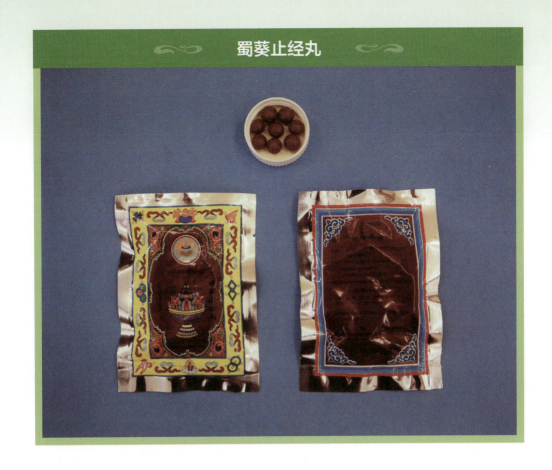

【药品名称】蜀葵止经丸 Shukui Zhijing Wan
【批准文号】青药制字Z20150765
【执行标准】《秘诀补充》
【处方组成】蜀黎、红花、小檗皮、余甘子、茜草、紫草茸、刺柏膏、金甲豆、桑叶等。
【性　　状】本品为褐色水丸；气微香，味辛、甘、苦、涩。
【功能主治】固精，调经利尿。用于遗精，尿急，月经过多，尿道炎。
【规　　格】每丸重1g。每袋装30丸。
【用法用量】一次1丸，一日3次
【不良反应】尚不明确。
【注意事项】尚不明确。
【贮　　藏】密闭，置阴凉干燥处。
【包　　装】聚乙烯盒装。
【有 效 期】三年。
【生产单位】河南县蒙藏医院制剂中心
　　　　　　本制剂仅限本医疗机构使用

五、肝胆科

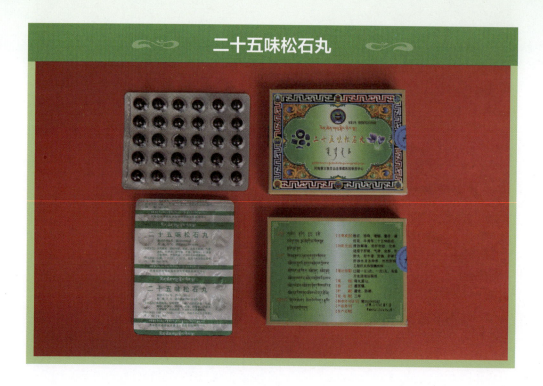

二十五味松石丸

【药品名称】二十五味松石丸 Ershiwuwei Songshi Wan

【批准文号】青药制字Z20150395

【执行标准】《青海省藏药标准》（92）版

【处方组成】松石、珍珠、珊瑚、铁粉、余甘子、白檀香、蓝花绿绒蒿、丁香、天竺黄、红花、木棉花、石榴、紫檀香、白豆蔻。

【性　　状】本品为棕红色水丸；气微香，味咸、苦、酸。

【功能主治】清热解毒，疏肝利胆，化瘀。用于肝郁气滞，血瘀，肝中毒，肝硬化，肝渗水及各种急慢性肝炎和胆囊炎。

【规　　格】每丸重1g。每盒装30丸。

【用法用量】一次1丸，一日1次，口服。

【不良反应】尚不明确。

【禁　　忌】忌食酸、辣、生冷。

【注意事项】尚不明确。

【贮　　藏】密闭，置阴凉干燥处。

【包　　装】聚乙烯盒装。

【有 效 期】三年。

【生产单位】河南县蒙藏医院制剂中心

本制剂仅限本医疗机构使用

二十五味明目丸

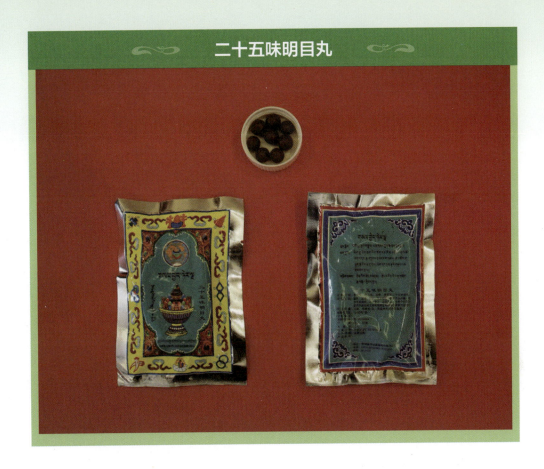

- 【药品名称】二十五味明目丸 Ershiwuwei Mingmu Wan
- 【批准文号】青药制字Z20150748
- 【执行标准】《河南县蒙藏医院验方汇编》
- 【处方组成】铁粉、诃子、毛诃子、余甘子、松石、天竺黄、红花、丁香。
- 【性　　状】本品为深褐色水丸；气微香，味酸、涩、苦。
- 【功能主治】益肝，滋肾。用于初期中老年性白内障，陈旧性老年病，视物昏花，迎风流泪及病毒性结膜炎。
- 【规　　格】1g/丸。每盒装30丸。
- 【用法用量】早晚各一丸，用温开水浸泡后服用。
- 【不良反应】尚不明确。
- 【注意事项】尚不明确。
- 【贮　　藏】密闭，置阴凉干燥处。
- 【包　　装】聚乙烯盒装。
- 【有 效 期】三年。
- 【生产单位】河南县蒙藏医院制剂中心

　　　　　　本制剂仅限本医疗机构使用

八味金色丸

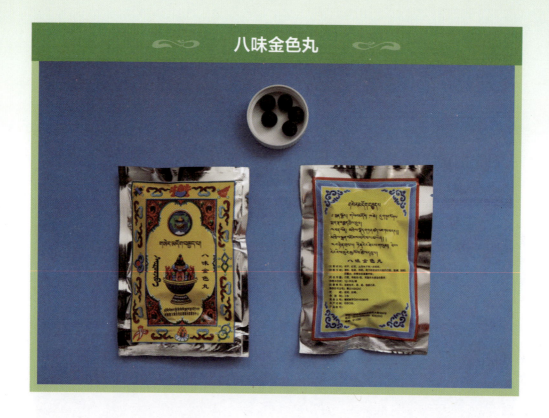

- 【药品名称】八味金色丸 Bawei Jinse Wan
- 【批准文号】青药制字Z20163604
- 【执行标准】《河南县蒙藏医院验方汇编》
- 【处方组成】诃子、小檗皮、止泻木子、红花、丁香、獐牙菜、波棱瓜子、天竺黄、木香。
- 【性　　状】本品为黑色水丸；气微香，味苦、酸。
- 【功能主治】用于肝胆湿热引起的口苦，胁痛，急慢性胆囊炎，胆管炎。
- 【规　　格】1g×30丸/袋。
- 【用法用量】早晚各1粒，用温开水浸泡后服用。
- 【不良反应】尚不明确。
- 【注意事项】尚不明确。
- 【贮　　藏】密闭，置阴凉干燥处。
- 【包　　装】聚乙烯盒装。
- 【有 效 期】三年。
- 【生产单位】河南县蒙藏医院制剂中心

　　　　　　本制剂仅限本医疗机构使用

仁庆养肝宝

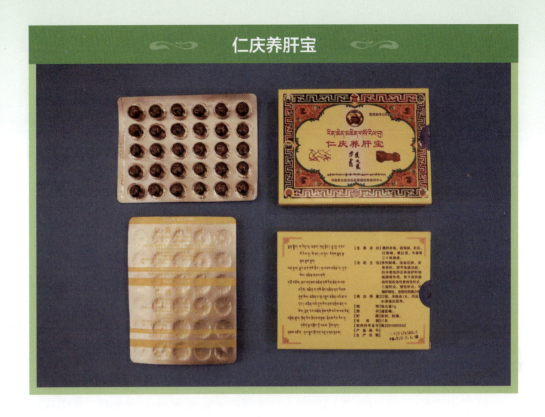

- 【药品名称】仁庆养肝宝 Renqing Yanggan bao
- 【批准文号】青药制字 Z20150262
- 【执行标准】《河南县蒙藏医院验方汇编》
- 【处方组成】山杨、松石、珊瑚、动物宝、辰砂、岩精、余甘子、獐牙菜、甘青青兰、葡萄、石榴子、冬虫夏草。
- 【性　　状】本品为棕黄色水丸；气微，味甘、苦。
- 【功能主治】清热解毒，活血化瘀，滋肾养肝，抗中毒性肝炎和保护肝细胞膜等作用。用于湿热瘀结所致的急性黄疸型肝炎，乙肝肝炎，早期肝硬化，急慢性胆囊炎等。
- 【规　　格】1g×30丸/盒。
- 【用法用量】一次1丸，每日2次，用温开水浸泡后服用。
- 【不良反应】尚不明确。
- 【禁　　忌】忌食酸、辣、生冷。
- 【注意事项】尚不明确。
- 【贮　　藏】密闭，置阴凉干燥处。
- 【包　　装】聚乙烯盒装。
- 【有 效 期】三年。
- 【生产单位】河南县蒙藏医院制剂中心

　　　　　　本制剂仅限本医疗机构使用

赤吉德谢丸

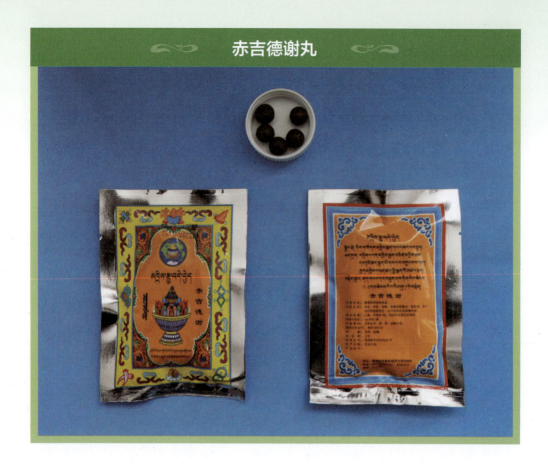

- 【药品名称】赤吉德谢丸 Chiji Dexie Wan
- 【批准文号】青药制字Z20150291
- 【执行标准】《青海省藏药标准》（92）版
- 【处方组成】毛诃子、藏岗陈、大黄、蒲公英。
- 【性　　状】本品为棕黄色水丸；气微，味苦。
- 【功能主治】消炎，利胆。用于治疗急慢性胆囊炎，胆固醇结石，泥沙样结石。
- 【规　　格】1g×30丸/袋。
- 【用法用量】1次1～3丸，一日2次，用温开水浸泡后服用。
- 【不良反应】尚不明确。
- 【注意事项】尚不明确。
- 【贮　　藏】密闭，置阴凉干燥处。
- 【包　　装】聚乙烯盒装。
- 【有 效 期】三年。
- 【生产单位】河南县蒙藏医院制剂中心

　　　　　　本制剂仅限本医疗机构使用

松石胶囊

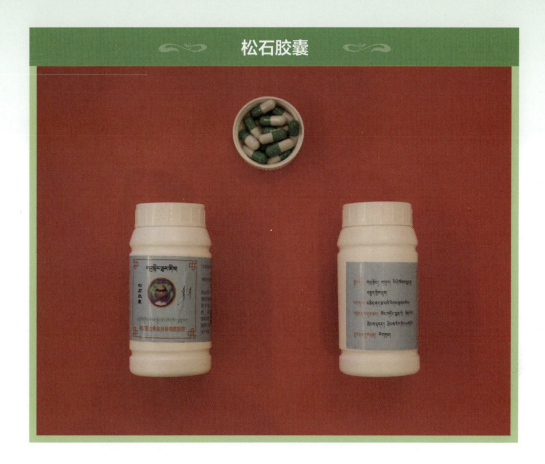

【药品名称】松石胶囊 Songshi Jiaonang
【批准文号】青药制字Z20150385
【执行标准】《青海省藏药标准》（92）版
【处方组成】松石、冰片、丁香、白香、葡萄、波棱瓜子、麝香等。
【性　　状】本品内容物为浅灰色粉末；气微香，味甘、涩。
【功能主治】清热解毒，舒肝利胆，用于肝郁气滞血瘀及热性肝病。
【规　　格】0.3g/粒。每瓶装120粒。
【用法用量】一次2～3粒，一日2次。
【不良反应】尚不明确。
【注意事项】尚不明确。
【贮　　藏】密闭，置阴凉干燥处。
【包　　装】聚乙烯塑料瓶。
【有 效 期】三年。
【生产单位】河南县蒙藏医院制剂中心
　　　　　　本制剂仅限本医疗机构使用

降脂灵胶囊

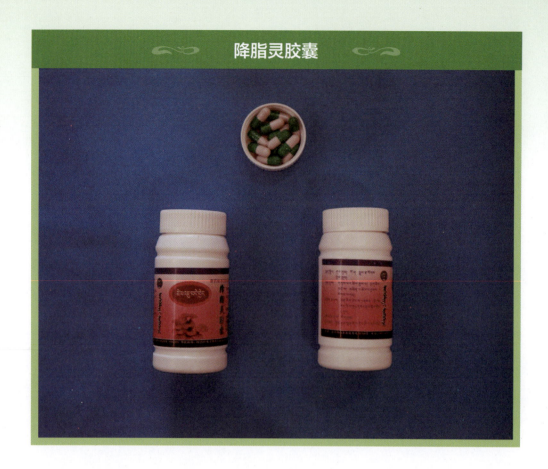

- 【药品名称】降脂灵胶囊 Jiangzhiling Jiaonang
- 【批准文号】青药制字Z20163606
- 【执行标准】自拟标准
- 【处方组成】大黄、大黄叶、姜黄、西红花、丹参、西洋参、决明子、灵芝、余甘子。
- 【性　　状】本品为胶囊剂，内容物显褐色；味苦、咸、微涩。
- 【功能主治】肥胖，高血脂，脂肪肝。
- 【规　　格】每粒装0.3克。每瓶120粒。
- 【用法用量】口服，每次6粒，一日3次。温水服用。
- 【不良反应】尚不明确。
- 【禁　　忌】忌食酸、辣、蒜、生冷。
- 【注意事项】遵医嘱。
- 【贮　　藏】密闭，阴凉干燥处保存。
- 【包　　装】聚乙烯瓶装。
- 【有 效 期】暂定为三年。
- 【生产单位】河南县蒙藏医院制剂中心

本制剂仅限本医疗机构使用

珠托日美

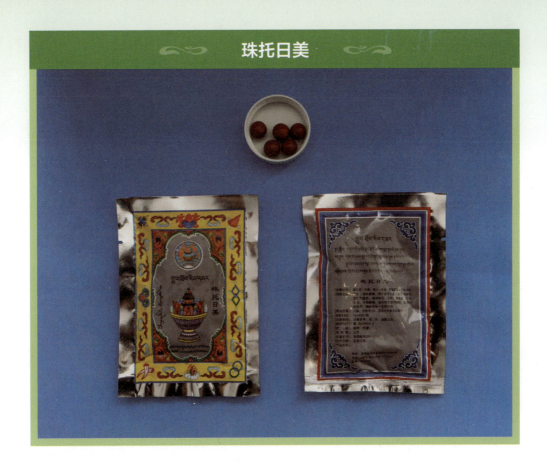

- 【药品名称】珠托日美 Zhutuo Rimei
- 【批准文号】青药制字Z20150747
- 【执行标准】《临床藏医札记》
- 【处方组成】藏红花、人工牛黄、甘青乌头、安息香、翼首草。
- 【性　　状】本品为红褐色水丸；气微香，味苦、酸。
- 【功能主治】消炎，清热解毒。用于感冒发热，急性咽喉炎，急性支气管炎，扁桃体炎，目赤，鼻腔炎，口舌生疮，牙齿肿痛，泄泻痢疾，急慢性胆囊炎。
- 【规　　格】1g×30丸/盒。
- 【用法用量】一次1丸，一日2次，用温开水浸泡后服用。
- 【禁　　忌】忌食生冷、酒、蒜、油腻之品。
- 【不良反应】尚不明确。
- 【注意事项】医生说明。
- 【贮　　藏】密闭，置阴凉干燥处。
- 【包　　装】聚乙烯盒装。
- 【有效期】三年。
- 【生产单位】河南县蒙藏医院制剂中心

本制剂仅限本医疗机构使用

舒肝宝

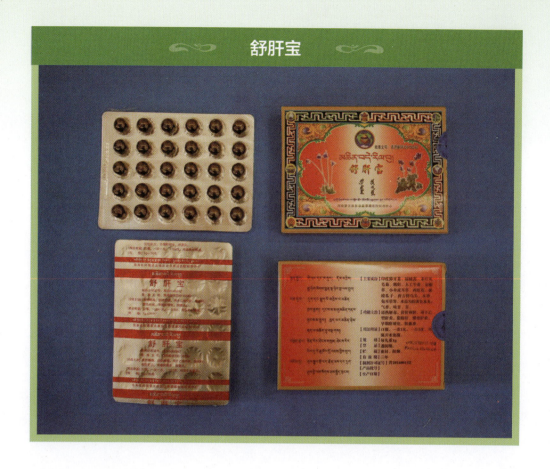

【药品名称】舒肝宝 Shuganbao

【批准文号】青药制字 Z20150280

【执行标准】《河南县蒙藏医院验方汇编》

【处方组成】印度獐牙菜、蓝花绿绒蒿、禾叶凤毛菊、金腰草、虎耳草、波棱瓜子、木香、角茴香、小檗皮。

【性　　状】本品为棕黄色水丸；气微香，味甘、苦。

【功能主治】清利肝胆瘟热，解毒瘀，舒肝健脾。用于乙型病毒性肝炎，肝胆瘟热症，脂肪肝，早期肝硬化，胆囊炎的辅助治疗。

【规　　格】1g×30丸/盒。

【用法用量】一次1丸，一日3次，用温开水浸泡后服用。

【不良反应】尚不明确。

【禁　　忌】忌食酸、辣、生冷。

【注意事项】尚不明确。

【贮　　藏】密闭，置阴凉干燥处。

【包　　装】聚乙烯盒装。

【有 效 期】三年。

【生产单位】河南县蒙藏医院制剂中心

　　　　　　本制剂仅限本医疗机构使用

六、脾胃科

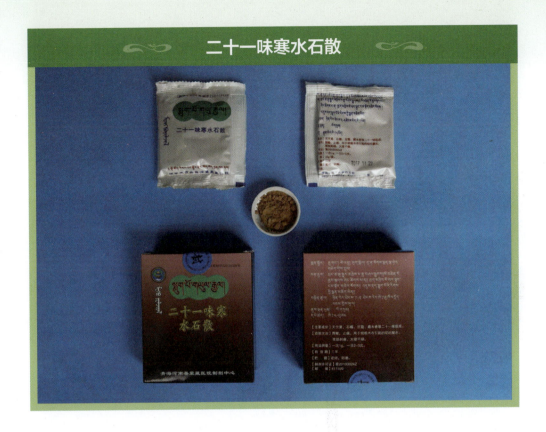

二十一味寒水石散

- 【药品名称】二十一味寒水石散 Ershiyiwei Hanshuishi San
- 【批准文号】青药制字Z20150328
- 【执行标准】《河南县蒙藏医院验方汇编》
- 【处方组成】寒水石、石榴、巴夏嘎、止泻木、诃子、红花、荜茇、豆蔻。
- 【性　　状】本品为浅黄色粉末；气香，味涩、辛。
- 【功能主治】止酸，消食。用于初期木布病，酸水过多，嘈杂，胃脘胀满，食饮不振，嗳气。
- 【规　　格】每袋重15g。每盒装4袋。
- 【用法用量】一次1勺，一日2次。
- 【不良反应】尚不明确。
- 【禁　　忌】忌食酸、辣、生冷。
- 【注意事项】尚不明确。
- 【贮　　藏】密闭，置阴凉干燥处。
- 【包　　装】聚乙烯盒装。
- 【有 效 期】三年。
- 【生产单位】河南县蒙藏医院制剂中心

　　　　　　本制剂仅限本医疗机构使用

二十五味大汤散

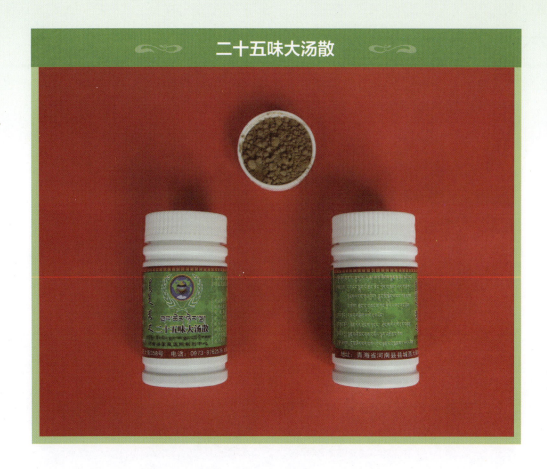

【药品名称】二十五味大汤散 Ershiwuwei Datang San
【批准文号】青药制字Z21050281
【执行标准】《青海省藏药标准》（92）版
【处方组成】红花、诃子、毛诃子、余甘子、藏木香、木香、兔耳草、獐牙菜、唐古特乌头、角茴香、鸭嘴花、甘青青兰、岩精、豆蔻、石榴、芫荽、木瓜等。
【性　　状】本品为淡黄色粉末；味苦。
【功能主治】敛热毒，祛风，开胃消食，平衡隆、赤巴、培根。用于治疗热毒症，食物不化，胃、肝区疼痛，隆、赤巴、培根的机能紊乱等症。
【规　　格】每包重1000g。
【用法用量】一次4至6勺，一日2次，水煎服。
【不良反应】尚不明确。
【禁　　忌】忌食酸、辣、蒜、生冷。
【注意事项】医生说明。
【贮　　藏】密闭，防潮。
【包　　装】聚乙烯塑料袋。
【有 效 期】三年。
【生产单位】河南县蒙藏医院制剂中心
　　　　　　本制剂仅限本医疗机构使用

十五味黑药散

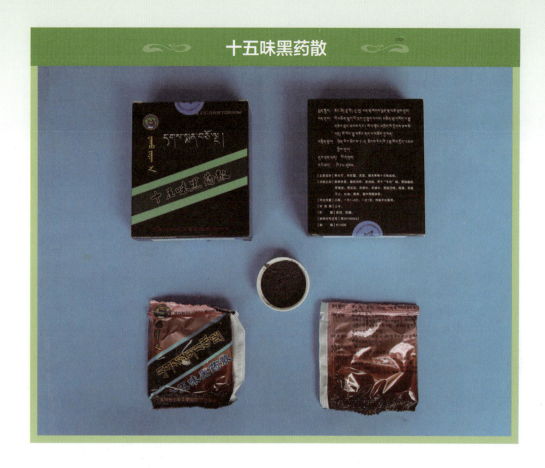

- 【药品名称】十五味黑药散 Shiwuwei Heiyao San
- 【批准文号】青药制字 Z20150366
- 【执行标准】《青海省藏药标准》（92）版
- 【处方组成】寒水石、大青盐、荜茇、黑胡椒、光明盐、木香、紫硇砂、干姜、硇砂等。
- 【性　　状】本品为黑色粉末；气微，味微甜、咸、辣。
- 【功能主治】散寒消食，破瘀消积，愈溃疡。用于木布病，胃肠瘤疾，胃结铁垢，胃反症，肝肿大，肝渗水，胃肠空鸣胀满，积食不化，吐血，痢疾，腹中有痞块等。
- 【规　　格】每袋重15g。每盒装4袋。
- 【用法用量】一次1勺，一日2次。
- 【不良反应】尚不明确。
- 【禁　　忌】忌食酸、辣、生冷。
- 【注意事项】尚不明确。
- 【贮　　藏】密闭，置阴凉干燥处。
- 【包　　装】聚乙烯盒装。
- 【有 效 期】三年。
- 【生产单位】河南县蒙藏医院制剂中心

　　　　　　本制剂仅限本医疗机构使用

十六味杜鹃散

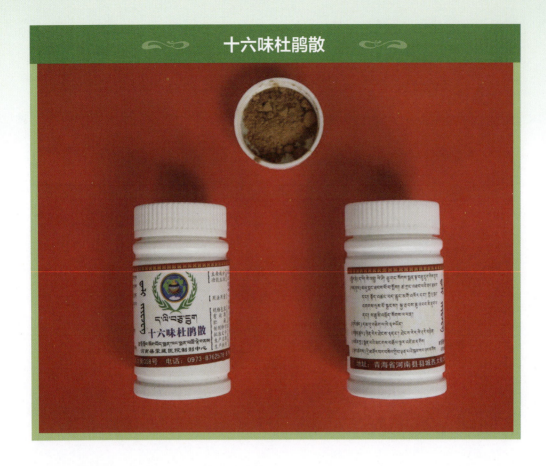

- 【药品名称】十六味杜鹃散 Shiliuwei Dujuan San
- 【批准文号】青药制字Z21050329
- 【执行标准】《青海省藏药标准》（92）版
- 【处方组成】杜鹃、石榴、肉桂、荜茇、天竺黄、红花、白豆蔻、丁香、肉豆蔻、沉香、广酸枣、葡萄干、甘草、大株红景天、螃蟹、广木香。
- 【性　　状】本品为浅灰白色粉末；气芳香，味辛、微甘。
- 【功能主治】益气，消食，止咳，利尿。用于胃脘胀满，腹急痛，消化不良，培隆引起的头昏，咳嗽音哑，乳肿，气血上壅，水土不适等。
- 【规　　格】每包重1000g。
- 【用法用量】一次1勺，一日2次。以蜂蜜或红糖为引。
- 【不良反应】尚不明确。
- 【禁　　忌】忌食酸、辣、蒜、生冷。
- 【注意事项】医生说明。
- 【贮　　藏】密闭，防潮。
- 【包　　装】聚乙烯塑料袋。
- 【有 效 期】三年。
- 【生产单位】河南县蒙藏医院制剂中心

　　　　　　本制剂仅限本医疗机构使用

八味野牛血散

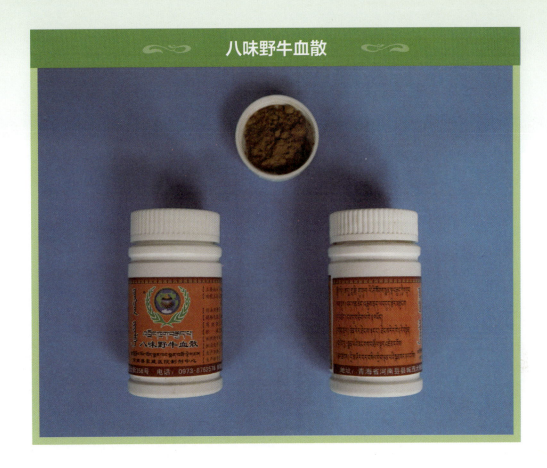

- 【药品名称】八味野牛血散 Bawei Yeniuxue San
- 【批准文号】青药制字Z21050266
- 【执行标准】《青海省藏药标准》（92）版
- 【处方组成】诃子、丁香、麝香、寒水石、安息香、野牛血、蓝花绿绒蒿等。
- 【性　　状】本品为浅黄色粉末；气微香，味苦、涩。
- 【功能主治】温中化痰，散瘀破结。用于培根症，胃溃疡，食道痞瘤。
- 【用法用量】一次1包，一日3次，口服。
- 【不良反应】尚不明确。
- 【禁　　忌】忌食酸、辣、蒜、生冷。
- 【注意事项】遵医嘱。
- 【贮　　藏】密闭，防潮。
- 【包　　装】聚乙烯盒装，每袋装1000g。
- 【有 效 期】三年。
- 【生产单位】河南县蒙藏医院制剂中心

　　　　　　本制剂仅限本医疗机构使用

三味珍珠散

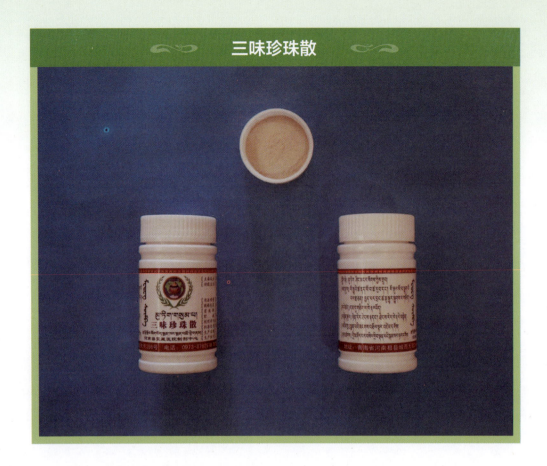

- 【药品名称】三味珍珠散 Sanwei Zhenzhu San
- 【批准文号】青药制字Z21050362
- 【执行标准】《河南县蒙藏医院验方汇编》
- 【处方组成】珍珠、甘草、海螵蛸。
- 【性　　状】本品为灰白色粉末；气微香，味甘、涩。
- 【功能主治】消炎止痛，理气健胃。用于浅表性胃炎，糜烂性胃炎。胆汁返流性胃炎，萎缩性胃炎及各类慢性胃炎。
- 【规　　格】每包重1000g。
- 【用法用量】一次1勺，一日1次
- 【不良反应】尚不明确。
- 【禁　　忌】忌食酸、辣、蒜、生冷。
- 【注意事项】医生说明。
- 【贮　　藏】密闭，防潮。
- 【包　　装】聚乙烯塑料袋。
- 【有效期】三年。
- 【生产单位】河南县蒙藏医院制剂中心

  本制剂仅限本医疗机构使用

大月晶丸

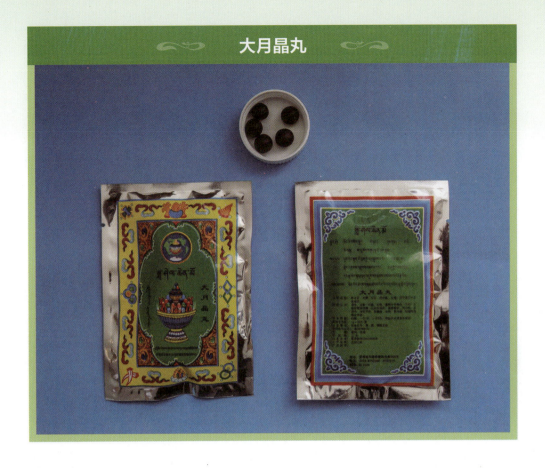

- 【药品名称】大月晶丸 Dayuejing Wan
- 【批准文号】青药制字Z20150367
- 【执行标准】《青海省藏药标准》(92)版
- 【处方组成】寒水石、天竺黄、红花、肉豆蔻。
- 【功能主治】清热，消食，化痞，去毒。用于中木布引起的胃肠溃疡，吐血或便血，消除稳热、陈旧热、波动热，消化不良，急腹痛，虫病，黄水病，痞瘤等各种合并症。
- 【规　　格】每丸重1g。每盒装30丸。
- 【用法用量】一次1丸，一日3次。
- 【不良反应】尚不明确。
- 【注意事项】尚不明确。
- 【贮　　藏】密闭，置阴凉干燥处。
- 【包　　装】聚乙烯盒装。
- 【有 效 期】三年。
- 【生产单位】河南县蒙藏医院制剂中心

本制剂仅限本医疗机构使用

五味石榴散

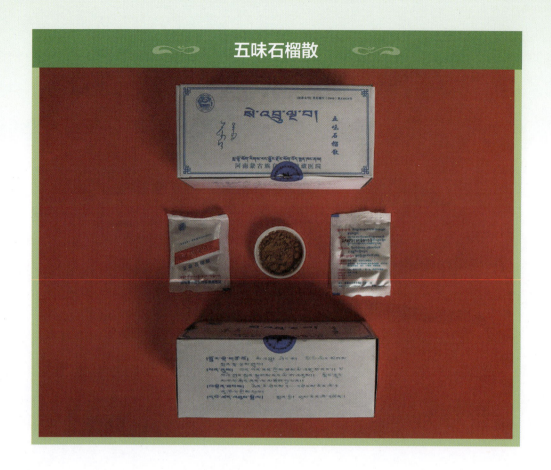

【药品名称】五味石榴散 Wuwei Shiliu San

【批准文号】青药制字 Z20150330

【执行标准】《青海省藏药标准》（92）版

【处方组成】石榴、桂皮、荜茇、豆蔻、干姜。

【性　　状】本品为灰黄色粉末；气微香，味酸、辛、辣。

【功能主治】温胃消食。用于胃寒腹胀，消化不良，手足发冷，肾腰疼痛。

【规　　格】每袋重2g。每盒装30袋。

【用法用量】1次1袋，一日3次，口服。

【不良反应】尚不明确。

【禁　　忌】忌食酸、辣、生冷。

【注意事项】尚不明确。

【贮　　藏】密闭，置阴凉干燥处。

【包　　装】聚乙烯盒装。

【有 效 期】三年。

【生产单位】河南县蒙藏医院制剂中心

　　　　　　本制剂仅限本医疗机构使用

五味珍珠胶囊

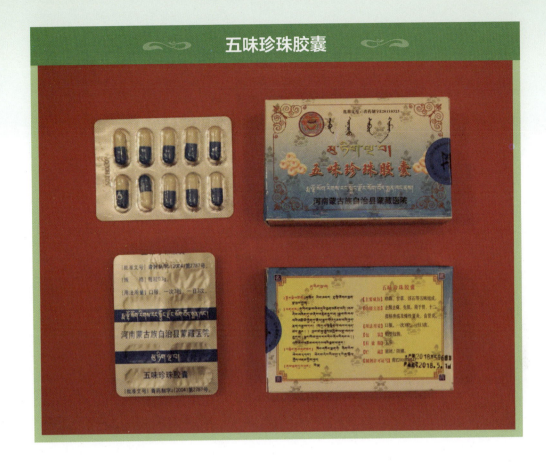

- 【药品名称】五味珍珠胶囊 Wuwei Zhenzhu Jiaonang
- 【批准文号】青药制字 Z20150323
- 【执行标准】《临床藏医札记》
- 【处方组成】珍珠、甘草、海螵蛸、三七、麝香。
- 【性　　状】本品内容物为灰白色粉末；味甘、苦。
- 【功能主治】止酸止痛，止血生肌，清热解毒。用于急慢性胃炎，胃十二指肠溃疡，食管炎。
- 【规　　格】0.3g/粒。每盒装4版。
- 【用法用量】口服，一次1～3粒，一日3次。
- 【不良反应】尚不明确。
- 【禁　　忌】忌食酸、辣、生冷。
- 【注意事项】尚不明确。
- 【贮　　藏】密闭，置阴凉干燥处。
- 【包　　装】聚乙烯盒装。
- 【有效期】三年。
- 【生产单位】河南县蒙藏医院制剂中心
  　　　　　　本制剂仅限本医疗机构使用

仁庆芒皎

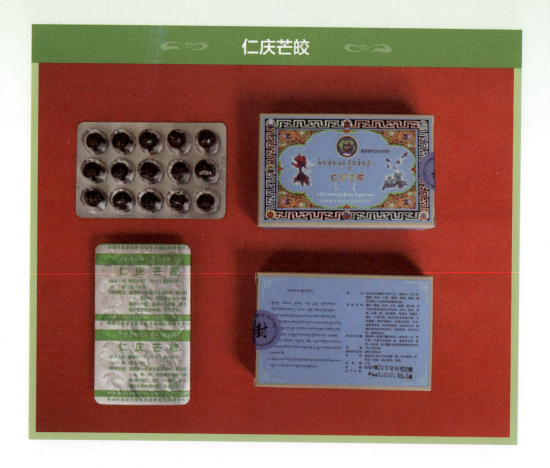

【药品名称】仁庆芒皎（仁庆芒交） Renqing Mangjiao
【批准文号】青药制字 Z20150393
【执行标准】《青海省藏药标准》（92）版
【处方组成】青金石、松石、珊瑚、珍珠、藏红花等70余味。
【性　　状】本品为黑褐色水丸，具有麝香香气，味苦、甘、涩。
【功能主治】清热解毒，益干养胃，愈疮，明目醒神，滋补强身。用于自热毒，化合毒，肉毒，狂犬毒，梅毒等各种中毒症，急热，陈热及血胆、培根、木布等疾病，各种疔痈疮疡，水肿，腹水，麻风病，可增强体力，敏锐器官，抗衰老，强健筋骨。
【规　　格】每丸重1g。每盒装30丸。
【用法用量】每日1丸，黎明时开水泡服，服药前一夜服少量花椒水。
【不良反应】尚不明确。
【禁　　忌】忌食酸、辣、生冷。
【注意事项】尚不明确。
【贮　　藏】密闭，置阴凉干燥处。
【包　　装】聚乙烯盒装。
【有 效 期】三年。
【生产单位】河南县蒙藏医院制剂中心
　　　　　　本制剂仅限本医疗机构使用

仁庆璋皎

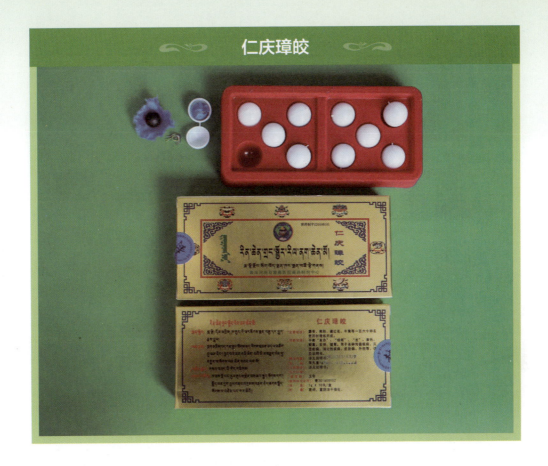

- 【药品名称】仁庆璋皎（仁庆璋交） Renqing Zhangjiao
- 【批准文号】青药制字 Z20150392
- 【执行标准】《青海省藏药标准》（92）版
- 【处方组成】黄金等8种金属灰、松石、青金石、珊瑚、珍珠、丁香、草红花、草果等160余味。
- 【性　　状】本品为黑色水丸；气芳香，味甘、涩、苦。
- 【功能主治】解毒，安神，化瘀，开窍，滋补强壮。用于各种传染疾病，风湿疾病，消化性疾病，皮肤病，外伤等。
- 【规　　格】1g/丸。10丸/盒。
- 【用法用量】服药前一夜服少量花椒水，取本药一丸，用温开水浸泡一夜，黎明时空腹服用。
- 【不良反应】尚不明确。
- 【禁　　忌】忌食酸、辣、生冷。
- 【注意事项】尚不明确。
- 【贮　　藏】密闭，置阴凉干燥处。
- 【包　　装】聚乙烯盒装。
- 【有 效 期】三年。
- 【生产单位】河南县蒙藏医院制剂中心

　　　　　　本制剂仅限本医疗机构使用

仁青当坐丸

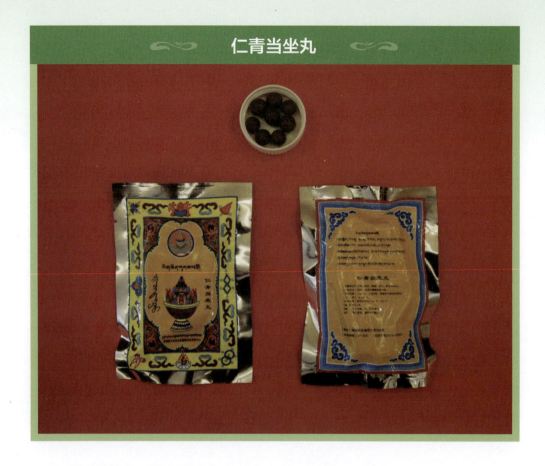

- 【药品名称】仁青当坐丸（仁庆当坐丸） Renqing Dangzuo Wan
- 【批准文号】青药制字Z20150741
- 【执行标准】《河南县蒙藏医院验方汇编》
- 【处方组成】石榴、桂皮、豆蔻、荜茇、红花。
- 【性　　状】本品为金黄色水丸；气微香，味酸、甘。
- 【功能主治】温胃盗火。用于寒热合并症。
- 【规　　格】1g/丸。30丸/袋。
- 【用法用量】1次2丸，一日2次。
- 【不良反应】尚不明确。
- 【禁　　忌】忌食酸、辣、生冷。
- 【注意事项】尚不明确。
- 【贮　　藏】密闭，置阴凉干燥处。
- 【包　　装】聚乙烯盒装。
- 【有 效 期】三年。
- 【生产单位】河南县蒙藏医院制剂中心

本制剂仅限本医疗机构使用

六味拉曼白药胶囊

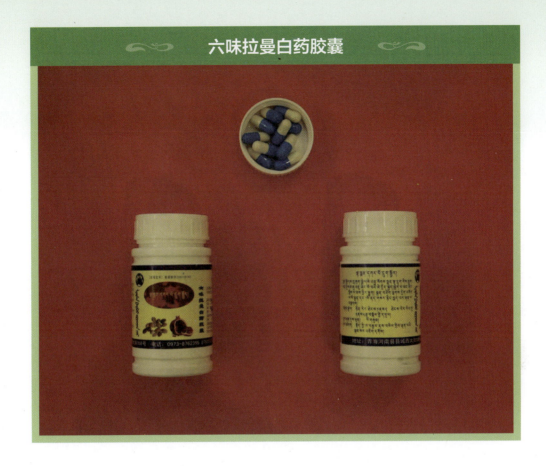

- 【药品名称】六味拉曼白药胶囊 Liuweilaman Baiyao Jiaonang
- 【批准文号】青药制字Z20150742
- 【执行标准】《河南县蒙藏医院验方汇编》
- 【处方组成】（炮制）白灰、诃子、豆蔻、荜茇、石榴、小米辣。
- 【性　　状】本品内容物为白色粉末；气微涩，味甘、辣。
- 【功能主治】清热，消炎。用于各种原因所致的食道炎，反流性食道炎，食管静脉曲张。
- 【规　　格】每包重0.3g。每瓶装120粒
- 【用法用量】一次1～2粒，一日3次。
- 【不良反应】尚不明确。
- 【禁　　忌】忌食酸、辣、生冷。
- 【注意事项】尚不明确。
- 【贮　　藏】密闭，置阴凉干燥处。
- 【包　　装】聚乙烯塑料瓶。
- 【有 效 期】三年。
- 【生产单位】河南县蒙藏医院制剂中心

　　　　　　本制剂仅限本医疗机构使用

达协德泽玛

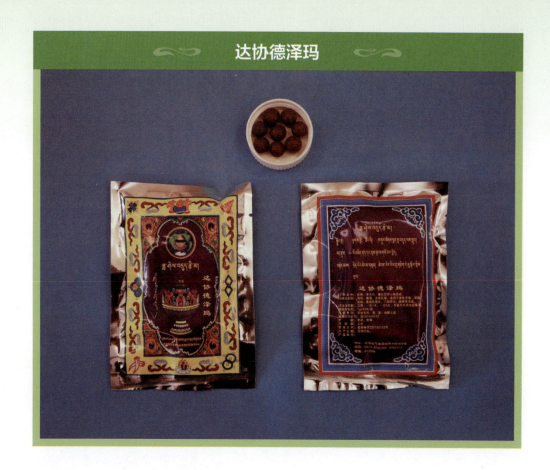

- 【药品名称】达协德泽玛 Daxie Dezema
- 【批准文号】青药制字Z20150755
- 【执行标准】《河南县蒙藏医院验方汇编》
- 【处方组成】铁粉、诃子、岩精、红花、甘青青兰、寒水石、藏木香、木香、石榴等。
- 【性　　状】本品为浅黑色水丸；气微香，味苦、涩。
- 【功能主治】清热，解毒，消食化痞。用于急胃痛，胃肠溃疡，萎缩性胃炎，乙型肝炎，缺铁性贫血。
- 【规　　格】1g/丸。30丸/袋。
- 【用法用量】口服，一次1丸，一日2次。
- 【不良反应】尚不明确。
- 【注意事项】尚不明确。
- 【贮　　藏】密闭，置阴凉干燥处。
- 【包　　装】聚乙烯盒装。
- 【有 效 期】三年。
- 【生产单位】河南县蒙藏医院制剂中心

　　　　　　本制剂仅限本医疗机构使用

安置精华散

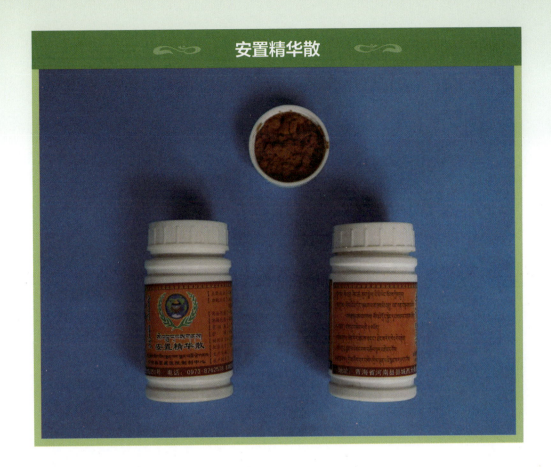

【药品名称】安置精华散 Anzhi Jinghua San
【批准文号】青药制字Z21050263
【执行标准】《青海省藏药标准》（92）版
【处方组成】石榴、桂皮、豆蔻、荜茇、红花。
【性　　状】本品为浅红棕色粉末；气微香，味酸、辣。
【功能主治】温肾益火，化滞除湿，温痛脉道。用于寒热合并症，脾胃虚弱，培根阻于脉道。
【用法用量】一次1勺，一日2～3次。
【不良反应】尚不明确。
【禁　　忌】忌食酸、辣、蒜、生冷。
【注意事项】遵医嘱。
【贮　　藏】密闭，防潮。
【包　　装】聚乙烯塑料袋，每袋装1000g。
【有 效 期】三年。
【生产单位】河南县蒙藏医院制剂中心
　　　　　　本制剂仅限本医疗机构使用

佐志达协

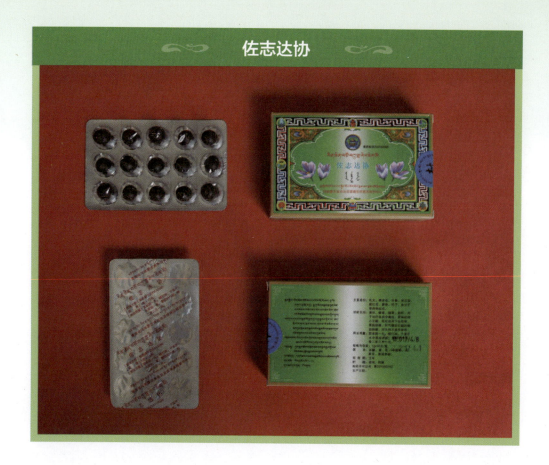

【药品名称】佐志达协 Zuozhi Daxie
【批准文号】青药制字 Z20150390
【执行标准】《青海省藏药标准》(92)版
【处方组成】甘草、白檀香、紫檀香、止泻木子、獐牙菜、甘青青兰、安息香、蒲公英、亚大黄、藏木香、兔耳草、紫花马先蒿、诃子、荜茇、马钱子。
【性　　状】本品为黑色水丸；气芳香，味甘、涩、微苦。
【功能主治】疏肝，健胃，清热，愈溃疡，消肿。用于木布病迁延不痊愈，胃脘嘈杂，灼痛，肝热胆汁，坏血和烟滞样物，急腹痛，脏腑痞瘤，食物中毒以及内科疾病，浮肿，水肿等。
【规　　格】1g/丸。30丸/盒
【用法用量】1~3日一次，一次1丸，清晨开水泡服。
【不良反应】尚不明确。
【禁　　忌】忌食酸、辣、生冷。
【注意事项】尚不明确。
【贮　　藏】密闭，置阴凉干燥处。
【包　　装】聚乙烯盒装。
【有 效 期】三年。
【生产单位】河南县蒙藏医院制剂中心
　　　　　　本制剂仅限本医疗机构使用

帕朱散

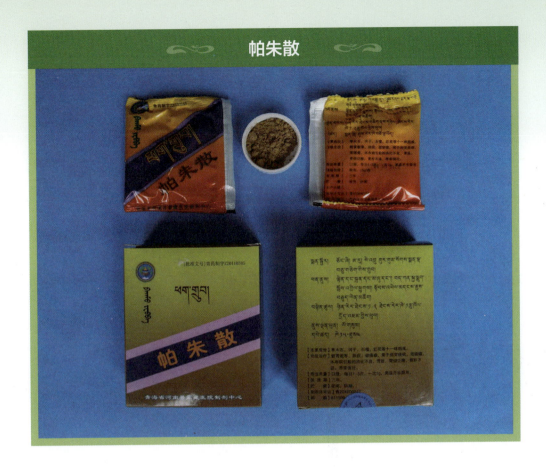

【药品名称】帕朱散 Pazhu San
【批准文号】青药制字Z20150345
【执行标准】《青海省藏药标准》(92)版
【处方组成】寒水石、诃子、桂皮、红花、豆蔻、石榴、荜茇、干姜、木香、藏木香。
【性　　状】本品为棕灰色粉末；气微，味辛、酸。
【功能主治】健胃寒酸，除痰，破痞瘤。用于剑突痰病，胃痞瘤，木布病引起的消化不良，胃胀，养荣强壮。
【规　　格】每袋重15g。每盒装4袋。
【用法用量】1次1～2勺，一日3次。
【不良反应】尚不明确。
【注意事项】尚不明确。
【贮　　藏】密闭，置阴凉干燥处。
【包　　装】聚乙烯盒装。
【有 效 期】三年。
【生产单位】河南县蒙藏医院制剂中心
　　　　　　本制剂仅限本医疗机构使用

珀吉德谢

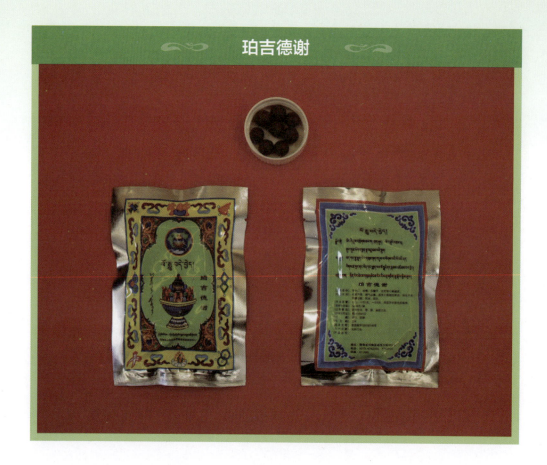

【药品名称】珀吉德谢 Poji Dexie

【批准文号】青药制字Z20150745

【执行标准】《河南县蒙藏医院验方汇编》

【处方组成】寒水石、岩精、草红花、石棉、干姜、诃子、豆蔻。

【性　　状】本品为浅黄色水丸；气微，味苦、辣。

【功能主治】化积开胃，理气止痛。用于萎缩性胃炎，消化不良，胃痛吞酸，呃逆，呕吐。

【规　　格】1g/丸。30丸/袋。

【用法用量】1次2丸，一日3次。

【不良反应】尚不明确。

【注意事项】尚不明确。

【贮　　藏】密闭，置阴凉干燥处。

【包　　装】聚乙烯盒装。

【有 效 期】三年。

【生产单位】河南县蒙藏医院制剂中心

本制剂仅限本医疗机构使用

能安均宁散

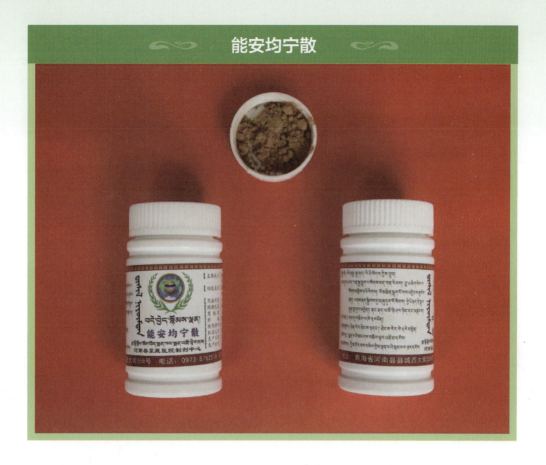

- 【药品名称】能安均宁散 Neng'an Junning San
- 【批准文号】青药制字Z21050278
- 【执行标准】《青海省藏药标准》（92）版
- 【处方组成】石榴、天竺黄、红花、丁香、肉豆蔻、豆蔻、草果、诃子、藏木香、兔耳草、寒水石、桂皮、杜鹃、干姜、荜茇、黑胡椒、雪花硬石膏、萝卜灰、獐牙菜。
- 【性　　状】本品为灰白色粉末；气微香，味辣、涩。
- 【功能主治】湿运脾胃，除痰化湿。用于培根的合并症和混血症，消化不良，胃痛，腹胀等。
- 【用法用量】一次1勺，一日1~2次，口服。
- 【不良反应】尚不明确。
- 【禁　　忌】忌食酸、辣、蒜、生冷。
- 【注意事项】遵医嘱。
- 【贮　　藏】密闭，防潮。
- 【包　　装】聚乙烯塑料袋，每袋装1000g。
- 【有 效 期】三年。
- 【生产单位】河南县蒙藏医院制剂中心

本制剂仅限本医疗机构使用

七、神经科

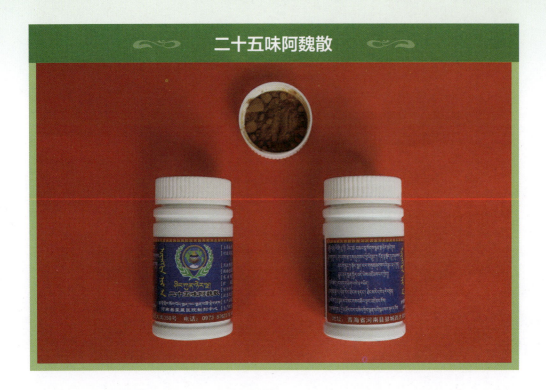

二十五味阿魏散

【药品名称】二十五味阿魏散 Ershiwuwei Awei San
【批准文号】青药制字Z21050338
【执行标准】《青海省藏药标准》(92)版
【处方组成】阿魏、丁香、肉豆蔻、桂皮、高良姜、荜茇、黑胡椒、安息香、乳香、石榴、蒜灰、豆蔻、诃子、草乌、硇砂、藏茴香、沉香、木香、藏木香、宽筋藤、紫草茸、菖蒲、当归、野兔心、滇藏方枝柏。
【性　　状】本品为黄褐色粉末；气微，味甜、涩。
【功能主治】祛风镇痛。用于五脏六腑的隆病，肌肤、筋腱、骨头的隆病，维命隆等内外一切隆病。
【用法用量】口服，一次1勺，一日2次。
【不良反应】尚不明确。
【禁　　忌】忌食酸、辣、蒜、生冷。
【注意事项】遵医嘱。
【贮　　藏】密闭，防潮。
【包　　装】聚乙烯塑料袋，每袋装1000g。
【有 效 期】三年。
【生产单位】河南县蒙藏医院制剂中心
　　　　　　本制剂仅限本医疗机构使用

二十五味珍珠丸

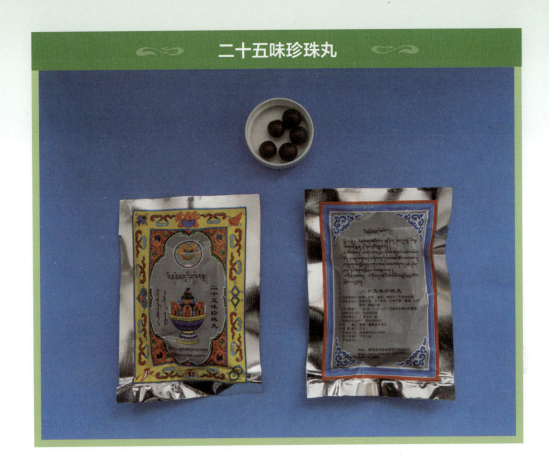

- 【药品名称】二十五味珍珠丸 Ershiwuwei Zhenzhu Wan
- 【批准文号】青药制字Z20150387
- 【执行标准】《青海省藏药标准》（92）版
- 【处方组成】珍珠母、红花、丁香、豆蔻、白檀香。
- 【性　　状】本品为棕色水丸；气微香，味苦、辛。
- 【功能主治】安神开窍。用于中风，半身不遂，癫痫，口眼歪斜，昏迷不醒，神志紊乱，谵语发狂等。
- 【规　　格】1g/丸。30丸/袋。
- 【用法用量】一次1丸，一日1～2次。
- 【不良反应】尚不明确。
- 【注意事项】尚不明确。
- 【贮　　藏】密闭，置阴凉干燥处。
- 【包　　装】聚乙烯盒装。
- 【有 效 期】三年。
- 【生产单位】河南县蒙藏医院制剂中心

本制剂仅限本医疗机构使用

十一味维命散

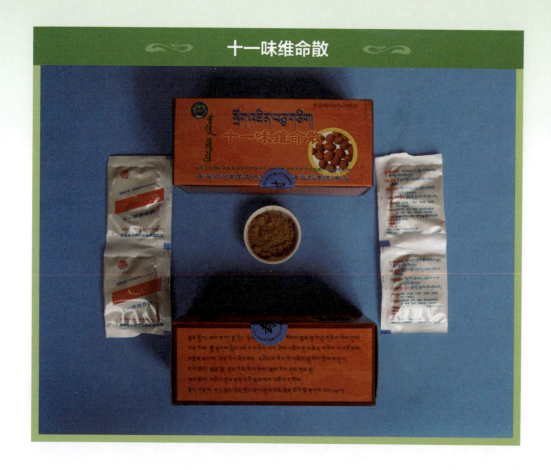

- 【药品名称】十一味维命散 Shiyiwei Weiming San
- 【批准文号】青药制字Z20150342
- 【执行标准】《青海省藏药标准》（92）版
- 【处方组成】沉香、肉豆蔻、广枣、石灰华、木香、乳香、诃子、木棉花、丁香、阿魏。
- 【性　　状】本品为浅黄色粉末；具有阿魏的特异气味，味辛、苦、微涩。
- 【功能主治】镇静安神。用于索隆病引起的神志紊乱、惊悸、哑结、失眠。
- 【规　　格】每袋重2.0g。每盒装30袋。
- 【用法用量】一次1勺，一日2次.
- 【不良反应】尚不明确。
- 【禁　　忌】忌食酸，辣，生冷。
- 【注意事项】尚不明确。
- 【贮　　藏】密闭，置阴凉干燥处。
- 【包　　装】聚乙烯盒装。
- 【有 效 期】三年。
- 【生产单位】河南县蒙藏医院制剂中心

  本制剂仅限本医疗机构使用

十三味鹏鸟散

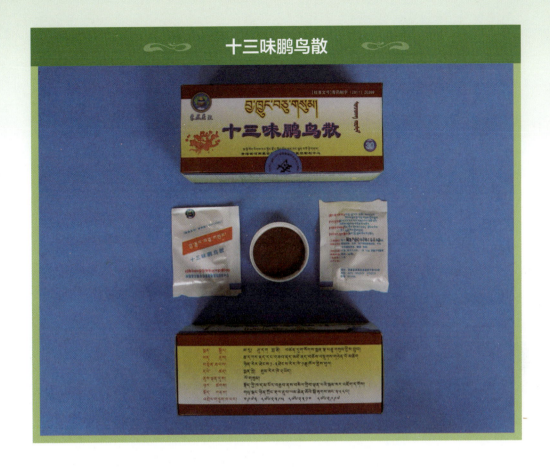

- 【药品名称】十三味鹏鸟散（萨热十三味鹏鸟散） Shisanwei Pengniao San
- 【批准文号】青药制字 Z20150317
- 【执行标准】《青海省藏药标准》（92）版
- 【处方组成】木香、藏菖蒲、铁棒锤、珊瑚、珍珠、丁香、沉香、磁石、甘草膏、禹粮石。
- 【性　　状】本品为红棕色水丸；气香，味苦、甘。
- 【功能主治】消炎止痛，通经活络，醒脑开窍。用于中风，白脉病引起的口眼歪斜，麻木瘫痪，脉管炎，腱鞘炎，四肢关节不利，麻风等。
- 【规　　格】每袋重2.0g。每盒装30袋。
- 【用法用量】一次2勺，一日3次。
- 【不良反应】尚不明确。
- 【禁　　忌】忌食酸、辣、生冷。
- 【注意事项】尚不明确。
- 【贮　　藏】密闭，置阴凉干燥处。
- 【包　　装】聚乙烯盒装。
- 【有 效 期】三年。
- 【生产单位】河南县蒙藏医院制剂中心

本制剂仅限本医疗机构使用

如意珍宝丸

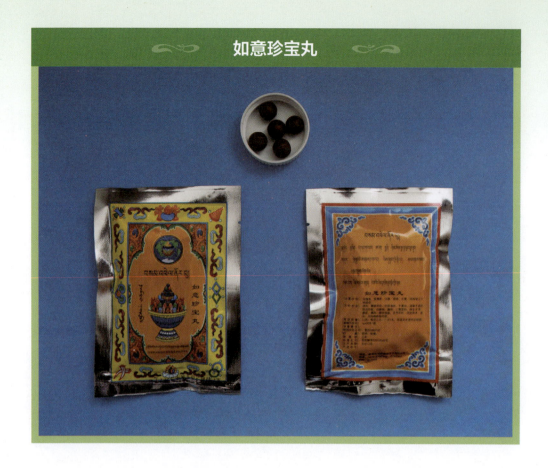

- 【药品名称】如意珍宝丸 Ruyi Zhenbao Wan
- 【批准文号】青药制字Z20150388
- 【执行标准】《青海省藏药标准》(92)版
- 【处方组成】天竺黄、红花、丁香、草果、白檀香、余甘子、高良姜、荜茇、香旱芹、黑种草子等。
- 【性　　状】本品为浅棕色水丸;气微香,味甘、苦、涩。
- 【功能主治】清热,醒脑开窍,舒筋通络,干黄水。用于瘟热,陈旧热症,白脉病,瘫痪,口眼歪邪,痹症,痛风,肢体强直,关节不利,四肢麻木,麻风。对白脉病有良效。
- 【规　　格】1g/丸。30丸/袋。
- 【用法用量】一次1~2丸,一日2次。
- 【不良反应】尚不明确。
- 【注意事项】尚不明确。
- 【贮　　藏】密闭,置阴凉干燥处。
- 【包　　装】聚乙烯盒装。
- 【有 效 期】三年。
- 【生产单位】河南县蒙藏医院制剂中心
  本制剂仅限本医疗机构使用

八、肾病科

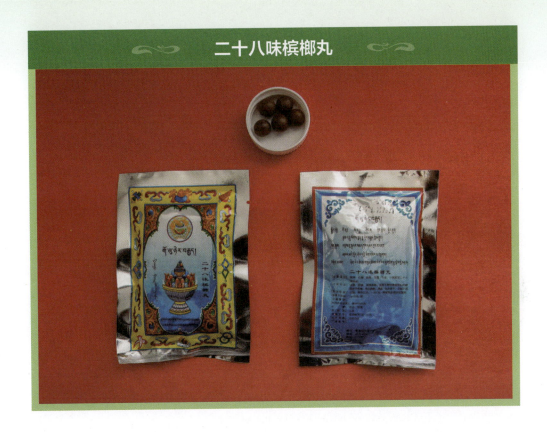

二十八味槟榔丸

【药品名称】二十八味槟榔丸 Ershibawei Binglang Wan

【批准文号】青药制字Z20150305

【执行标准】《青海省藏药标准》（92）版

【处方组成】石榴、槟榔、桂皮、荜茇、豆蔻、干姜、诃子、芒果核、蒲桃、大托叶云实。

【性　　状】本品为棕褐色水丸；味苦、微酸、涩。

【功能主治】温肾，固精，调经通淋。用于寒性肾病引起的腰髋关节疼痛，睾丸肿胀，遗精，妇女带下，月经不调。

【规　　格】1g/丸。30丸/袋。

【用法用量】1次1丸，一日2～3次，口服。

【不良反应】尚不明确。

【注意事项】尚不明确。

【贮　　藏】密闭，置阴凉干燥处。

【包　　装】聚乙烯盒装。

【有 效 期】三年。

【生产单位】河南县蒙藏医院制剂中心

　　　　　　本制剂仅限本医疗机构使用

二十五味小大黄散

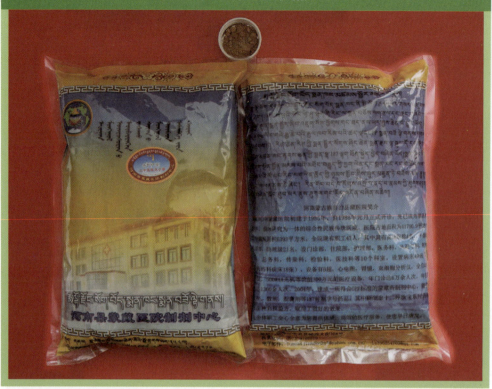

【药品名称】二十五味小大黄散 Ershiwuwei Xiaodahuang San

【批准文号】青药制字Z21050350

【执行标准】《临床藏医札记》

【处方组成】小大黄、多花黄芪、短序棘豆、甘青青兰、伞房马先蒿、蓝花绿绒蒿、冬葵、红花、余甘子、螃蟹、碎金精石、蒺藜、亚大黄、田螺、芫荽、石榴、荜茇、大托叶云实、豆蔻、铁粉、天竺黄、甘草、无茎芥、车前子。

【性　　状】本品为土黄色粉末；气微香，味咸、酸。

【功能主治】利尿。用于浮肿。

【规　　格】每包重1000g。

【用法用量】一次1勺，一日3次。

【不良反应】尚不明确。

【禁　　忌】忌食酸、辣、蒜、生冷。

【注意事项】遵医嘱。

【贮　　藏】密闭，防潮。

【包　　装】聚乙烯塑料袋。

【有效期】三年。

【生产单位】河南县蒙藏医院制剂中心

本制剂仅限本医疗机构使用

十八味诃子散

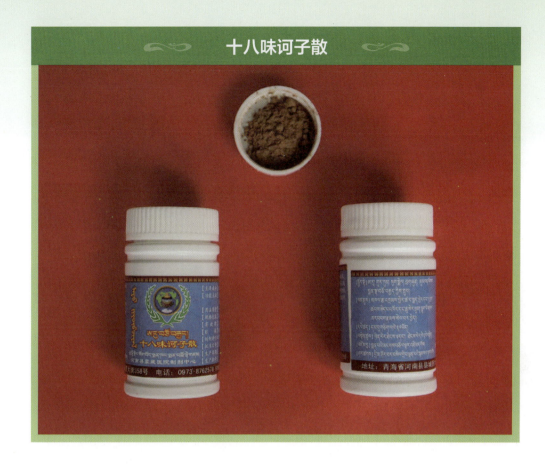

- 【药品名称】十八味诃子散 Shibawei Hezi San
- 【批准文号】青药制字Z20163604
- 【执行标准】自拟标准
- 【处方组成】诃子、草红花、豆蔻、渣驯膏、山矾叶、獐牙菜、刀豆、藏茜草、紫草茸、刺柏、蒲桃、金礞石等十八味。
- 【性　　状】本品为土黄色粉末；气微香，味苦、微涩。
- 【功能主治】用于尿道感染，血尿，腰扭伤，肾病引起腰痛，胯痛，大腿刺痛，脚背浮肿等。
- 【规　　格】每瓶装20g。
- 【用法用量】口服，每次2g，一日3次。温水服用。
- 【不良反应】尚不明确。
- 【禁　　忌】忌食酸、辣、蒜、生冷。
- 【注意事项】尚不明确。
- 【贮　　藏】密闭，阴凉干燥处保存。
- 【包　　装】聚乙烯塑料瓶。
- 【有 效 期】暂定为三年。
- 【生产单位】河南县蒙藏医院制剂中心

　　　　　　本制剂仅限本医疗机构使用

十三味仁庆达西

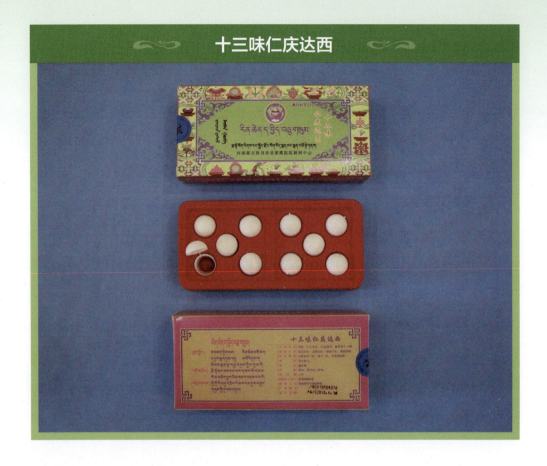

【药品名称】十三味仁庆达西 Shisanwei Renqingdaxi
【批准文号】青药制字 Z20150368
【执行标准】《秘诀补充》
【处方组成】手掌参、硬米、特哲、家鸡肉、冬虫夏草等。
【性　　状】本品为灰色水丸；气微香，味咸、甘、苦、涩。
【功能主治】滋补壮阳，补肾。用于肾虚，阳痿不举，少精。
【规　　格】1g/丸。10丸/盒。
【用法用量】1次1丸，一日1次。
【不良反应】尚不明确。
【禁　　忌】忌食酸、辣、生冷。
【注意事项】尚不明确。
【贮　　藏】密闭，置阴凉干燥处。
【包　　装】聚乙烯盒装。
【有 效 期】三年。
【生产单位】河南县蒙藏医院制剂中心
　　　　　　本制剂仅限本医疗机构使用

十三味秘决蒺藜丸

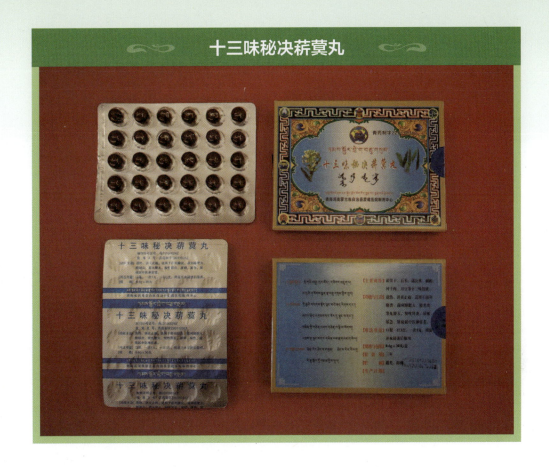

【药品名称】十三味秘决蒺藜丸 Shisanwei Mijue Ximi Wan

【批准文号】青药制字Z20163604

【执行标准】《河南县蒙藏医院验方汇编》

【处方组成】蒺藜子、石苇、蒲公英、刺柏、诃子肉、刀豆、芒果核、蒲桃。

【性　　状】本品为黄棕色水丸；味微苦、酸。

【功能主治】清热，消肿止痛。用于前列腺炎，膀胱炎，睾丸肿大。

【规　　格】1g/丸。30丸/盒。

【用法用量】一次1丸，一日2～3次.

【不良反应】尚不明确。

【注意事项】尚不明确。

【贮　　藏】密闭，置阴凉干燥处。

【包　　装】聚乙烯盒装。

【有 效 期】三年。

【生产单位】河南县蒙藏医院制剂中心

本制剂仅限本医疗机构使用

十三味蒺藜丸

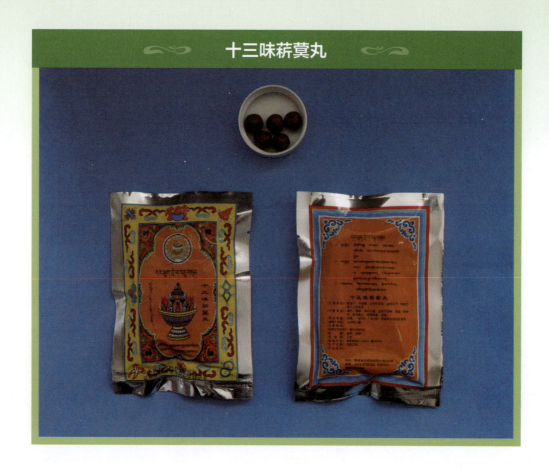

- 【药品名称】十三味蒺藜丸 Shisanwi Ximi Wan
- 【批准文号】青药制字Z20150365
- 【执行标准】《河南县蒙藏医院验方汇编》
- 【处方组成】蒺藜子、芒果核、大托叶云实、蒲桃、紫草茸、诃子、豆蔻、波棱瓜子。
- 【性　　状】本品为黄棕色水丸；味微苦、酸。
- 【功能主治】清热，通淋，消炎止痛。用于淋病，睾丸肿大，膀胱炎，腰肾疼痛，浮肿等。
- 【规　　格】1g/丸。每袋装30丸。
- 【用法用量】1次2～3丸，一日2～3次，口服。
- 【不良反应】尚不明确。
- 【注意事项】尚不明确。
- 【贮　　藏】密闭，置阴凉干燥处。
- 【包　　装】聚乙烯盒装。
- 【有 效 期】三年。
- 【生产单位】河南县蒙藏医院制剂中心

本制剂仅限本医疗机构使用

十味黑冰片散

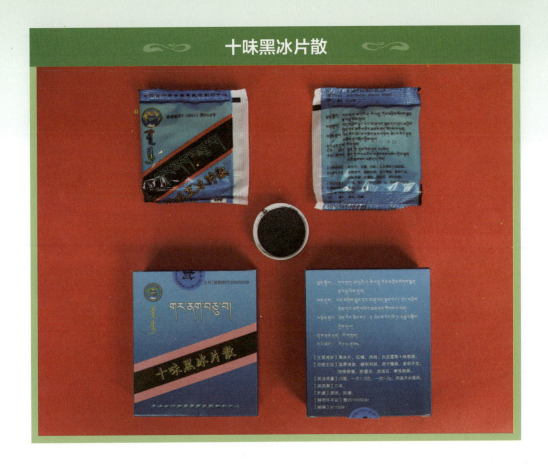

- 【药品名称】十味黑冰片散 Shiwei Heibingpian San
- 【批准文号】青药制字Z20150319
- 【执行标准】《青海省藏药标准》（92）版
- 【处方组成】黑冰片、石榴、肉桂、白豆蔻、荜茇、诃子、光明盐、波棱瓜子、止泻木子
- 【性　　状】本品为棕黑色粉末；气微，味苦、辛辣。
- 【功能主治】温胃消食，破积利胆。用于隆病，食积不化，恶心，培根痞瘤，胆囊炎，胆结石，寒性胆病及红疸。
- 【规　　格】15g/袋。每盒装4袋。
- 【用法用量】一次1袋，一日2次。
- 【不良反应】尚不明确。
- 【注意事项】尚不明确。
- 【贮　　藏】密闭，置阴凉干燥处。
- 【包　　装】聚乙烯盒装。
- 【有 效 期】三年。
- 【生产单位】河南县蒙藏医院制剂中心

　　　　　　本制剂仅限本医疗机构使用

八味小檗皮丸

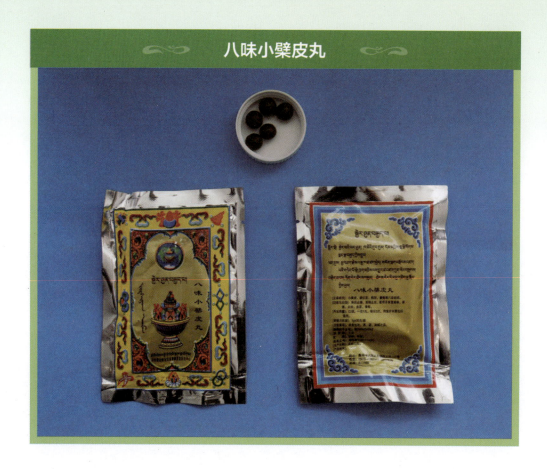

- 【药品名称】八味小檗皮丸 Bawei Xiaobopi Wan
- 【批准文号】青药制字Z20150356
- 【执行标准】《青海省藏药标准》（92）版
- 【处方组成】小檗皮、黄连、大籽蒿、毛连菜、余甘子、大黄、止泻木子、车前子。
- 【性　　状】本品为灰色水丸；气微，味苦、甘、涩。
- 【功能主治】消炎止痛，固精止血。用于尿道感染，尿病，白浊，血尿，滑精等。
- 【规　　格】1g/丸。30丸/袋。
- 【用法用量】一次1丸，一日2次。
- 【不良反应】尚不明确。
- 【注意事项】尚不明确。
- 【贮　　藏】密闭，置阴凉干燥处。
- 【包　　装】聚乙烯盒装。
- 【有 效 期】三年。
- 【生产单位】河南县蒙藏医院制剂中心

本制剂仅限本医疗机构使用

日豆根塞胶囊

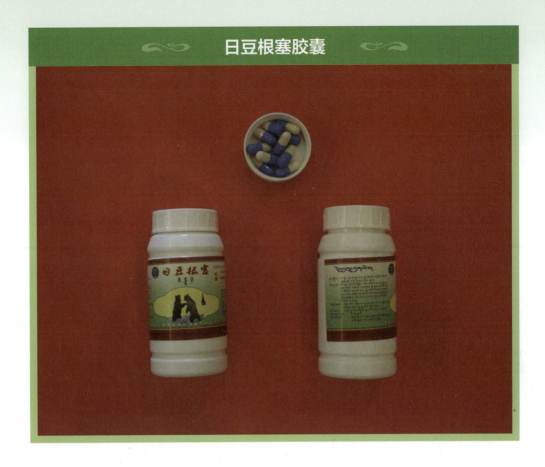

【药品名称】日豆根塞胶囊 Ridougensai Jiaonang

【批准文号】青药制字Z20163609

【执行标准】自拟标准

【处方组成】土茯苓、金银花、白花刺参、蒲公英、金诃子、木香、水菖蒲、儿茶、朱砂（制）、西红花、人工麝香、熊胆粉等十六味。

【性　　状】本品为胶囊剂，内容物为黄绿色粉末；味甘、微酸。

【功能主治】用于急慢性肾盂肾炎，膀胱炎，尿路感染，梅毒等。

【规　　格】每粒装0.3克。每瓶装120粒。

【用法用量】口服，每次6粒，每日3次。温水服用。

【不良反应】尚不明确。

【注意事项】遵医嘱。

【贮　　藏】密封，干燥处保存。

【包　　装】聚乙烯瓶装。

【有 效 期】暂定为36个月。

【生产单位】河南县蒙藏医院制剂中心

　　　　　　本制剂仅限本医疗机构使用

九、血液科

二十五味余甘子散

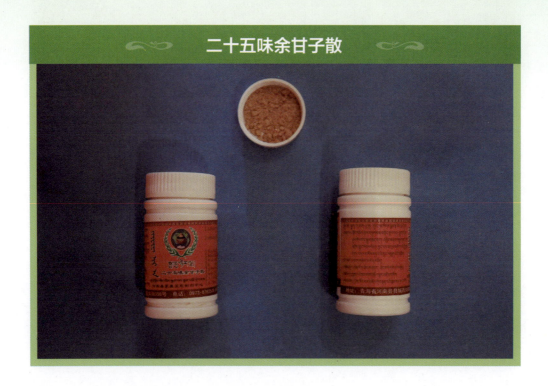

- 【药品名称】二十五味余甘子散 Ershiwuwei Yuganzi San
- 【批准文号】青药制字Z21050374
- 【执行标准】《河南县蒙藏医院验方汇编》
- 【处方组成】余甘子、鸭嘴花、甘青青兰、芫荽、兔耳草、岩精、蓝花绿绒蒿、翼首、红花、牛黄、白檀香、紫檀香、茜草、紫草、紫草茸、獐牙菜、毛诃子、丝瓜子、木香、悬钩木、沙棘膏、藏马兜铃、宽筋藤、石斛、岩白菜。
- 【性　　状】本品为紫红色粉末；味苦、微酸。
- 【功能主治】凉降血压。用于高血压症，血病扩散伤热引起的胸背疼痛，胃肠溃疡出血，吐酸，肝胆疼痛，各种木布症。
- 【用法用量】一次1勺，一日2~3次。
- 【不良反应】尚不明确。
- 【禁　　忌】忌食酸、辣、蒜、生冷。
- 【注意事项】遵医嘱。
- 【贮　　藏】密闭，防潮。
- 【包　　装】聚乙烯塑料袋，每袋装1000g。
- 【有 效 期】三年。
- 【生产单位】河南县蒙藏医院制剂中心

本制剂仅限本医疗机构使用

二十味沉香散

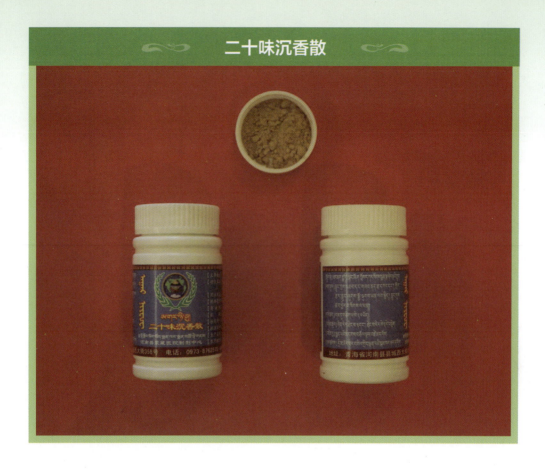

【药品名称】二十味沉香散 Ershiwuwei Chenxiang San
【批准文号】青药制字Z21050756
【执行标准】《河南县蒙藏医院验方汇编》
【处方组成】沉香、肉豆蔻、广枣、乳香、木香、天竺黄、木棉花、诃子、牛黄、丁香、木瓜、红花、藏木香、珍珠母、马钱子、犀角、短穗兔耳草、余甘子、野兔心。
【性　　状】本品为深棕色粉末；气微香，味苦。
【功能主治】调和气血，安神镇静。用于偏瘫，高血压，神志紊乱，口眼歪斜，肢体麻木，失眠。
【用法用量】一次1勺，一日3次。
【不良反应】尚不明确。
【禁　　忌】忌食酸、辣、蒜、生冷。
【注意事项】遵医嘱。
【贮　　藏】密闭，防潮。
【包　　装】聚乙烯塑料袋，每袋装1000g。
【有 效 期】三年。
【生产单位】河南县蒙藏医院制剂中心
　　　　　　本制剂仅限本医疗机构使用

血骚普清散

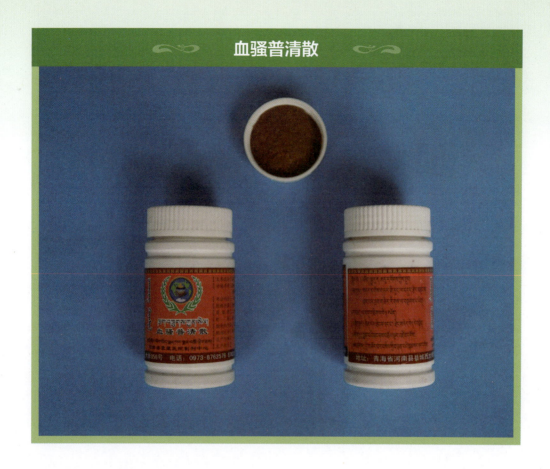

- 【药品名称】血骚普清散 Xuesaopuqing San
- 【批准文号】青药制字Z20150271
- 【执行标准】《青海省藏药标准》（92）版
- 【处方组成】茜草、紫草茸、紫草、余甘子、甘草、诃子、党参、秦皮。
- 【性　　状】本品为紫色粉末；气微，味微甜、甘。
- 【功能主治】清热，解毒，凉血。用于血热症，必须割刺放血而又禁忌放血者。
- 【用法用量】一次1勺，一日3次，口服.
- 【不良反应】尚不明确。
- 【禁　　忌】忌食酸、辣、蒜、生冷。
- 【注意事项】遵医嘱。
- 【贮　　藏】密闭，防潮。
- 【包　　装】聚乙烯塑料袋，每袋装1000g。
- 【有 效 期】三年。
- 【生产单位】河南县蒙藏医院制剂中心

　　　　　　本制剂仅限本医疗机构使用

十、药浴科

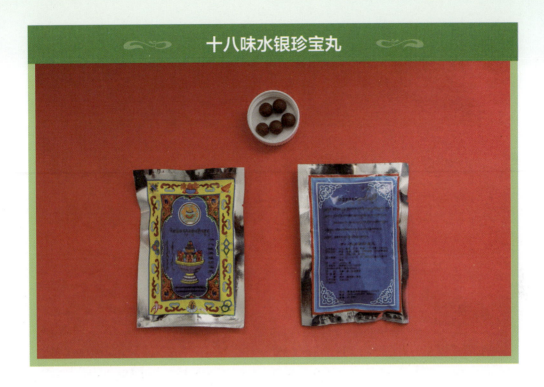

十八味水银珍宝丸

- 【药品名称】十八味水银珍宝丸 Shibawei Shuiyinzhenbao Wan
- 【批准文号】青药制字Z20150359
- 【执行标准】《青海省藏药标准》（92）版
- 【处方组成】诃子、乳香、广木香、决明子、儿茶、黄葵子、水菖蒲、毛诃子、红花等。
- 【性　　状】本品为黑色水丸；气微香，味苦、涩。
- 【功能主治】消炎，止痛，干黄水。用于痹病，关节红肿疼痛，湿疹，亚玛虫病，麻风病。
- 【规　　格】每丸重1g。30丸/袋
- 【用法用量】一次1丸，一日2次。中、晚饭后服。
- 【不良反应】尚不明确。
- 【禁　　忌】忌食酸、辣、生冷。
- 【注意事项】尚不明确。
- 【贮　　藏】密闭，置阴凉干燥处。
- 【包　　装】聚乙烯盒装。
- 【有 效 期】三年。
- 【生产单位】河南县蒙藏医院制剂中心

　　　　　　本制剂仅限本医疗机构使用

十一、肿瘤科

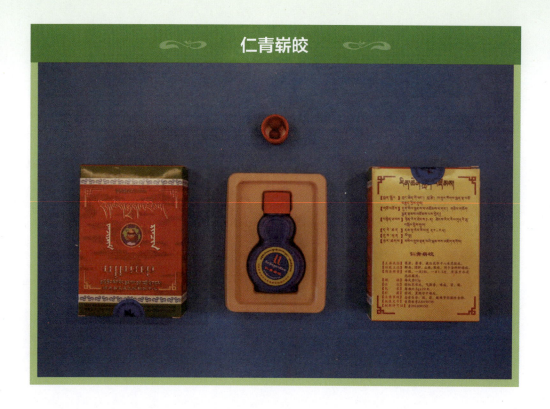

仁青崭皎

- 【药品名称】仁青崭皎（仁庆崭胶） Renqing Zhanjiao
- 【批准文号】青药制字 Z20150759
- 【执行标准】《临床藏医札记》
- 【处方组成】诃子、藏菖蒲、木香、黄马先蒿、矮紫堇、獐牙菜、石榴、马尿泡、红花。
- 【性　　状】本品棕红色水丸；气微香，味咸、苦、酸。
- 【功能主治】解毒，消肿，止痛，散瘤。用于各种肿瘤症。
- 【规　　格】1g/丸。20丸/盒。
- 【用法用量】一次1~3丸，一日1~2次
- 【不良反应】尚不明确。
- 【禁　　忌】忌食酸、辣、生冷。
- 【注意事项】尚不明确。
- 【贮　　藏】密闭，置阴凉干燥处。
- 【包　　装】聚乙烯盒装。
- 【有效期】三年。
- 【生产单位】河南县蒙藏医院制剂中心

　　　　　　本制剂仅限本医疗机构使用

十二、肛肠科

金刚普灭丸

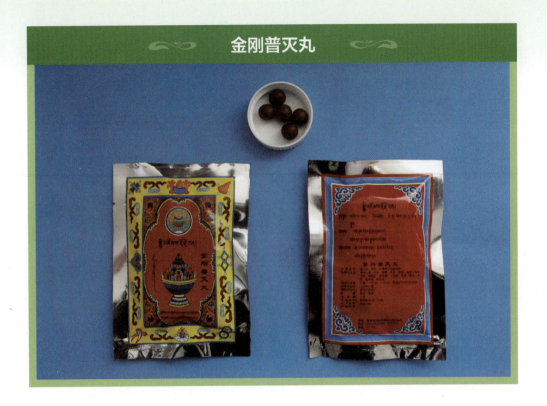

- 【药品名称】金刚普灭九 Jingangpumie Wan
- 【批准文号】青药制字Z20150309
- 【执行标准】《临床藏医札记》
- 【处方组成】木香、草马、硇砂、骨碎补、红花、诃子、藏菖蒲、余甘子。
- 【性　　状】本品为浅灰色水丸；气微，味苦、涩。
- 【功能主治】清热止痛，杀虫，通便，利尿，除湿。用于各种热症，咽喉症，亚麻虫病，便秘，闭尿，黄水病，麻风病。
- 【规　　格】1g/丸。30丸/袋。
- 【用法用量】一次1丸，一日3次。
- 【不良反应】尚不明确。
- 【注意事项】尚不明确。
- 【贮　　藏】密闭，置阴凉干燥处。
- 【包　　装】聚乙烯盒装。
- 【有 效 期】三年。
- 【生产单位】河南县蒙藏医院制剂中心
  本制剂仅限本医疗机构使用

十三、老年病科

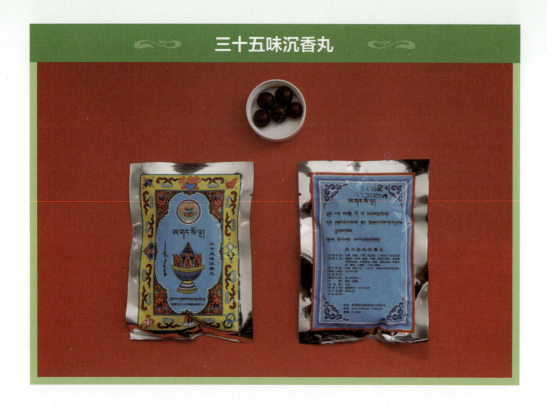

三十五味沉香丸

【药品名称】三十五味沉香丸 Sanshiwuwei Chenxiang Wan
【批准文号】青药制字Z20150332
【执行标准】《青海省藏药标准》(92)版
【处方组成】沉香、土沉香、香樟、白檀香、紫檀香、红花、天竺黄等。
【性　　状】本品为棕红色水丸；气芳香。
【功能主治】祛隆。用于各种隆病，尤其水肿。
【规　　格】1.0g/丸。30丸/袋。
【用法用量】一次1g，一日2次。口服。
【不良反应】尚不明确。
【注意事项】尚不明确。
【贮　　藏】密闭，置阴凉干燥处。
【包　　装】聚乙烯盒装。
【有 效 期】三年。
【生产单位】河南县蒙藏医院制剂中心
　　　　　　本制剂仅限本医疗机构使用

隆吉德谢散

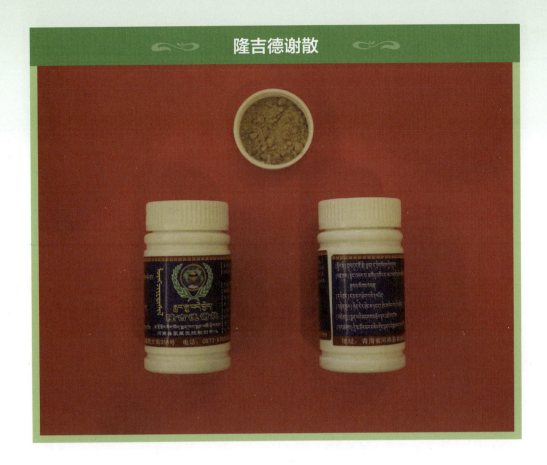

- 【药品名称】隆吉德谢散 Longjidexie San
- 【批准文号】青药制字Z21050775
- 【执行标准】《河南县蒙藏医院验方汇编》
- 【处方组成】高山党参、迷果芹、大志。
- 【性　　状】本品为浅棕色粉末；气微香，味甘、辛、苦。
- 【功能主治】活血，理气，止痛。用于气滞血瘀，冠心病所致胸闷，胸痹，心悸气短。
- 【用法用量】一次1勺，一日3次。
- 【不良反应】尚不明确。
- 【禁　　忌】忌食酸、辣、蒜、生冷。
- 【注意事项】遵医嘱。
- 【贮　　藏】密闭，防潮。
- 【包　　装】聚乙烯塑料袋，每袋装1000g。
- 【有 效 期】三年。
- 【生产单位】河南县蒙藏医院制剂中心

  本制剂仅限本医疗机构使用

十四、儿科

三臣散

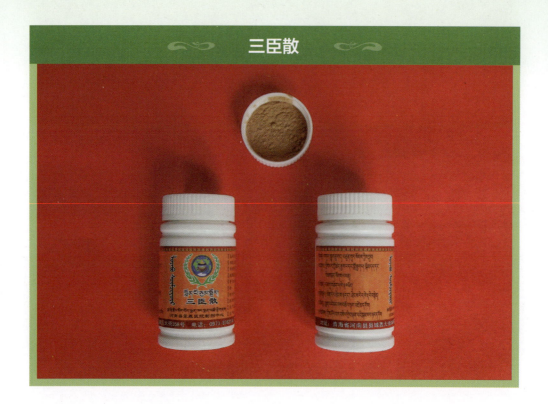

【药品名称】三臣散 Sanchen San
【批准文号】青药制字Z21050298
【执行标准】《青海省藏药标准》（92）版
【处方组成】人工牛黄、天竺黄、草红花。
【性　　状】本品为浅棕红色粉末；气微香，味甘、涩。
【功能主治】清热。用于小儿肺热及各种热病。
【用法用量】1次1包，一日2次，口服。
【不良反应】尚不明确。
【禁　　忌】忌食酸、辣、蒜、生冷。
【注意事项】遵医嘱。
【贮　　藏】密闭，防潮。
【包　　装】聚乙烯塑料袋，每袋装1000g。
【有 效 期】三年。
【生产单位】河南县蒙藏医院制剂中心
　　　　　　本制剂仅限本医疗机构使用

第五节
巴州蒙医医院

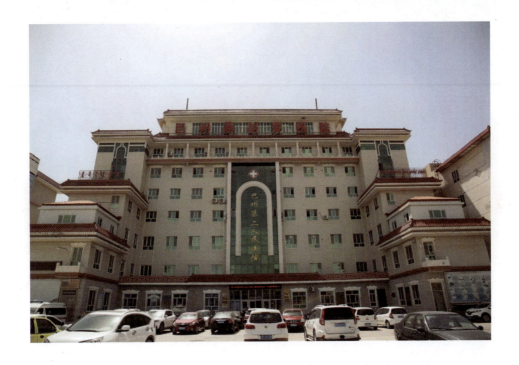

　　巴州蒙医医院始建于1982年，是巴州唯一一所集蒙医医疗、教学、科研、预防保健、康复为一体的地州级公立二级甲等民族医医疗机构。医院建筑面积16143.39m2，编制床位200张，实际开放床位200张。

　　医院的五疗康复科为自治区重点专科，塔布恩阿尔膳科为自治区重点专科培育项目，内科肠胃病科为国家重点专科协作组成员单位和自治州重点专科，骨性关节炎为自治区级蒙医优势病种诊疗方案梳理项目。

　　医院现有治疗心脑血管疾病、胃肠病、腰腿痛等得到自治区食品药品监督管理局注册的蒙药制剂141种，有散剂、丸剂、冲剂、颗粒、口服液、膏、贴等10多种剂型。

一、肠胃病科

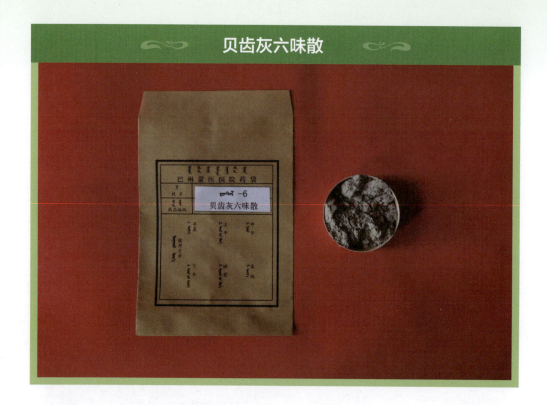

贝齿灰六味散

【药品名称】贝齿灰六味散 Beichihui Liuwei San
【批准文号】新药制字M20060217
【执行标准】《新疆维吾尔自治区食品药品监督管理局医疗机构制剂标准》MZJ-M-0135-2010
【处方组成】火硝（制）、沙棘、木香、山奈、硼砂（制）、贝齿灰。
【性　　状】本品为灰白色粉末；气香，味辛凉、微苦咸。
【功能主治】破血祛瘀，行气止痛。用于月经不调，血滞闭经，症瘕痞块，痈疽疮肿等。
【规　　格】每袋装15g。
【用法用量】口服。一次1.5~3g，一日1~2次。
【不良反应】尚不明确。
【禁　　忌】尚不明确。
【注意事项】尚不明确。
【贮　　藏】密封，防潮。
【包　　装】药品包装用复合袋。
【有 效 期】12个月。
【生产单位】新疆巴音郭楞蒙古族自治州蒙医医院
　　　　　　本制剂仅限本医疗机构使用

西吉德-6

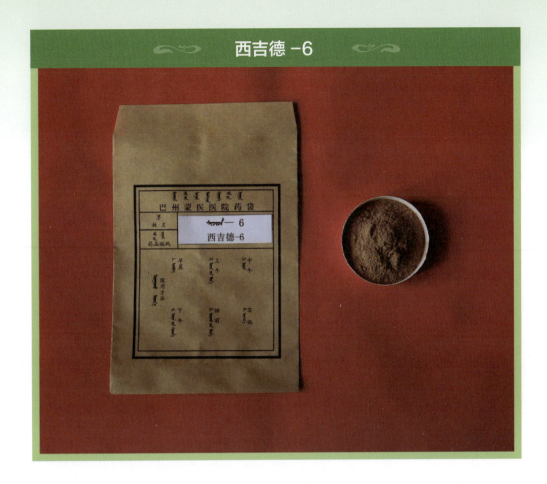

【药品名称】西吉德-6 Xijide-6
【批准文号】新药制字Z04001077
【执行标准】《内蒙古蒙成药标准》
【处方组成】诃子、土木香、山奈、大黄、碱面（制）、寒水石（炼）。
【性　　状】本品为浅黄色粉末；气微咸，味苦涩。
【功能主治】化积，消食，解痉。食积不化，胃腹胀满，大便秘结，胎衣滞留，胃痉挛。
【规　　格】每袋装15g。
【用法用量】口服。一次2～4g，一日1～2次，温开水送服。
【不良反应】尚不明确。
【禁　　忌】尚不明确。
【注意事项】尚不明确。
【贮　　藏】密封，防潮。
【包　　装】PET/AL/PE药品包装用复合袋。
【有 效 期】12个月。
【生产单位】新疆巴音郭楞蒙古族自治州蒙医医院
　　　　　　本制剂仅限本医疗机构使用

西吉德嘎日布六味散

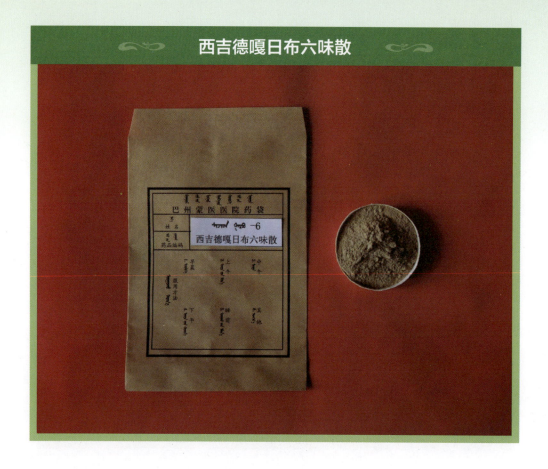

- 【药品名称】西吉德嘎日布六味散 Xijidegaribu Liuwei San
- 【批准文号】新药制字M20060569
- 【执行标准】《新疆维吾尔自治区食品药品监督管理局医疗机构制剂标准》MZJ-M-0176-2010
- 【处方组成】诃子、光明盐、土木香、碱花、干姜、大黄。
- 【性　　状】本品为棕褐色粉末；气特异，味辛咸、苦。
- 【功能主治】消食化积。用于食滞不化，肉积不消，脘腹胀满，腹痛等。
- 【规　　格】每袋装15g。
- 【用法用量】口服。一次1.5～3g，一日1～2次。
- 【不良反应】尚不明确。
- 【禁　　忌】尚不明确。
- 【注意事项】尚不明确。
- 【贮　　藏】密封，防潮。
- 【包　　装】药品包装用复合袋。
- 【有 效 期】12个月。
- 【生产单位】新疆巴音郭楞蒙古族自治州蒙医医院

　　本制剂仅限本医疗机构使用

当玛尼格五味散

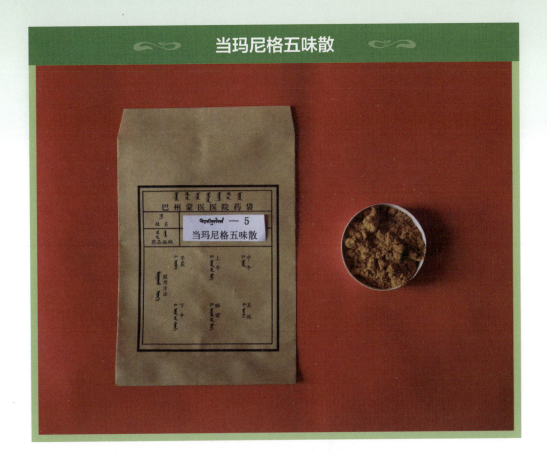

- 【药品名称】当玛尼格五味散 Dangmanige Wuwei San
- 【批准文号】新药制字M20060215
- 【执行标准】《新疆维吾尔自治区食品药品监督管理局医疗机构制剂标准》MZJ-M-0143-2010
- 【处方组成】石榴、红花、豆蔻、肉桂、荜茇。
- 【性　　状】本品为黄棕色粉末；气微，味淡。
- 【功能主治】暖胃消食，清糟归精。用于食欲不振，消化不良，胃脘冷痛，满闷嗳气。
- 【规　　格】每袋装15g。
- 【用法用量】口服。一次1.5～3g，一日1～2次。
- 【不良反应】尚不明确。
- 【禁　　忌】尚不明确。
- 【注意事项】尚不明确。
- 【贮　　藏】密封，防潮。
- 【包　　装】药品包装用复合袋。
- 【有 效 期】12个月。
- 【生产单位】新疆巴音郭楞蒙古族自治州蒙医医院

　　　　　　本制剂仅限本医疗机构使用

壮西六味散

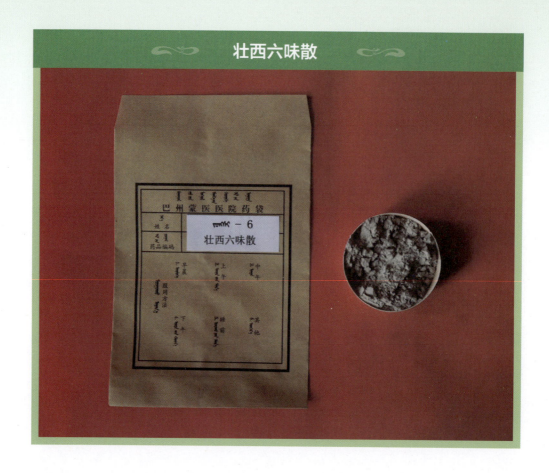

【药品名称】壮西六味散 Zhuangxi Liuwei San

【批准文号】新药制字M20041919

【执行标准】《卫生部药品标准蒙药分册》ZZ-8323

【处方组成】寒水石（热制）、荜茇、木香、土木香、红花、豆蔻。

【性　　状】本品为浅黄色粉末；气微香，味辛、涩。

【功能主治】祛巴达干病，止吐。用于吐酸水，胃脘腹胀，巴达干宝日病。

【规　　格】每袋装15g。

【用法用量】口服。一次1.5～3g，一日1～2次。

【不良反应】尚不明确。

【禁　　忌】尚不明确。

【注意事项】尚不明确。

【贮　　藏】密封，防潮。

【包　　装】药品包装用复合袋。

【有效期】12个月。

【生产单位】新疆巴音郭楞蒙古族自治州蒙医医院

　　　　　　本制剂仅限本医疗机构使用

阿娜日八味散

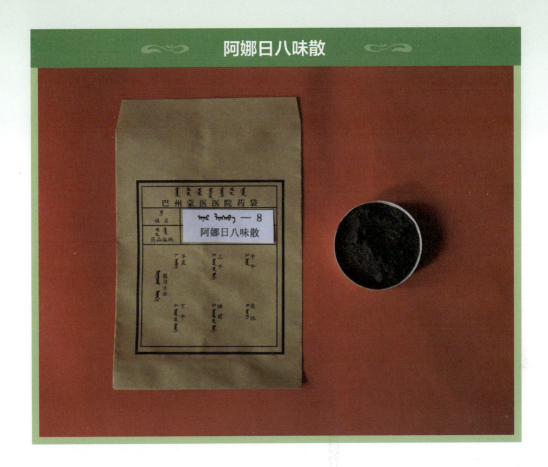

- 【药品名称】阿娜日八味散 Anari Bawei San
- 【批准文号】新药制字M20060473
- 【执行标准】《卫生部药品标准蒙药分册》ZZ-8347
- 【处方组成】石榴、益智、肉桂、荜茇、黑冰片、木鳖子（制）、诃子、玫瑰花。
- 【性　　状】本品为灰黑色粉末；气香，味辛、微苦。
- 【功能主治】祛巴达干协日，散瘀，消食，止痛。用于胃溃疡，消化不良，胃寒疼痛，胃脘胀满，胃酸呕吐，腹泻浮肿。
- 【规　　格】每袋装15g。
- 【用法用量】口服。一次1.5～3g，一日1～2次。
- 【不良反应】尚不明确。
- 【禁　　忌】尚不明确。
- 【注意事项】尚不明确。
- 【贮　　藏】密封，防潮。
- 【包　　装】药品包装用复合袋。
- 【有效期】12个月。
- 【生产单位】新疆巴音郭楞蒙古族自治州蒙医医院
  本制剂仅限本医疗机构使用

哈敦海鲁木勒九味丸

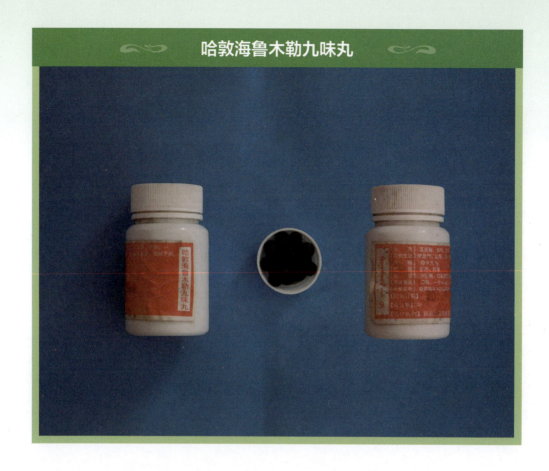

【药品名称】哈敦海鲁木勒九味丸 Hadunhailumule Jiuwei Wan

【批准文号】新药制字M20062685

【执行标准】《卫生部药品标准蒙药分册》ZZ-8365

【处方组成】五灵脂、甘松、红花、白豆蔻、牛胆粉、麦冬、香青兰、诃子、拳参。

【性　　状】本品为棕黄色水丸；气微香，味苦。

【功能主治】清血热，止泻。用于协日热，腹痛血痢，胃肠下痢。

【规　　格】每10丸重2g。每瓶装30g。

【用法用量】口服。一次11～15丸，一日1～2次。

【不良反应】尚不明确。

【禁　　忌】尚不明确。

【注意事项】尚不明确。

【贮　　藏】密封，防潮。

【包　　装】口服固体药用高密度聚乙烯瓶。

【有 效 期】12个月。

【生产单位】新疆巴音郭楞蒙古族自治州蒙医医院

　　　　　　本制剂仅限本医疗机构使用

健脾五味丸

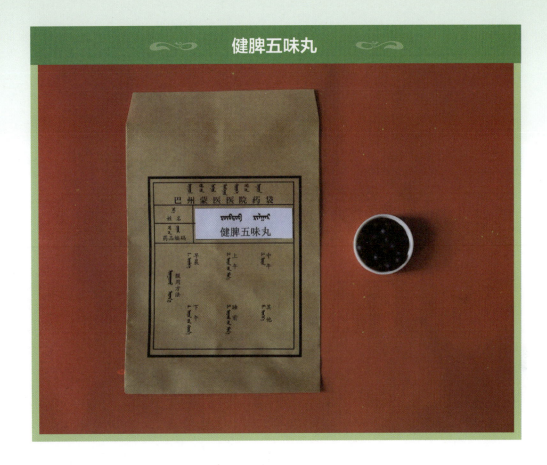

- 【药品名称】健脾五味丸 Jianpi Wuwei Wan
- 【批准文号】新药制字M20062678
- 【执行标准】《卫生部药品标准蒙药分册》ZZ-8379
- 【处方组成】诃子、五灵脂、寒水石（煅）、土木香、胡黄连。
- 【性　　状】本品为黄褐色水丸；气微香，味微苦、涩。
- 【功能主治】健脾和胃，理气镇痛。用于赫依协日，宝日，巴达干病引起的胃脘胀满，上腹疼痛诸症。
- 【规　　格】每10丸重2g。每瓶装40g。
- 【用法用量】口服。一次11～15丸，一日1～2次。
- 【不良反应】尚不明确。
- 【禁　　忌】尚不明确。
- 【注意事项】尚不明确。
- 【贮　　藏】密封，防潮。
- 【包　　装】口服固体药用高密度聚乙烯瓶。
- 【有效期】12个月。
- 【生产单位】新疆巴音郭楞蒙古族自治州蒙医医院

本制剂仅限本医疗机构使用

消食散

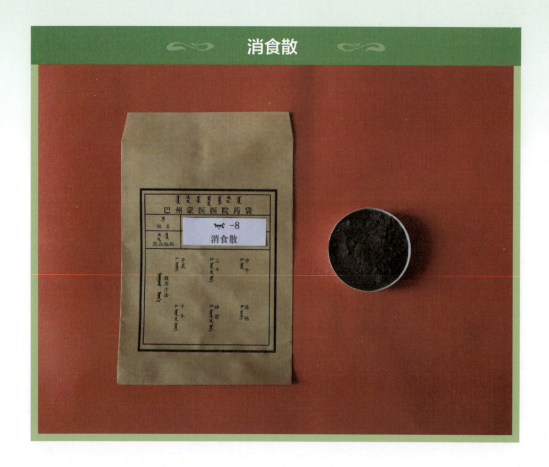

- 【药品名称】消食散 Xiaoshi San
- 【批准文号】新药制字M20062671
- 【执行标准】《新疆维吾尔自治区食品药品监督管理局医疗机构制剂标准》MZJ-M-0177-2010
- 【处方组成】石榴、肉桂、豆蔻、荜茇、光明盐、紫硇砂、胡椒、干姜。
- 【性　　状】本品为黄棕色粉末；气香特异，味辛、咸、涩、微麻。
- 【功能主治】暖胃消食。用于消化不良，胃肠炎，腹痛血痢，慢性肠炎。
- 【规　　格】每袋装15g。
- 【用法用量】口服。一次1.5～3g，一日1～2次。
- 【不良反应】尚不明确。
- 【禁　　忌】尚不明确。
- 【注意事项】尚不明确。
- 【贮　　藏】密封，防潮。
- 【包　　装】药品包装用复合袋。
- 【有 效 期】12个月。
- 【生产单位】新疆巴音郭楞蒙古族自治州蒙医医院

  本制剂仅限本医疗机构使用

菖蒲四味散

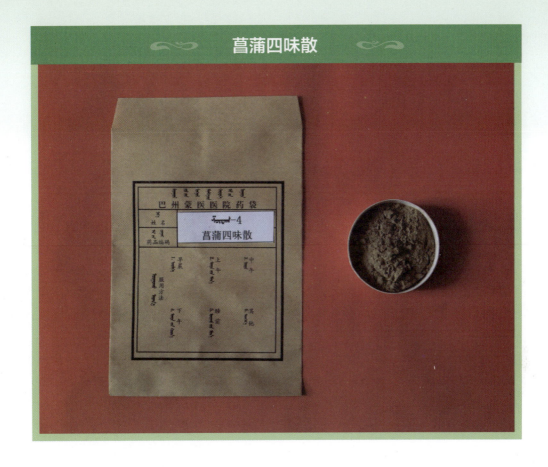

- 【药品名称】菖蒲四味散 Changpu Siwei San
- 【批准文号】新药制字M20062638
- 【执行标准】《新疆维吾尔自治区食品药品监督管理局医疗机构制剂标准》MZJ-M-0138-2010
- 【处方组成】石菖蒲、高良姜、木香、紫硇砂。
- 【性　　状】本品为淡黄棕色的粉末；气香，味辛、涩。
- 【功能主治】镇巴达干赫依，消喘止痛。用于膈肌痉挛，胸闷气短，胸肋刺痛，消化不良。
- 【规　　格】每袋装15g。
- 【用法用量】口服。一次1.5～3g，一日1～2次。
- 【不良反应】尚不明确。
- 【禁　　忌】尚不明确。
- 【注意事项】孕妇慎服
- 【贮　　藏】密封，防潮。
- 【包　　装】药品包装用复合袋。
- 【有 效 期】12个月。
- 【生产单位】新疆巴音郭楞蒙古族自治州蒙医医院

　　　　　　本制剂仅限本医疗机构使用

蔓荆子七味散

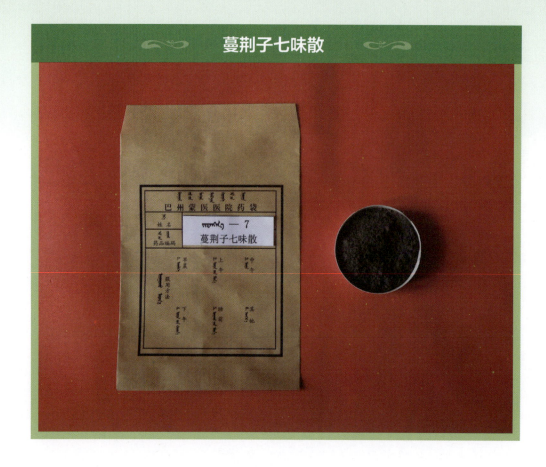

【药品名称】蔓荆子七味散 Manjingzi Qiwei San

【批准文号】新药制字M20060467

【执行标准】《新疆维吾尔自治区食品药品监督管理局医疗机构制剂标准》MZJ-M-0155-2010

【处方组成】蔓荆子、甘松、紫藤子、大蒜、荜茇、阿魏、干姜。

【性　　状】本品为灰色粉末；气特异，味甘、辛。

【功能主治】驱虫，消炎。用于阴道滴虫，肠道寄生虫，蛲虫，蛔虫，痔疮。

【规　　格】每袋装15g。

【用法用量】口服。一次1.5～3g，一日1～2次。

【不良反应】尚不明确。

【禁　　忌】尚不明确。

【注意事项】尚不明确。

【贮　　藏】密封，防潮。

【包　　装】药品包装用复合袋。

【有 效 期】12个月。

【生产单位】新疆巴音郭楞蒙古族自治州蒙医医院

本制剂仅限本医疗机构使用

二、关节炎科

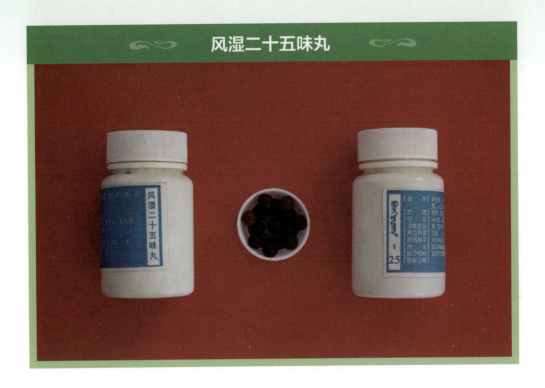

风湿二十五味丸

【药品名称】风湿二十五味丸 Fengshi Ershiwuwei Wan

【批准文号】新药制字M20062653

【执行标准】《卫生部药品标准蒙药分册》ZZ-8305

【处方组成】驴血粉、檀香、紫檀香、苦参、栀子、闹羊花、人工牛黄、西红花、草果、豆蔻、紫花地丁、诃子、川楝子、人工麝香、漏芦花、石膏、玉簪花、肉豆蔻、苘麻子、枫香脂、决明子、木棉花蕊、木棉花瓣、丁香、杜仲。

【性　　状】本品为黄棕色水丸；气微香，味微苦。

【功能主治】燥协日乌素，散瘀。用于游痛症，关节炎，类风湿性关节炎。

【规　　格】每10丸重2g。每瓶装40g。

【用法用量】口服。一次11～15丸，一日1～2次。

【不良反应】尚不明确。

【禁　　忌】尚不明确。

【注意事项】运动员慎用。

【贮　　藏】密封，防潮。

【包　　装】口服固体药用高密度聚乙烯瓶。

【有 效 期】12个月。

【生产单位】新疆巴音郭楞蒙古族自治州蒙医医院

　　　　　　本制剂仅限本医疗机构使用

风湿二十五味散

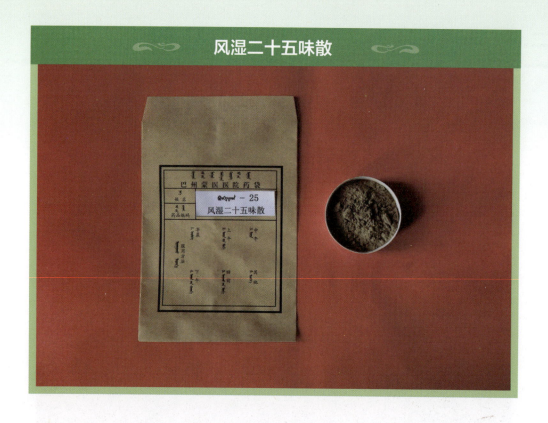

【药品名称】风湿二十五味散 Fengshi Ershiwuwei San

【批准文号】新药制字M20062688

【执行标准】《新疆维吾尔自治区食品药品监督管理局医疗机构制剂标准》MZJ-M-0149-2010

【处方组成】驴血粉、檀香、紫檀香、苦参、栀子、闹羊花、人工牛黄、西红花、草果、豆蔻、紫花地丁、诃子、川楝子、人工麝香、漏芦花、石膏、玉簪花、肉豆蔻、苘麻子、枫香脂、决明子、木棉花蕊、木棉花瓣、丁香、杜仲。

【性　　状】本品为黄棕色粉末；气微香，味微苦。

【功能主治】燥协日乌素，散瘀。用于游痛症，关节炎，类风湿性关节炎。

【规　　格】每袋装15g。

【用法用量】口服。一次1.5～3g，一日1～2次。

【不良反应】尚不明确。

【禁　　忌】孕妇慎用

【注意事项】运动员慎用。

【贮　　藏】密封，防潮。

【包　　装】药品包装用复合袋。

【有 效 期】12个月。

【生产单位】新疆巴音郭楞蒙古族自治州蒙医医院

　　　　　　本制剂仅限本医疗机构使用

枫香脂十味丸

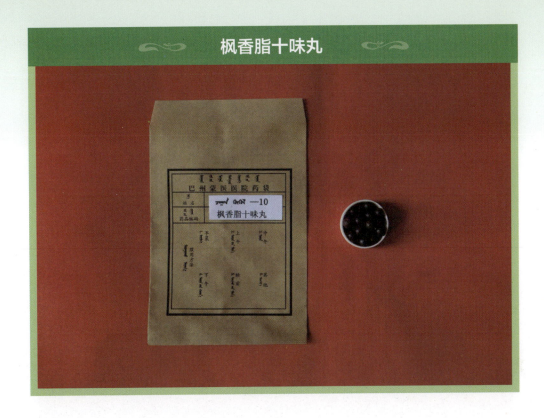

【药品名称】枫香脂十味丸 Fengxiangzhi Shiwei Wan
【批准文号】新药制字M20062648
【执行标准】《卫生部药品标准蒙药分册》ZZ-8354
【处方组成】枫香脂、决明子、川楝子、苘麻子、广木香、苦参、诃子、栀子、瞿麦、五灵脂。
【性　　状】本品为深棕色水丸；气微、味苦、微涩。
【功能主治】燥协日乌素，止痛。用于游痛症，风湿性关节疼痛。
【规　　格】每10丸重2g。每瓶装40g。
【用法用量】口服。一次9～13丸，一日1～2次。
【不良反应】尚不明确。
【禁　　忌】尚不明确。
【注意事项】尚不明确。
【贮　　藏】密封，防潮。
【包　　装】口服固体药用高密度聚乙烯瓶。
【有 效 期】12个月。
【生产单位】新疆巴音郭楞蒙古族自治州蒙医医院
　　　　　　本制剂仅限本医疗机构使用

枫香脂十味散

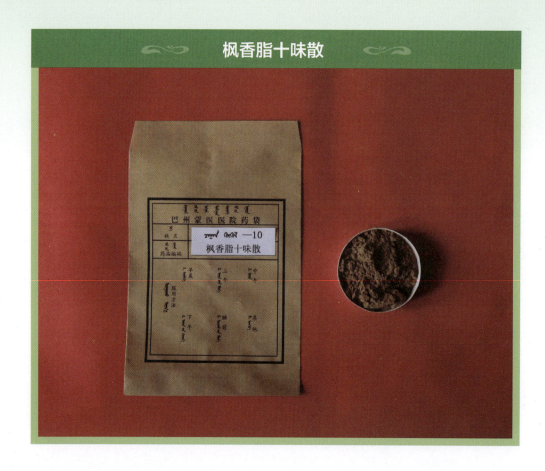

- 【药品名称】枫香脂十味散 Fengxiangzhi Shiwei San
- 【批准文号】新药制字M20060640
- 【执行标准】《新疆维吾尔自治区食品药品监督管理局医疗机构制剂标准》MZJ-M-0150-2010
- 【处方组成】枫香脂、决明子、川楝子、苘麻子、广木香、苦参、诃子、栀子、瞿麦、五灵脂。
- 【性　　状】本品为深棕色粉末；气微，味苦，微涩。
- 【功能主治】燥协日乌素，止痛。用于游痛症，风湿性关节疼痛。
- 【规　　格】每袋装15g。
- 【用法用量】口服。一次1.5～3g，一日1～2次。
- 【不良反应】尚不明确。
- 【禁　　忌】尚不明确。
- 【注意事项】尚不明确。
- 【贮　　藏】密封，防潮。
- 【包　　装】药品包装用复合袋。
- 【有 效 期】12个月。
- 【生产单位】新疆巴音郭楞蒙古族自治州蒙医医院

  本制剂仅限本医疗机构使用

孟根乌苏 -18

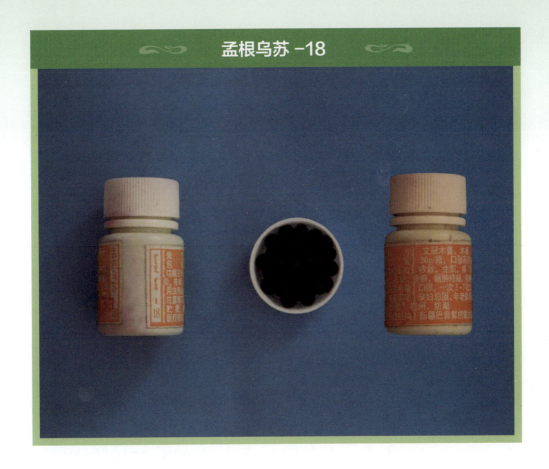

【药品名称】孟根乌苏-18 Menggen Wusu-18
【批准文号】新药制字Z20041071
【执行标准】《内蒙古蒙成药标准》
【处方组成】水银、硫磺、茼麻子、文冠木膏、木香、肉豆蔻、甘松、白云香、诃子、草乌（制）、草果仁、草决明、红花、丁香、石菖蒲、苏格木勒、石膏、黑云香。
【性　　状】本品为黑色水丸；气香味苦、涩。
【功能主治】收敛，生肌，燥协日乌素。治疗风湿，类风湿性关节炎，布病，皮癣，痈肿疮疡，疥癣，瘰疬，鼠疮，各种皮肤病等。
【规　　格】每10丸重2g。每瓶装20g。
【用法用量】口服。一次5～11丸，一日1次。
【不良反应】尚不明确。
【禁　　忌】尚不明确。
【注意事项】尚不明确。
【贮　　藏】密封，防潮。
【包　　装】口服药用高密度聚乙烯瓶。
【有 效 期】12个月。
【生产单位】新疆巴音郭楞蒙古族自治州蒙医医院
　　　　　　本制剂仅限本医疗机构使用

三、风湿病科

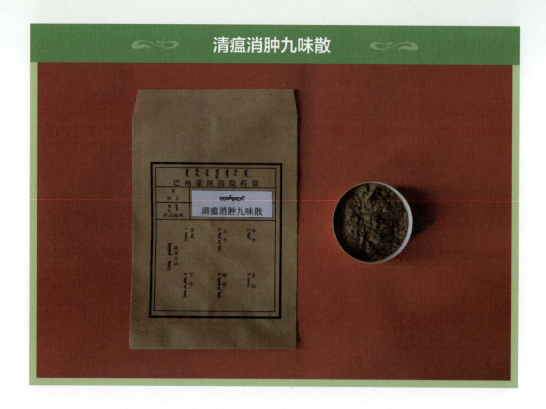

【药品名称】清瘟消肿九味散 Qingwen Xiaozhong Jiuwei San
【批准文号】新药制字M20062664
【执行标准】《新疆维吾尔自治区食品药品监督管理局医疗机构制剂标准》MZJ-M-0163-2010
【处方组成】制草乌、硇砂、绵马贯众、刺柏叶、甘松、人工麝香、红花、人工牛黄、牛胆粉。
【性　　状】本品为棕褐色粉末；气微，味苦、辛、微涩、咸。
【功能主治】清热解毒，止痛消粘，燥黄水。用于陈旧热，炽热，扩散热，粘热症，便秘，尿闭，半身不遂，风湿病，妇科病。
【规　　格】每袋装15g。
【用法用量】口服。一次1.5~3g，一日1~2次。
【不良反应】尚不明确。
【禁　　忌】孕妇禁用。
【注意事项】年老体弱者、运动员慎用。
【贮　　藏】密封，防潮。
【包　　装】药品包装用复合袋。
【有 效 期】12个月。
【生产单位】新疆巴音郭楞蒙古族自治州蒙医医院
　　　　　　本制剂仅限本医疗机构使用

额日敦－乌日勒

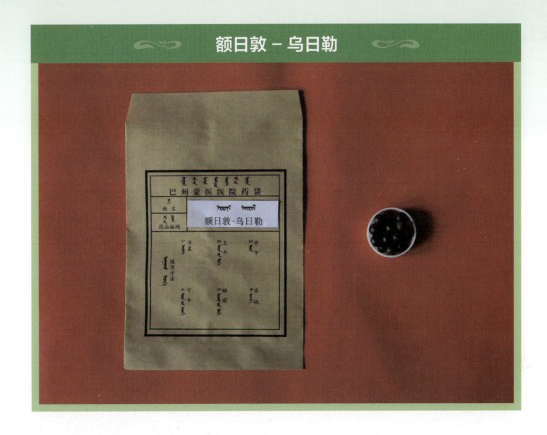

- 【药品名称】额日敦-乌日勒 Eridun-Wurile
- 【批准文号】新药制字Z04001067
- 【执行标准】《卫生部药品标准蒙药分册》ZZ-8358
- 【处方组成】石膏、丁香、诃子、川楝子、栀子、红花、肉豆蔻、白豆蔻、决明子、草果仁、苘麻子、枫香脂、土木香、木香、甘草、檀香、降香、地锦草、白巨胜、黑种草子、方海、海金沙、沉香、荜茇、肉桂、人工麝香、人工牛黄、珍珠、水牛角浓缩粉。
- 【性　　状】本品为暗红色水丸；除去包衣显黄褐色；气香，味微苦、甘、涩。
- 【功能主治】清热，安神，舒经活络，除协日乌素。用于白脉病，半身不遂，风湿，类风湿，肌筋萎缩，神经麻痹，肾损脉伤，瘟疫热病，久治不愈等症。
- 【规　　格】每10丸2g。每瓶装40g。
- 【用法用量】口服。一次13～15丸，一日1～2次。
- 【不良反应】尚不明确。
- 【禁　　忌】尚不明确。
- 【注意事项】运动员慎用。
- 【贮　　藏】密封，防潮。
- 【包　　装】药品包装用高密度聚乙烯瓶。
- 【有 效 期】12个月。
- 【生产单位】新疆巴音郭楞蒙古族自治州蒙医医院
  本制剂仅限本医疗机构使用

四、妇科

天花粉七味散

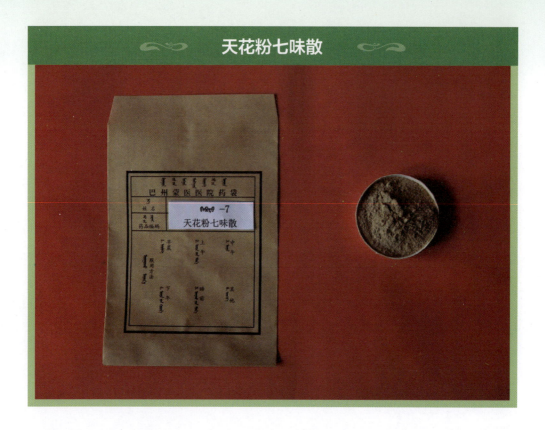

【药品名称】天花粉七味散 Tianhuafen Qiwei San
【批准文号】新药制字M20060968
【执行标准】新疆维吾尔自治区食品药品监督管理局医疗机构制剂标准（MZJ-M-0174-2010）
【处方组成】天花粉、肉桂、沙棘、大黄、金钱白花蛇、山奈、碱花。
【性　　状】本品为灰黄色粉末；气微，味咸、辛、微涩。
【功能主治】活血行气。用于血行障碍引起的坏血病、血痞等症。
【规　　格】每袋装15g。
【用法用量】口服。一次1.5～3g，一日1～2次。
【不良反应】尚不明确。
【禁　　忌】孕妇禁用
【注意事项】尚不明确。
【贮　　藏】密封，防潮。
【包　　装】药品包装用复合袋。
【有 效 期】12个月
【生产单位】新疆巴音郭楞蒙古族自治州蒙医医院
　　　　　　本制剂仅限本医疗机构使用

扎文十三味散

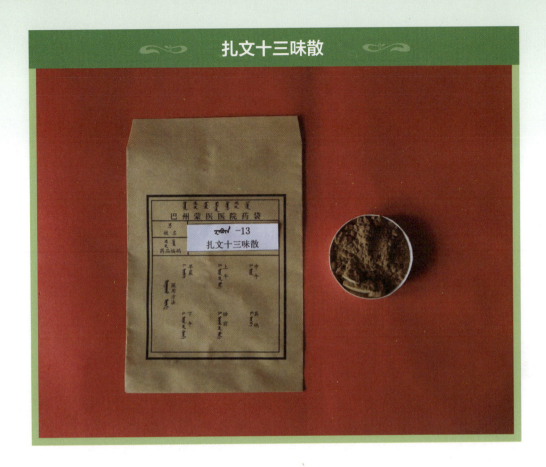

【药品名称】扎文十三味散 Zhawen Shisanwei San

【批准文号】新药制字M20060481

【执行标准】《新疆维吾尔自治区食品药品监督管理局医疗机构制剂标准》MZJ-M-0183-2010

【处方组成】碱花、干姜、硇砂、肉桂、沙棘、木香、石榴、诃子、光明盐、豆蔻、红花、栀子、火硝。

【性　　状】本品为棕色粉末；气微香，味微咸。

【功能主治】活血祛瘀，行气止痛。用于月经不调，血滞经闭，经行不畅等。

【规　　格】每袋装15g。

【用法用量】口服。一次1.5～3g，一日1～2次。

【不良反应】尚不明确。

【禁　　忌】尚不明确。

【注意事项】尚不明确。

【贮　　藏】密封，防潮。

【包　　装】药品包装用复合袋。

【有 效 期】12个月。

【生产单位】新疆巴音郭楞蒙古族自治州蒙医医院

　　　　　　本制剂仅限本医疗机构使用

木德格八味散

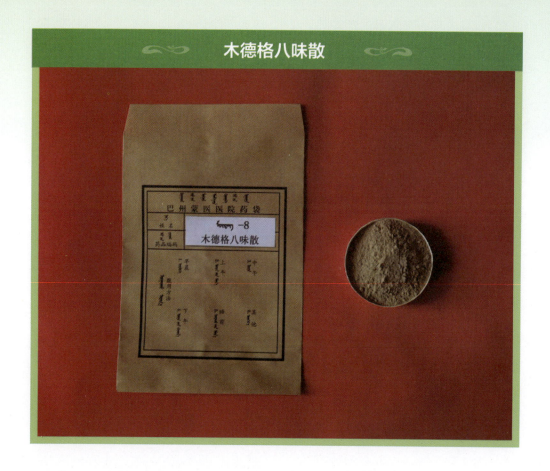

【药品名称】木德格八味散 Mudege Bawei San

【批准文号】新药制字M20060372

【执行标准】《新疆维吾尔自治区食品药品监督管理局医疗机构制剂标准》MZJ-M-0157-2010

【处方组成】冬葵果、珍珠、山奈、荜茇、胡椒、诃子、木香、硼砂（制）。

【性　　状】本品为土黄色粉末；气微香，味辛。

【功能主治】活血逐瘀。用于闭经，痛经及不孕症。

【规　　格】每袋装15g。

【用法用量】口服。一次1.5～3g，一日1～2次。

【不良反应】尚不明确。

【禁　　忌】尚不明确。

【注意事项】尚不明确。

【贮　　藏】密封，防潮。

【包　　装】药品包装用复合袋。

【有 效 期】12个月。

【生产单位】新疆巴音郭楞蒙古族自治州蒙医医院

　　　　　　本制剂仅限本医疗机构使用

乌力吉-18

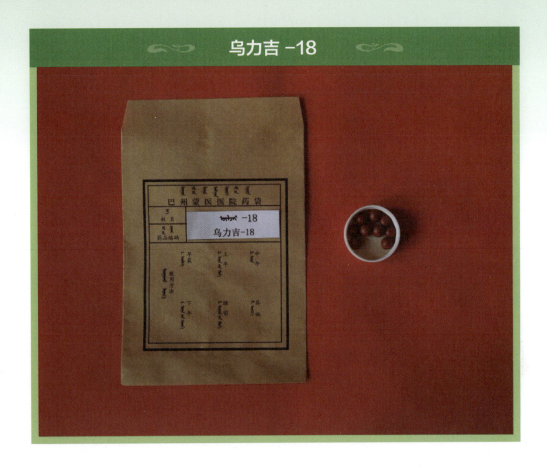

【药品名称】乌力吉-18 Wuliji-18

【批准文号】新药制字Z04001076

【执行标准】《卫生部药品标准 蒙药分册》ZZ-8300

【处方组成】益母草、沙棘、赤包子、诃子、五灵脂、山柰、小白蒿、红花、木香、刺柏叶、土木香、硼砂、朱砂、鹿茸、丁香、牛黄、冬虫夏草、牛胆粉。

【性　　状】本品为暗红色水丸,除去包衣显浅黄色；气香,味苦,微酸。

【功能主治】调经活血,补气安神。用于月经不调,产后发烧,心神不安,头昏头痛,腰膝无力,四肢浮肿,乳腺肿胀。

【规　　格】每10丸重2g。每瓶装30g。

【用法用量】口服。一次13~17丸,一日1~2次。温开水送服。

【不良反应】尚不明确。

【禁　　忌】尚不明确。

【注意事项】尚不明确。

【贮　　藏】密封,防潮。

【包　　装】口服药用高密度聚乙烯瓶。

【有 效 期】12个月。

【生产单位】新疆巴音郭楞蒙古族自治州蒙医医院

本制剂仅限本医疗机构使用

石莲子六味散

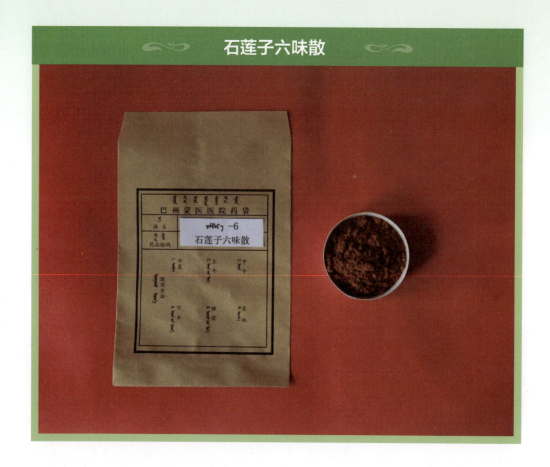

- 【药品名称】石莲子六味散 Shilianzi Liuwei San
- 【批准文号】新药制字M20060652
- 【执行标准】《新疆维吾尔自治区食品药品监督管理局医疗机构制剂标准》MZJ-M-0171-2010
- 【处方组成】石榴、肉桂、豆蔻、荜茇、红花、石莲子。
- 【性　　状】本品为黄棕色粉末；气香特异，味苦、辛、微涩。
- 【功能主治】调理中气，温精补阴。用于便秘，白带过多。
- 【规　　格】每袋装15g。
- 【用法用量】口服。一次1.5～3g，一日1～2次。
- 【不良反应】尚不明确。
- 【禁　　忌】尚不明确。
- 【注意事项】尚不明确。
- 【贮　　藏】密封，防潮。
- 【包　　装】药品包装用复合袋。
- 【有 效 期】12个月。
- 【生产单位】新疆巴音郭楞蒙古族自治州蒙医医院

　　　　　　本制剂仅限本医疗机构使用

尼达金德格散

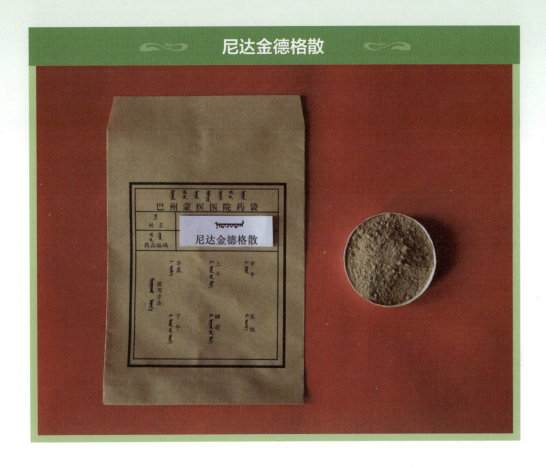

【药品名称】尼达金德格散 Nidajindege San
【批准文号】新药制字M20062660
【执行标准】《新疆维吾尔自治区食品药品监督管理局医疗机构制剂标准》MZJ-M-0158-2010
【处方组成】红花、石榴、豆蔻、紫檀香、紫花地丁、胡黄连、牛胆粉、瞿麦。
【性　　状】本品为黄棕色粉末；气微香，味微苦。
【功能主治】滋阴，补肾。用于月经不调，白带，赤带。
【规　　格】每袋装15g。
【用法用量】口服。一次1.5～3g，一日1～3次。
【不良反应】尚不明确。
【禁　　忌】尚不明确。
【注意事项】尚不明确。
【贮　　藏】密封，防潮。
【包　　装】药品包装用复合袋。
【有 效 期】12个月。
【生产单位】新疆巴音郭楞蒙古族自治州蒙医医院
　　　　　　本制剂仅限本医疗机构使用

妇康散

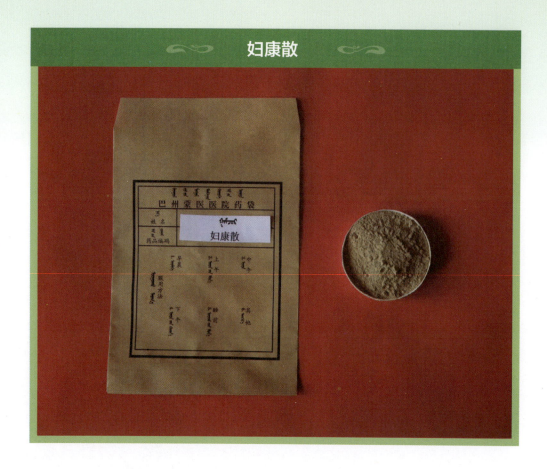

- 【药品名称】妇康散 Fukang San
- 【批准文号】新药制字M20060962
- 【执行标准】《新疆维吾尔自治区食品药品监督管理局医疗机构制剂标准》MZJ-M-0151-2010
- 【处方组成】沉香、荜茇、红花、硇砂、五灵脂、白葡萄干、手参、栀子、肉豆蔻、豆蔻、玉竹、肉桂、寒水石（制）、天冬、紫硇砂、石榴、黄精、冬葵子。
- 【性　　状】本品为土黄色粉末；气香，味咸、辛。
- 【功能主治】活血祛瘀，行气止痛。用于月经不调，血滞经闭，经行不畅等。
- 【规　　格】每袋装15g。
- 【用法用量】口服。一次1.5～3g，一日1～2次。
- 【不良反应】尚不明确。
- 【禁　　忌】尚不明确。
- 【注意事项】尚不明确。
- 【贮　　藏】密封，防潮。
- 【包　　装】药品包装用复合袋。
- 【有 效 期】12个月。
- 【生产单位】新疆巴音郭楞蒙古族自治州蒙医医院

本制剂仅限本医疗机构使用

赤包子二十五味散

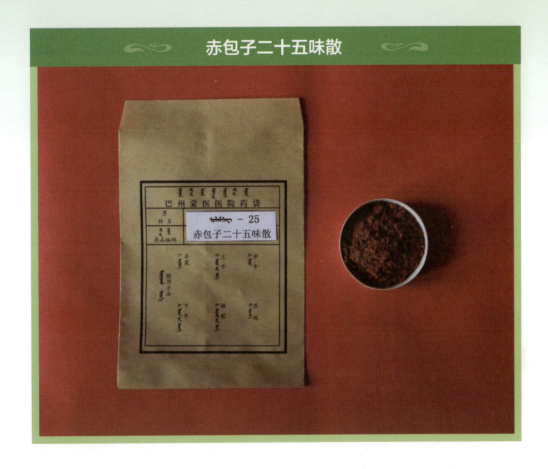

- 【药品名称】赤包子二十五味散 Chibaozi Ershiwuwei San
- 【批准文号】新药制字M20062495
- 【执行标准】《新疆维吾尔自治区食品药品监督管理局医疗机构制剂标准》MZJ-M-0141-2010
- 【处方组成】赤包子、石榴、肉桂、胡椒、硇砂、诃子、栀子、山柰、芫荽花、紫檀香、沉香、山沉香、降香、肉豆蔻、紫草茸、茜草、紫草、丹参、瞿麦、麦冬、火硝、沙棘膏、商陆、牛胆粉、金钱白花蛇。
- 【性　　状】本品为棕红色粉末；气特异，味微辛、咸、微涩。
- 【功能主治】益气调经，舒经活络。用于急、慢性盆腔炎，月经不调，闭经，痛经。
- 【规　　格】每袋装15g。
- 【用法用量】口服。一次1.5～3g，一日1～2次。
- 【不良反应】尚不明确。
- 【禁　　忌】尚不明确。
- 【注意事项】尚不明确。
- 【贮　　藏】密封，防潮。
- 【包　　装】药品包装用复合袋。
- 【有 效 期】12个月。
- 【生产单位】新疆巴音郭楞蒙古族自治州蒙医医院

　　　　　　本制剂仅限本医疗机构使用

苏格木勒-7

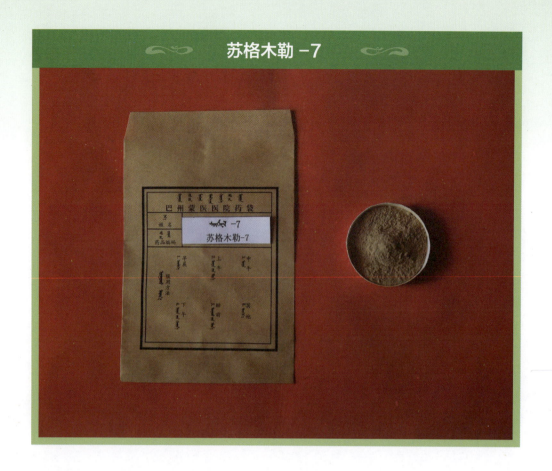

【药品名称】苏格木勒-7 Sugemule-7

【批准文号】新药制字Z04001074

【执行标准】《卫生部药品标准蒙药分册》ZZ-8422

【处方组成】白豆蔻、天冬、手掌参、沉香、肉豆蔻、黄精、丁香。

【性　　状】本品为棕褐色水丸；气香，味辛、甘。

【功能主治】调经养血，温暖子宫，驱寒止痛。用于心、肾脏赫依病，气滞腰痛，小腹冷痛，月经不调，白带过多。

【规　　格】每10丸重2g。每瓶装20g。

【用法用量】口服。一次11～15丸，一日1～2次。

【不良反应】尚不明确。

【禁　　忌】尚不明确。

【注意事项】尚不明确。

【贮　　藏】密封，防潮。

【包　　装】口服药用高密度聚乙烯瓶。

【有 效 期】12个月。

【生产单位】新疆巴音郭楞蒙古族自治州蒙医医院

本制剂仅限本医疗机构使用

给喜古讷-6

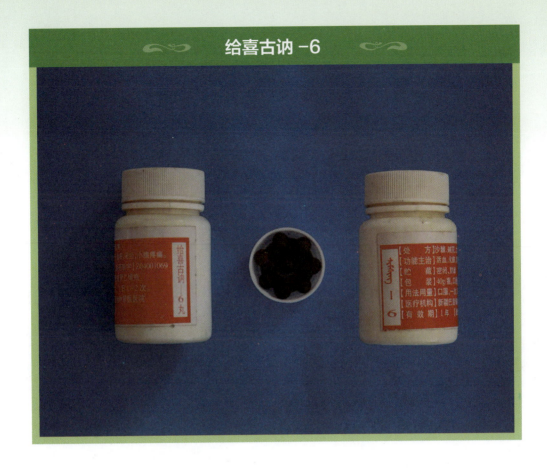

- 【药品名称】给喜古讷-6 Geixigune-6
- 【批准文号】新药制字Z04001069
- 【执行标准】《卫生部药品标准蒙药分册》ZZ-8370
- 【处方组成】沙棘、碱花、木香、大黄、山柰、芒硝（制）。
- 【性　　状】本品为淡黄色粉末；气微香，味涩、微咸。
- 【功能主治】活血，化瘀，调经。用于血瘀，闭经，小腹疼痛。
- 【规　　格】每袋装15g。每瓶装40g。
- 【用法用量】口服。一次1.5～3g，一1～2日次
- 【不良反应】尚不明确。
- 【禁　　忌】尚不明确。
- 【注意事项】尚不明确。
- 【贮　　藏】密封，防潮。
- 【包　　装】PET/AL/PE药品包装用复合袋。
- 【有 效 期】12个月。
- 【生产单位】新疆巴音郭楞蒙古族自治州蒙医医院

　　　　　　本制剂仅限本医疗机构使用

暖肾七味散

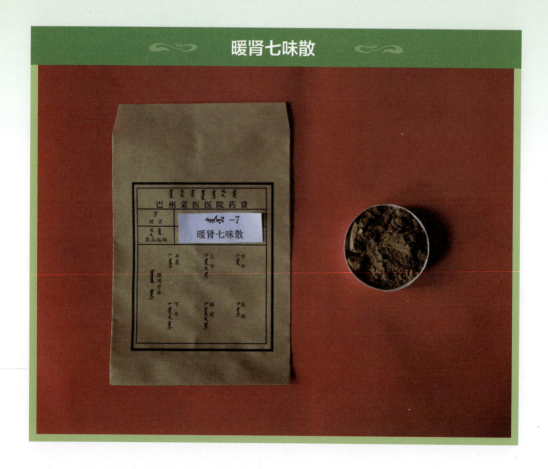

【药品名称】暖肾七味散 Nuanshen Qiwei San

【批准文号】新药制字M20060154

【执行标准】《新疆维吾尔自治区食品药品监督管理局医疗机构制剂标准》MZJ-M-0159-2010

【处方组成】槟榔、石榴、肉桂、荜茇、豆蔻、干姜、硇砂。

【性　　状】本品为棕色粉末；气微香，味微苦。

【功能主治】祛寒暖肾，通淋固精。用于腰腹冷痛，白带冷下，小便不利，肾虚不藏等。

【规　　格】每袋装15g。

【用法用量】口服。一次1.5～3g，一日1～2次。

【不良反应】尚不明确。

【禁　　忌】尚不明确。

【注意事项】尚不明确。

【贮　　藏】密封，防潮。

【包　　装】药品包装用复合袋。

【有 效 期】12个月。

【生产单位】新疆巴音郭楞蒙古族自治州蒙医医院

　　　　　　本制剂仅限本医疗机构使用

五、肝胆科

止痢七味散

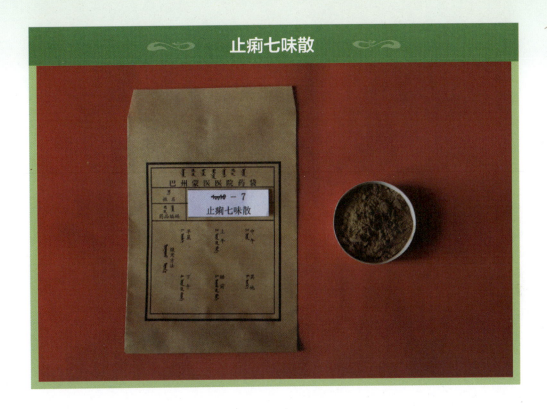

- 【药品名称】止痢七味散 Zhili Qiwei San
- 【批准文号】新药制字M20062654
- 【执行标准】《卫生部药品标准蒙药分册》ZZ-8299
- 【处方组成】牛胆粉、连翘、木鳖子（制）、麦冬、香附、木通、丹参。
- 【性　　状】本品为黄色粉末；气微腥，味苦。
- 【功能主治】清热，止泻止痢。用于协日引起的腹泻、腹胀、赤白痢疾。
- 【规　　格】每袋装15g。
- 【用法用量】口服。一次1.5～3g，一日1～2次。
- 【不良反应】尚不明确。
- 【禁　　忌】尚不明确。
- 【注意事项】尚不明确。
- 【贮　　藏】密封，防潮。
- 【包　　装】药品包装用复合袋。
- 【有 效 期】12个月。
- 【生产单位】新疆巴音郭楞蒙古族自治州蒙医医院

本制剂仅限本医疗机构使用

麦冬十三味散

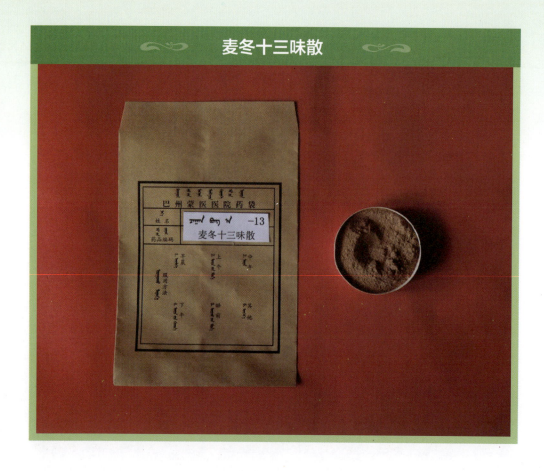

【药品名称】麦冬十三味散 Maidong Shisanwei San

【批准文号】新药制字M20060646

【执行标准】《新疆维吾尔自治区食品药品监督管理局医疗机构制剂标准》MZJ-M-0154-2010

【处方组成】麦冬、木鳖子（制）、小秦艽花、紫花地丁、瞿麦、苦荬菜、胡黄连、黄柏、角茴香、山茶花、人工牛黄、红花、连翘。

【性　　状】本品为黄棕色粉末；味极苦、微涩。

【功能主治】清协日热，解瘟。用于瘟疫热，炽热，肝胆热，胃肠热。

【规　　格】每袋装15g。

【用法用量】口服。一次1.5～3g，一日1～2次。

【不良反应】尚不明确。

【禁　　忌】尚不明确。

【注意事项】尚不明确。

【贮　　藏】密封，防潮。

【包　　装】药品包装用复合袋。

【有 效 期】12个月。

【生产单位】新疆巴音郭楞蒙古族自治州蒙医医院

　　　　　　本制剂仅限本医疗机构使用

利胆八味散

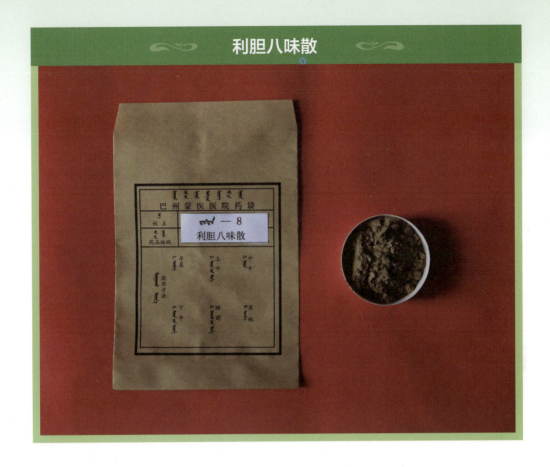

- 【药品名称】利胆八味散 Lidan Bawei San
- 【批准文号】新药制字M20062355
- 【执行标准】《卫生部药品标准 蒙药分册》ZZ-8339
- 【处方组成】苦地丁、木鳖子（制）、麦冬、木香、龙胆、黄连、角茴香、黄柏。
- 【性　　状】本品为黄绿色粉末；气微香，味苦。
- 【功能主治】清协日，泻肝火，利胆。用于协日热引起的头痛，肝胆热症，目肤和小便赤黄，黄疸。
- 【规　　格】每袋装15g。
- 【用法用量】口服。一次1.5~3g，一日1~2次。
- 【不良反应】尚不明确。
- 【禁　　忌】尚不明确。
- 【注意事项】尚不明确。
- 【贮　　藏】密封，防潮。
- 【包　　装】药品包装用复合袋。
- 【有 效 期】12个月。
- 【生产单位】新疆巴音郭楞蒙古族自治州蒙医医院
  本制剂仅限本医疗机构使用

哈日十二味散

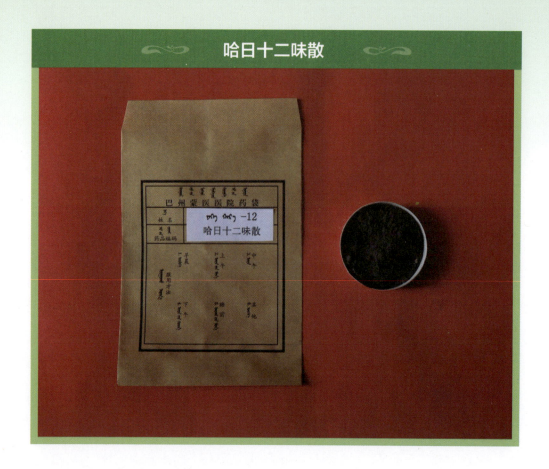

- 【药品名称】哈日十二味散 Hari Shierwei San
- 【批准文号】新药制字M20062650
- 【执行标准】《卫生部药品标准 蒙药分册》ZZ-8363
- 【处方组成】黑冰片、土木香、苦地丁、胡黄连、诃子、川楝子、栀子、人工牛黄、牛胆粉、石膏、红花、甘松。
- 【性　　状】本品为黑色的粉末；气微香，味苦、微涩。
- 【功能主治】清协日热。用于协日病，目肤发黄，瘟疫，瘟疫陷胃，口渴烦躁，消化不良。
- 【规　　格】每袋装15g。
- 【用法用量】口服。一次1.5～3g，一日1～2次。
- 【不良反应】尚不明确。
- 【禁　　忌】尚不明确。
- 【注意事项】尚不明确。
- 【贮　　藏】密封，防潮。
- 【包　　装】药品包装用复合袋。
- 【有效期】12个月。
- 【生产单位】新疆巴音郭楞蒙古族自治州蒙医医院

本制剂仅限本医疗机构使用

塞日德格十一味散

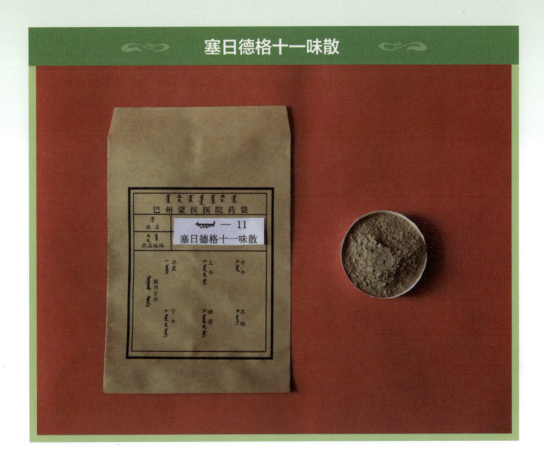

- 【药品名称】塞日德格十一味散 Sairidege Shiyiwei San
- 【批准文号】新药制字M20062670
- 【执行标准】《新疆维吾尔自治区食品药品监督管理局医疗机构制剂标准》MZJ-M-0167-2010
- 【处方组成】石榴、木鳖子（制）、五灵脂、黑冰片、栀子、连翘、甘松、诃子、木香、玫瑰花、红花。
- 【性　　状】本品为黄棕色粉末；气香，味苦、微涩。
- 【功能主治】清热，利胆，退黄。用于各种黄疸性疾病。
- 【规　　格】每袋装15g。
- 【用法用量】口服。一次1.5～3g，一日1～2次。
- 【不良反应】尚不明确。
- 【禁　　忌】尚不明确。
- 【注意事项】尚不明确。
- 【贮　　藏】密封，防潮。
- 【包　　装】药品包装用复合袋。
- 【有 效 期】12个月。
- 【生产单位】新疆巴音郭楞蒙古族自治州蒙医医院

  本制剂仅限本医疗机构使用

德都红花七味散

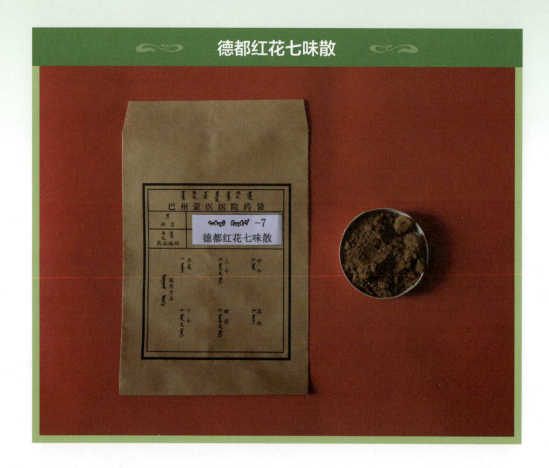

【药品名称】德都红花七味散 Dedu Honghua Qiwei San
【批准文号】新药制字M20062655
【执行标准】《卫生部药品标准 蒙药分册》ZZ-8425
【处方组成】红花、麻黄、石膏、木通、紫花地丁、诃子、蓝盆花。
【性　　状】本品为黄色粉末；气微腥，味苦。
【功能主治】清血热。用于肝瘀血热，肝区疼痛，目肤发黄，尿黄。
【规　　格】每袋装15g。
【用法用量】口服。一次1.5～3g，一日1～2次。
【不良反应】尚不明确。
【禁　　忌】尚不明确。
【注意事项】尚不明确。
【贮　　藏】密封，防潮。
【包　　装】药品包装用复合袋。
【有 效 期】12个月。
【生产单位】新疆巴音郭楞蒙古族自治州蒙医医院
　　　　　　本制剂仅限本医疗机构使用

六、肺病科

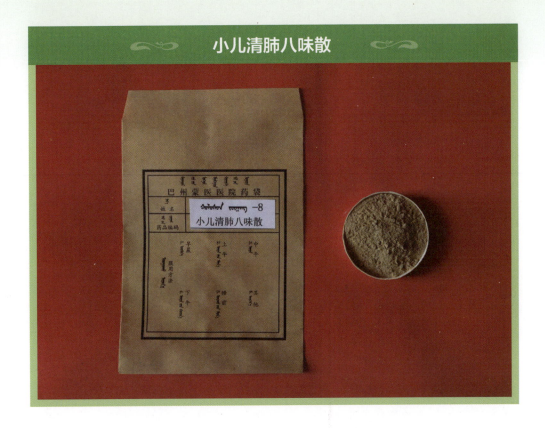

小儿清肺八味散

【药品名称】小儿清肺八味散 Xiaoerqingfei Bawei San
【批准文号】新药制字M20062665
【执行标准】《新疆维吾尔自治区食品药品监督管理局医疗机构制剂标准》MZJ-M-0180-2010
【处方组成】天竺黄、红花、人工牛黄、拳参、北沙参、胡黄连、檀香、麦冬。
【性　　状】本品为浅黄色粉末；气香，味苦、微甘。
【功能主治】清肺热，止咳定喘。用于小儿肺热，发烧，咳嗽，气促，瘟疫热盛。
【规　　格】每袋装15g。
【用法用量】口服。一周岁小儿，一次0.5～1.5g，一日1～3次，或遵医嘱。
【不良反应】尚不明确。
【禁　　忌】尚不明确。
【注意事项】尚不明确。
【贮　　藏】密封，防潮。
【包　　装】药品包装用复合袋。
【有 效 期】12个月。
【生产单位】新疆巴音郭楞蒙古族自治州蒙医医院
　　　　　　本制剂仅限本医疗机构使用

杜鹃十六味散

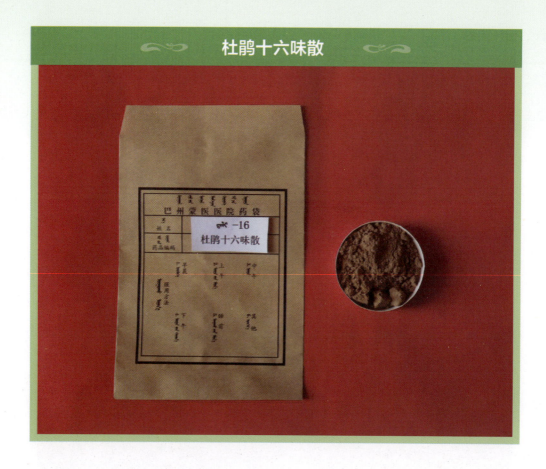

【药品名称】杜鹃十六味散 Dujuan Shiliuwei San

【批准文号】新药制字M20062426

【执行标准】《新疆维吾尔自治区食品药品监督管理局医疗机构制剂标准》MZJ-M-0148-2010

【处方组成】石榴、桂皮、豆蔻、荜茇、红花、木香、肉豆蔻、丁香、广枣、沉香、天竺黄、白葡萄干、甘草、拳参、杜鹃叶、螃蟹。

【性　　状】本品为淡黄棕色粉末；气微香，味微苦。

【功能主治】益气平喘消食。用于急、慢性气管炎，肺气肿，胸膜炎，肺心病，哮喘。

【规　　格】每袋装15g。

【用法用量】口服。一次1.5～3g，一日1～2次。

【不良反应】尚不明确。

【禁　　忌】尚不明确。

【注意事项】尚不明确。

【贮　　藏】密封，防潮。

【包　　装】药品包装用复合袋。

【有 效 期】12个月。

【生产单位】新疆巴音郭楞蒙古族自治州蒙医医院

　　　　　　本制剂仅限本医疗机构使用

铜灰二十五味丸

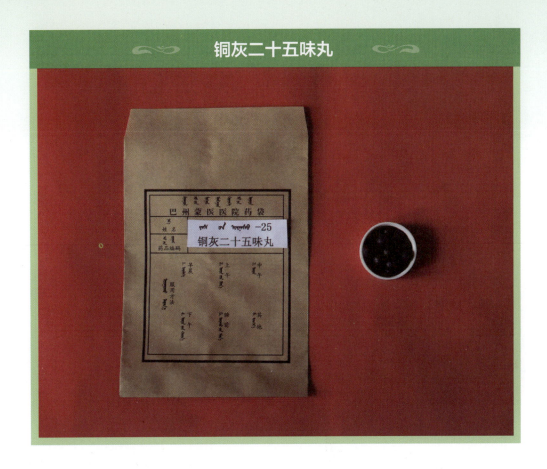

【药品名称】铜灰二十五味丸 Tonghui Ershiwuwei Wan
【批准文号】新药制字M20060246
【执行标准】《新疆维吾尔自治区食品药品监督管理局医疗机构制剂标准》MZJ-M-0129-2010
【处方组成】铜灰（制）、水牛角、羚羊角、鹿角、檀香、紫檀香、沉香、人工牛黄、乳香、豆蔻、丁香、红花、天竺黄、草果、肉豆蔻、诃子、菊花、北沙参、拳参、茵陈、麦冬、白花龙胆花、白巨胜、射干、甘松。
【性　　状】本品为黑色调水丸；气特异，味辛、苦。
【功能主治】清肺、止咳。用于肺脓肿，肺热气肿，咳喘，咳脓血痰，肺痨等。
【规　　格】每10丸重2g。每瓶装40g。
【用法用量】口服。一次7～13丸，一日1～2次。
【不良反应】尚不明确。
【禁　　忌】尚不明确。
【注意事项】尚不明确。
【贮　　藏】密封，防潮。
【包　　装】口服固体药用高密度聚乙烯瓶。
【有 效 期】12个月。
【生产单位】新疆巴音郭楞蒙古族自治州蒙医医院
　　　　　　本制剂仅限本医疗机构使用

道德勒格帮孜十二味散

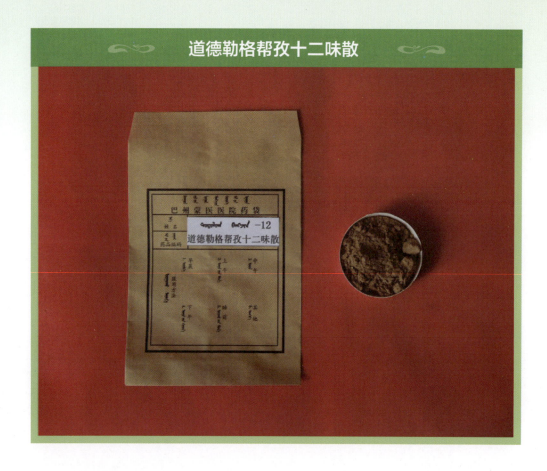

【药品名称】道德勒格帮孜十二味散 Daodelegebangzi Shierwei San
【批准文号】新药制字M20062456
【执行标准】《新疆维吾尔自治区食品药品监督管理局医疗机构制剂标准》MZJ-M-0145-2010
【处方组成】漏芦花、檀香、乳香、五灵脂、多叶棘豆、没药、天竺黄、甘松、红花、角茴香、草乌叶、人工牛黄。
【性　　状】本品为淡棕色粉末；气微，味苦、微涩。
【功能主治】清热杀粘。用于各种传染性疾病，流行性感冒等。
【规　　格】每袋装15g。
【用法用量】口服。一次1.5～3g，一日1～2次。
【不良反应】尚不明确。
【禁　　忌】尚不明确。
【注意事项】尚不明确。
【贮　　藏】密封，防潮。
【包　　装】药品包装用复合袋。
【有 效 期】12个月。
【生产单位】新疆巴音郭楞蒙古族自治州蒙医医院
　　　　　　本制剂仅限本医疗机构使用

七、皮肤科

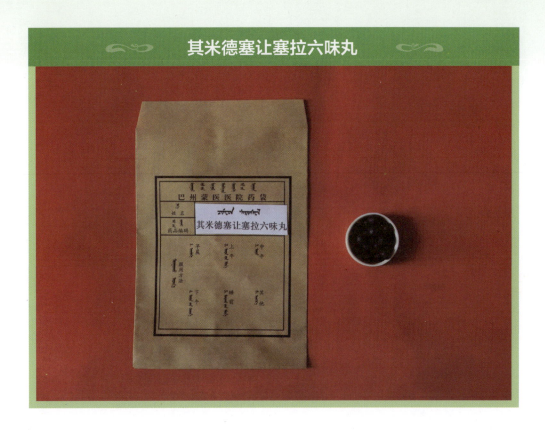

其米德塞让塞拉六味丸

【药品名称】其米德塞让塞拉六味丸 Qimide Sairangsaila Liuwei Wan

【批准文号】新药制字M20062672

【执行标准】《新疆维吾尔自治区食品药品监督管理局医疗机构制剂标准》MZJ-M-0128-2010

【处方组成】制草乌、木香、诃子、九节菖蒲、甘松、蔓荆子。

【性　　状】本品为黑褐色水丸；气香，味苦、辛、涩、微酸。

【功能主治】杀粘止痛。用于粘虫引起的各类疼痛，尤其对头痛，牙痛，腹痛有效。

【规　　格】每10丸重2g。每瓶装40g。

【用法用量】口服。一次7～13丸，一日1～2次。

【不良反应】尚不明确。

【禁　　忌】尚不明确。

【注意事项】尚不明确。

【贮　　藏】密封，防潮。

【包　　装】口服固体药用高密度聚乙烯瓶。

【有 效 期】12个月。

【生产单位】新疆巴音郭楞蒙古族自治州蒙医医院

　　　　　　本制剂仅限本医疗机构使用

八、热病科

清热二十五味丸

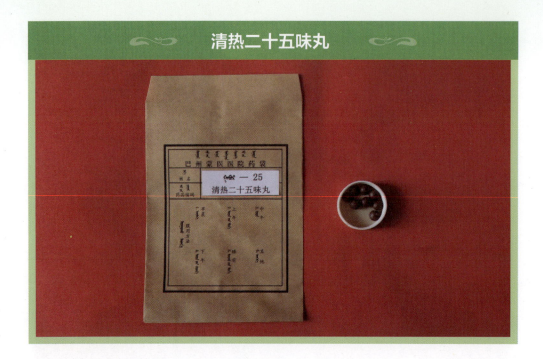

【药品名称】清热二十五味丸 Qingre Ershiwuwei Wan

【批准文号】新药制字M20062646

【执行标准】《卫生部药品标准 蒙药分册》ZZ-8403

【处方组成】檀香、川楝子、木棉花、千金子霜、红花、肉豆蔻、丁香、白巨胜、益智仁、草果、青皮、冰片、木香、紫檀香、甘松、木通、石花、石膏、枳实、诃子、栀子、卷柏、菊花、沉香、射干。

【性　　状】本品为棕褐色水丸；气芳香，味苦、微辛。

【功能主治】清热祛瘟，止咳。用于肝脏瘀热，咳嗽脓疡，胸痛，口苦，舌干，关节疼痛，骨蒸痨热。

【规　　格】每10丸重2g。每瓶装40g。

【用法用量】口服。一次7～13丸，一日1～2次。或遵医嘱。

【不良反应】尚不明确。

【禁　　忌】尚不明确。

【注意事项】孕妇慎服

【贮　　藏】密封，防潮。

【包　　装】口服固体药用高密度聚乙烯瓶。

【有 效 期】12个月。

【生产单位】新疆巴音郭楞蒙古族自治州蒙医医院

　　　　　　本制剂仅限本医疗机构使用

清热二十五味散

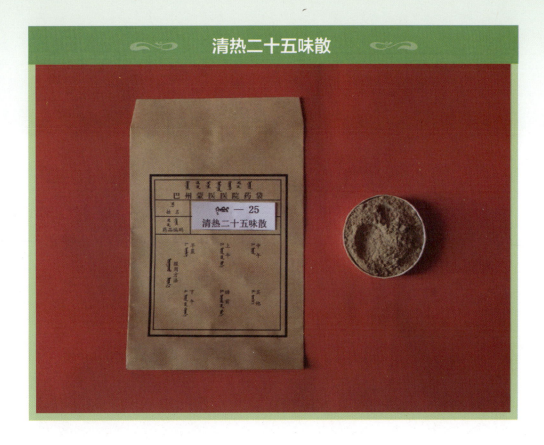

- 【药品名称】清热二十五味散 Qingre Ershiwuwei San
- 【批准文号】新药制字M20062651
- 【执行标准】《新疆维吾尔自治区食品药品监督管理局医疗机构制剂标准》MZJ-M-0161-2010
- 【处方组成】檀香、川楝子、木棉花、千金子霜、红花、肉豆蔻、丁香、白巨胜、益智仁、草果、青皮、冰片、木香、紫檀香、甘松、木通、石花、石膏、枳实、诃子、栀子、卷柏、菊花、沉香、射干。
- 【性　　状】本品为棕褐色粉末；气芳香，味苦、微辛。
- 【功能主治】清热祛瘟，止咳。用于脏腑瘀热，咳嗽脓疡，胸痛，口苦，舌干，关节疼痛，骨蒸痨热。
- 【规　　格】每袋装15g。
- 【用法用量】口服。一次1.5～3g，一日1～2次，或遵医嘱。
- 【不良反应】尚不明确。
- 【禁　　忌】尚不明确。
- 【注意事项】孕妇慎用
- 【贮　　藏】密封，防潮。
- 【包　　装】药品包装用复合袋。
- 【有 效 期】12个月。
- 【生产单位】新疆巴音郭楞蒙古族自治州蒙医医院
  本制剂仅限本医疗机构使用

额日赫木-8

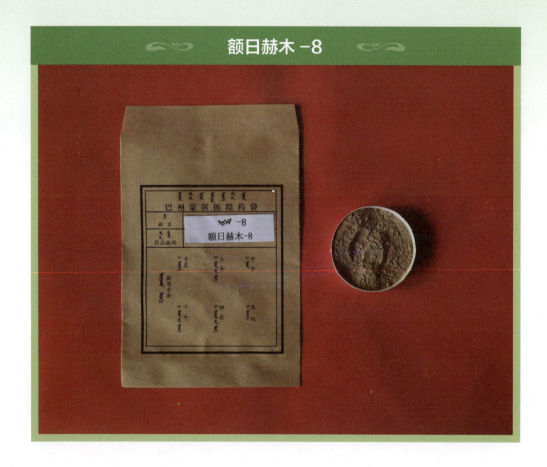

- 【药品名称】额日赫木-8 Erihemu-8
- 【批准文号】新药制字Z04001068
- 【执行标准】《卫生部药品标准 蒙药分册》ZZ-8405
- 【处方组成】檀香、石膏、红花、苦地丁、瞿麦、胡黄连、麦冬、牛黄。
- 【性　　状】本品为黄色粉末；气香，味苦。
- 【功能主治】清热解毒。用于灼热，血热，脏腑之热，痰中带血，肝火助通。
- 【规　　格】每袋装15g。
- 【用法用量】口服。一次1.5g～3g，一日1～2次。
- 【不良反应】尚不明确。
- 【禁　　忌】尚不明确。
- 【注意事项】尚不明确。
- 【贮　　藏】密封，防潮。
- 【包　　装】PET/AL/PE药品包装用复合袋。
- 【有 效 期】12个月。
- 【生产单位】新疆巴音郭楞蒙古族自治州蒙医医院

本制剂仅限本医疗机构使用

九、神经科

宝石丸

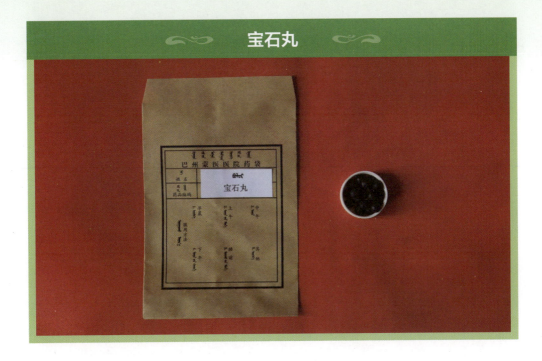

【药品名称】宝石丸 Baoshi Wan

【批准文号】新药制字M20062674

【执行标准】《新疆维吾尔自治区食品药品监督管理局医疗机构制剂标准》MZJ-M-0122-2010

【处方组成】紫檀香、红花、沙棘膏、诃子、川楝子、栀子、土木香、紫草、寒水石（奶制）、紫苑花、茜草、紫草茸、苏木、光明盐、赤包子、硼砂（制）、枇杷叶、白痢疾、香青兰、兔耳草、耧斗菜、冬葵果、紫花地丁、瞿麦、火硝、芒硝等。

【性　　状】本品为棕褐色水丸；气香，味苦、微辛。

【功能主治】活血化瘀，破积通窍，调经补血。用于闭经不通，腰痛困酸，败血上盛，脉血栓塞，血瘤，跌打损伤等。

【规　　格】每10丸重2g。每瓶装40g。

【用法用量】口服。一次10～16丸，一日1～2次。

【不良反应】尚不明确。

【禁　　忌】尚不明确。

【注意事项】尚不明确。

【贮　　藏】密封，防潮。

【包　　装】口服固体药用高密度聚乙烯瓶。

【有 效 期】12个月。

【生产单位】新疆巴音郭楞蒙古族自治州蒙医医院

本制剂仅限本医疗机构使用

珍珠通络丸

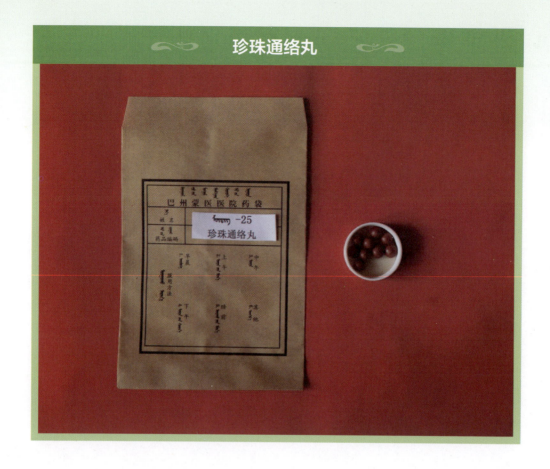

【药品名称】珍珠通络丸 Zhenzhu Tongluo Wan

【批准文号】新药制字M20062677

【执行标准】《卫生部药品标准 蒙药分册》ZZ-8359

【处方组成】珍珠（制）、石膏、红花、丁香、肉豆蔻、豆蔻、草果、人工牛黄、檀香、紫檀香、沉香、地锦草、方海、人工麝香、木香、荜茇、肉桂、诃子、川楝子、栀子、海金沙、冬葵果、白巨胜、黑巨胜、水牛角浓缩粉。

【性　　状】本品为暗红色包衣水丸，除去包衣后显棕色；气香，味苦、辛、涩。

【功能主治】清热，开窍，燥黄水。用于和如胡病，类风湿，肾病，脉病，偏瘫，半身不遂。

【规　　格】每10丸重2g。每瓶装40g。

【用法用量】口服。一次9～13丸，一日1～2次。

【不良反应】尚不明确。

【禁　　忌】尚不明确。

【注意事项】运动员慎用。

【贮　　藏】密封，防潮。

【包　　装】口服固体药用高密度聚乙烯瓶。

【有 效 期】12个月。

【生产单位】新疆巴音郭楞蒙古族自治州蒙医医院

　　　　　　本制剂仅限本医疗机构使用

十、肾病科

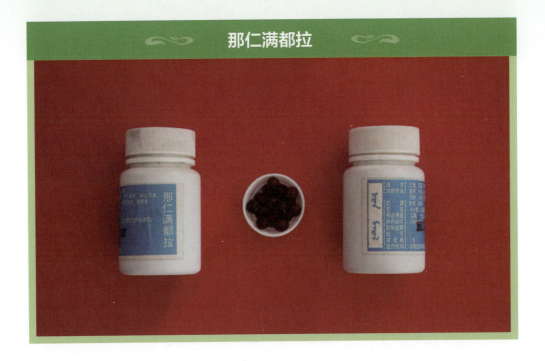

那仁满都拉

【药品名称】那仁满都拉 Narenmandula
【批准文号】新药制字Z04001072
【执行标准】《卫生部药品标准 蒙药分册》ZZ-8302
【处方组成】石榴、蒺藜（微炒）、荜茇、益智、冬葵果、肉桂、黄精、红花、天冬、玉竹、天花粉。
【性　　状】本品为黄褐色水丸；气香，味辛、微涩。
【功能主治】温肾，利水，消食，燥协日乌素。用于胃寒，消化不良，浮肿，水肿，肾寒腰痛，遗精淋下，寒性腹泻，宫寒带多。
【规　　格】每10丸重2g。每瓶装20g。
【用法用量】口服。一次11～13丸，一日1～2次，红糖水或温开水送服。
【不良反应】尚不明确。
【禁　　忌】尚不明确。
【注意事项】尚不明确。
【贮　　藏】密封，防潮。
【包　　装】口服药用高密度聚乙烯瓶。
【有 效 期】12个月。
【生产单位】新疆巴音郭楞蒙古族自治州蒙医医院
　　　　　　本制剂仅限本医疗机构使用

苏格木勒-10

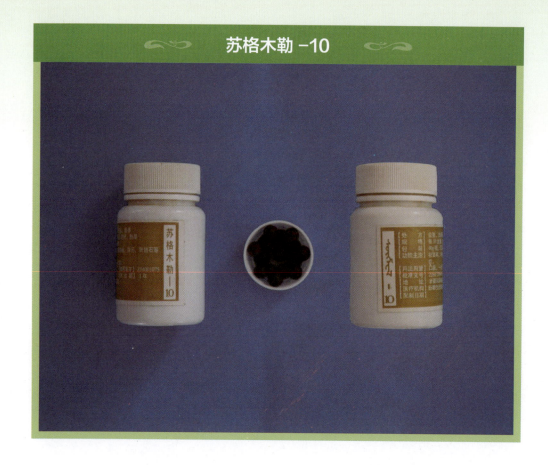

- 【药品名称】苏格木勒-10 Sugemule-10
- 【批准文号】新药制字Z04001075
- 【执行标准】《卫生部药品标准蒙药分册》ZZ-8385
- 【处方组成】益智、干姜、白硇砂、荜茇、榼子、莲子、苦石莲、方海、冬葵果、人工麝香。
- 【性　　状】本品为黄棕色水丸；气香，味辛、咸。
- 【功能主治】祛肾寒，利尿。用于肾寒肾虚，腰腿痛，尿闭，肾结石等症。
- 【规　　格】每10丸重2g。每瓶装40g。
- 【用法用量】口服。一次11～15丸，一日1～2次，温开水或红糖水送服。
- 【不良反应】尚不明确。
- 【禁　　忌】尚不明确。
- 【注意事项】运动员慎用。
- 【贮　　藏】密封，防潮。
- 【包　　装】口服药用高密度聚乙烯瓶。
- 【有 效 期】12个月。
- 【生产单位】新疆巴音郭楞蒙古族自治州蒙医医院

本制剂仅限本医疗机构使用

利尿八味散

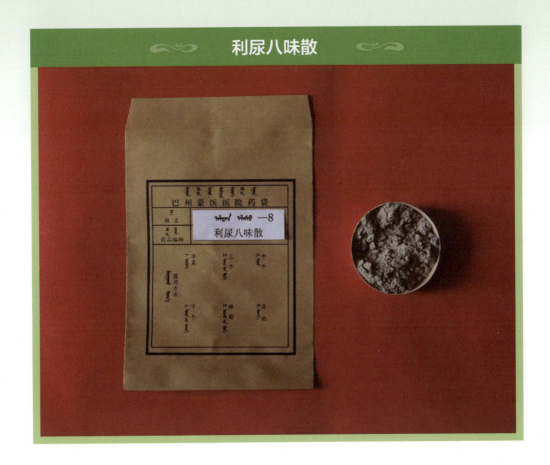

【药品名称】利尿八味散 Liniao Bawei San
【批准文号】新药制字M20062640
【执行标准】《卫生部药品标准蒙药分册》ZZ-8340
【处方组成】海金沙、豆蔻、冬葵果、硇砂、方海、天花粉、蒺藜（微炒）、蜗牛（煅）。
【性　　状】本品为灰黄色粉末；气微香，味咸、微辛。
【功能主治】利水。用于寒热性尿闭，水肿，泌尿道结石等症。
【规　　格】每袋装15g。
【用法用量】口服。一次1.5～3g，一日1～3次
【不良反应】尚不明确。
【禁　　忌】尚不明确。
【注意事项】尚不明确。
【贮　　藏】密封，防潮。
【包　　装】药品包装用复合袋。
【有 效 期】12个月。
【生产单位】新疆巴音郭楞蒙古族自治州蒙医医院
　　　　　　本制剂仅限本医疗机构使用

补心丸

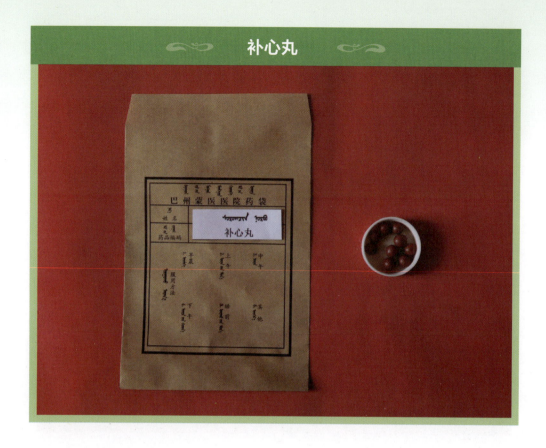

- 【药品名称】补心丸 Buxin Wan
- 【批准文号】新药制字M20062681
- 【执行标准】《新疆维吾尔自治区食品药品监督管理局医疗机构制剂标准》MZJ-M-0123-2010
- 【处方组成】沉香、兔心、牦牛心、丁香、广枣、肉豆蔻、乳香、木香、文冠木、麦冬、诃子、石膏、瞿麦、阿魏、寒水石（奶制）。
- 【性　　状】本品为棕色水丸；气微香，味咸、苦。
- 【功能主治】镇心安神，补心血，清热泻血。用于降逆行气，赫依病引起的心神不安，胸中烦热，惊悸不眠。
- 【规　　格】每10丸重2g。每瓶装40g。
- 【用法用量】口服。一次11～15丸，一日1～2次。
- 【不良反应】尚不明确。
- 【禁　　忌】尚不明确。
- 【注意事项】尚不明确。
- 【贮　　藏】密封，防潮。
- 【包　　装】口服固体药用高密度聚乙烯瓶。
- 【有 效 期】12个月。
- 【生产单位】新疆巴音郭楞蒙古族自治州蒙医医院

本制剂仅限本医疗机构使用

补肾健胃二十一味丸

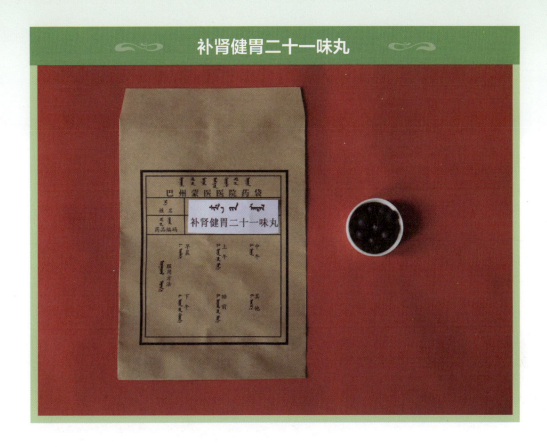

【药品名称】补肾健胃二十一味丸 Bushenjianwei Ershiyiwei Wan

【批准文号】新药制字M20060474

【执行标准】《卫生部药品标准 蒙药分册》ZZ-8345

【处方组成】石榴、玉竹、天冬、肉桂、紫硇砂、人参、小蜀季、沉香、肉豆蔻、黄精、五灵脂、白葡萄、红花、天花粉、荜茇、手掌参、白豆蔻、广枣、草果、蒺藜（微炒）、寒水石（奶制）。

【性　　状】本品为黄褐色水丸；味微甘、苦。

【功能主治】祛寒，健胃，补肾壮阳。用于食积胃胀，胸满头晕，肾寒浮肿，水肿，腰腿痛，尿频等症。

【规　　格】每10丸重2g。每瓶装40g。

【用法用量】口服。一次11～15丸，一日1～2次。

【不良反应】尚不明确。

【禁　　忌】尚不明确。

【注意事项】尚不明确。

【贮　　藏】密封，防潮。

【包　　装】口服固体药用高密度聚乙烯瓶。

【有 效 期】12个月。

【生产单位】新疆巴音郭楞蒙古族自治州蒙医医院

　　　　　　本制剂仅限本医疗机构使用

阿嘎日十九味丸

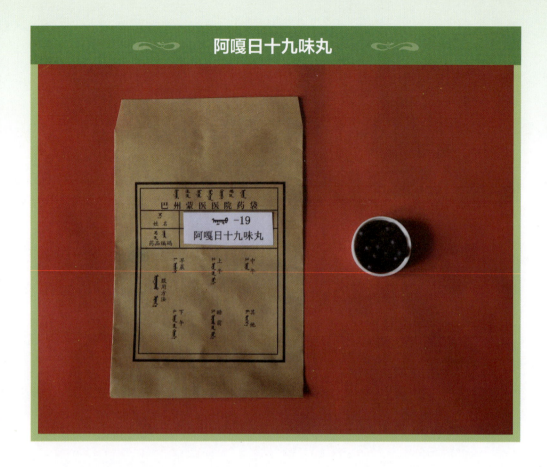

【药品名称】阿嘎日十九味丸 Agari Shijiuwei Wan

【批准文号】新药制字M20061296

【执行标准】《新疆维吾尔自治区食品药品监督管理局医疗机构制剂标准》MZJ-M-0121-2010

【处方组成】土木香、苦参、悬钩子木（制）、诃子、川楝子、栀子、沉香、山沉香、降香、干姜、马钱子（制）、广枣、肉豆蔻、丁香、兔耳草、木棉花蕊、旋覆花、毛莲菜、木香。

【性　　状】本品为棕红色水丸；气微，味涩、微苦。

【功能主治】清热理气。用于赫依病与血热相搏引起的气血病，山川热引起的口干音哑等。

【规　　格】每10丸重2g。每瓶装40g。

【用法用量】口服。一次11～15丸，一日1～2次。

【不良反应】尚不明确。

【禁　　忌】尚不明确。

【注意事项】运动员慎用。

【贮　　藏】密封，防潮。

【包　　装】口服固体药用高密度聚乙烯瓶。

【有 效 期】12个月。

【生产单位】新疆巴音郭楞蒙古族自治州蒙医医院

本制剂仅限本医疗机构使用

黄柏八味散

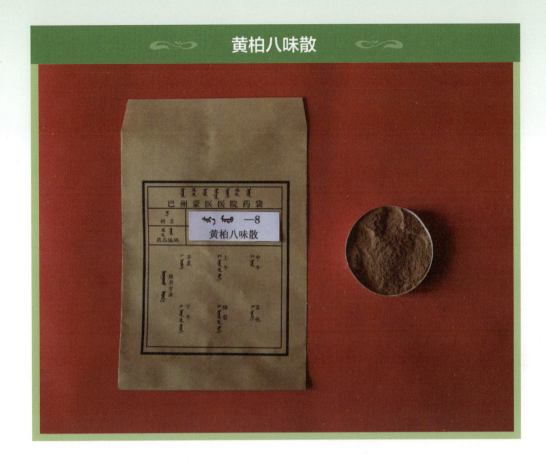

- 【药品名称】黄柏八味散 Huangbo Bawei San
- 【批准文号】新药制字M20062639
- 【执行标准】《卫生部药品标准 蒙药分册》ZZ-8391
- 【处方组成】黄柏、香墨、栀子、甘草、红花、荜茇、牛胆粉、黑云香。
- 【性　　状】本品为黄绿色粉末；气香，味苦。
- 【功能主治】清热凉血，固精。用于肾热，尿路感染，尿中带血，经下过多。
- 【规　　格】每袋装15g。
- 【用法用量】口服。一次1.5～3g，一日1～2次。
- 【不良反应】尚不明确。
- 【禁　　忌】尚不明确。
- 【注意事项】尚不明确。
- 【贮　　藏】密封，防潮。
- 【包　　装】药品包装用复合袋。
- 【有 效 期】12个月。
- 【生产单位】新疆巴音郭楞蒙古族自治州蒙医医院

  本制剂仅限本医疗机构使用

清肾十五味散

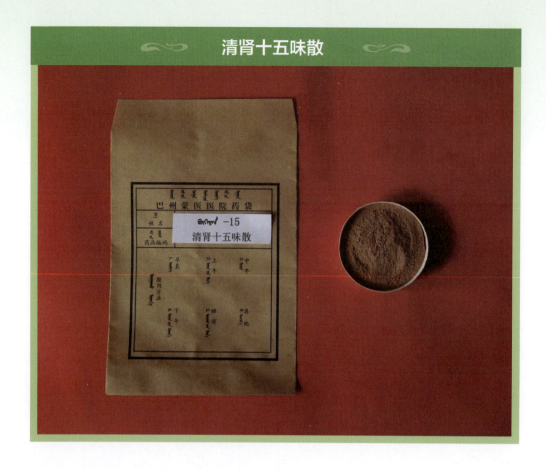

【药品名称】清肾十五味散 Qingshen Shiwuwei San

【批准文号】新药制字M20062684

【执行标准】《新疆维吾尔自治区食品药品监督管理局医疗机构制剂标准》MZJ-M-0175-2010

【处方组成】槟榔、石榴、肉桂、玉竹、黄精、白及、天花粉、蒺藜、螃蟹、芫荽子、荜茇、红花、刀豆、冬葵果、冰糖。

【性　　状】本品为黄棕色粉末；气微香，味微苦。

【功能主治】温肾阳，逐寒湿。用于腰痛，腰酸腿软，头晕目眩，耳鸣耳聋，颈项僵硬。

【规　　格】每袋装15g。

【用法用量】口服。一次1.5～3g，一日1～2次。

【不良反应】尚不明确。

【禁　　忌】尚不明确。

【注意事项】尚不明确。

【贮　　藏】密封，防潮。

【包　　装】药品包装用复合袋。

【有 效 期】12个月。

【生产单位】新疆巴音郭楞蒙古族自治州蒙医医院

本制剂仅限本医疗机构使用

清肾热十味散

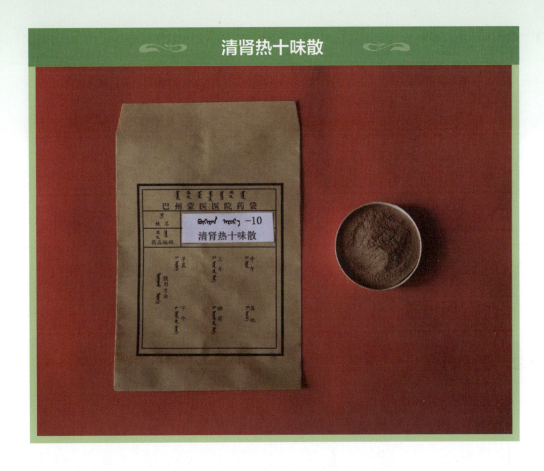

【药品名称】清肾热十味散 Qingshenre Shiwei San
【批准文号】新药制字M20060478
【执行标准】《卫生部药品标准 蒙药分册》ZZ-8399
【处方组成】诃子、红花、白豆蔻、五灵脂、紫花地丁、刀豆、枇杷叶、茜草、紫草、刺柏叶。
【性　　状】本品为黄棕色粉末；气微，味微涩、苦。
【功能主治】清肾热。用于肾热，肾损伤，小便不利，尿频，腰腿酸痛。
【规　　格】每袋装15g。
【用法用量】口服。一次1.5～3g，一日1～2次。
【不良反应】尚不明确。
【禁　　忌】尚不明确。
【注意事项】尚不明确。
【贮　　藏】密封，防潮。
【包　　装】药品包装用复合袋。
【有 效 期】12个月。
【生产单位】新疆巴音郭楞蒙古族自治州蒙医医院
　　　　　　本制剂仅限本医疗机构使用

十一、鼻窦炎类

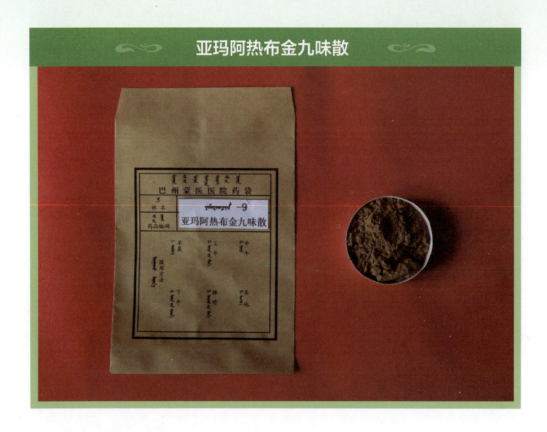

亚玛阿热布金九味散

【药品名称】亚玛阿热布金九味散 Yamaarebujin Jiuwei San
【批准文号】新药制字M20062660
【执行标准】《新疆维吾尔自治区食品药品监督管理局医疗机构制剂标准》MZJ-M-0182-2010
【处方组成】红花、诃子、瞿麦、乳香、制草乌、木香、肉豆蔻、硇砂、甘松。
【性　　状】本品为棕色粉末；气微香，味苦、涩。
【功能主治】除亚玛病，消除粘邪，活血，开窍。用于过敏性鼻炎，鼻窦炎，额窦炎。
【规　　格】每袋装15g。
【用法用量】口服。一次0.1～0.3g，一日2～3次
【不良反应】尚不明确。
【禁　　忌】尚不明确。
【注意事项】尚不明确。
【贮　　藏】密封，防潮。
【包　　装】药品包装用复合袋。
【有 效 期】12个月。
【生产单位】新疆巴音郭楞蒙古族自治州蒙医医院
　　　　　　本制剂仅限本医疗机构使用

胡日查-6

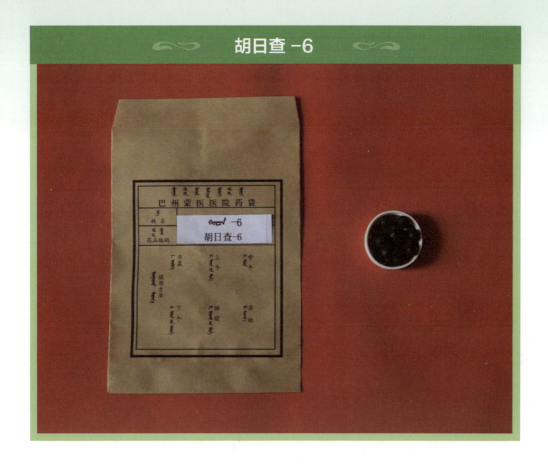

- 【药品名称】胡日查-6 Huricha-6
- 【批准文号】新药制字Z04001070
- 【执行标准】《卫生部药品标准 蒙药分册》
- 【处方组成】诃子、木香、红药、黑云香、甘松、闹羊花。
- 【性　　状】本品为棕褐色水丸；气香，味苦、酸。
- 【功能主治】消粘，清协日，止痛。用于协日性头痛，目赤红肿，亚玛引起的偏、正头痛。
- 【规　　格】每10丸重2g。每瓶装40g。
- 【用法用量】口服。一次9～15丸，一日1～2次，饭后服；或遵医嘱。
- 【不良反应】尚不明确。
- 【禁　　忌】尚不明确。
- 【注意事项】尚不明确。
- 【贮　　藏】密封，防潮。
- 【包　　装】口服药用高密度聚乙烯瓶。
- 【有 效 期】12个月。
- 【生产单位】新疆巴音郭楞蒙古族自治州蒙医医院

  本制剂仅限本医疗机构使用

十二、解毒类

调元大补二十五味丸

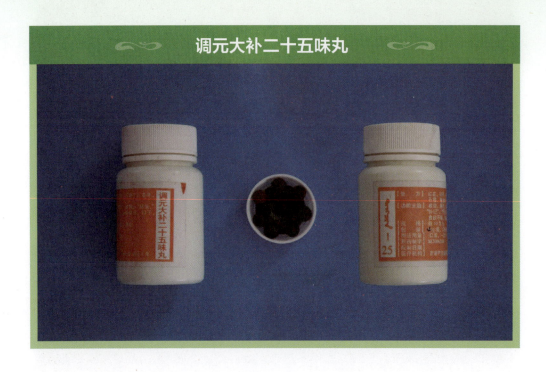

【药品名称】调元大补二十五味丸 Tiaoyuandabu Ershiwuwei Wan

【批准文号】新药制字M20062680

【执行标准】《新疆维吾尔自治区食品药品监督管理局医疗机构制剂标准》MZJ-M-0126-2010

【处方组成】红花、诃子、川楝子、栀子、土木香、川木香、苦地丁、胡黄连、秦艽、麦冬、石榴、酸梨干、贯众、小秦艽花、野菊花、细辛、芫荽子、木鳖子（制）、猪血粉、款冬花、蓝盆花、瞿麦、香青兰、五灵脂、白豆蔻。

【性　　状】本品为红棕色水丸；气微香，味苦。

【功能主治】收敛，解毒，调节寒热。用于宝日扩散，赫依、协日、巴达干失调，旧病不愈，身倦体怠，口干，食欲不振，胃脘疼痛。

【规　　格】每10丸重2g。每瓶装40g。

【用法用量】口服。一次8～15丸，一日1～2次。

【不良反应】尚不明确。

【禁　　忌】尚不明确。

【注意事项】尚不明确。

【贮　　藏】密封，防潮。

【包　　装】口服固体药用高密度聚乙烯瓶。

【有 效 期】12个月。

【生产单位】新疆巴音郭楞蒙古族自治州蒙医医院

　　　　　　本制剂仅限本医疗机构使用

十三、外用类

外用溃疡散

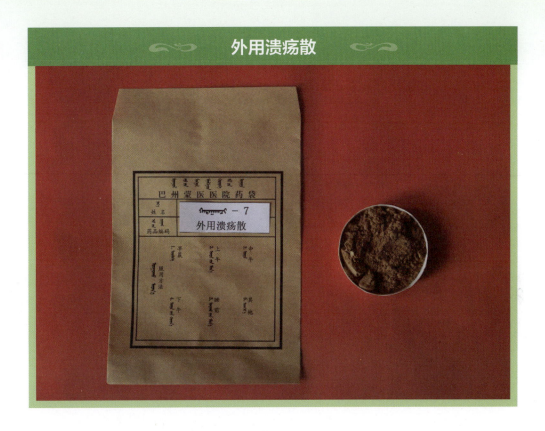

- 【药品名称】外用溃疡散 Waiyong Kuiyang San
- 【批准文号】新药制字M20061638
- 【执行标准】《卫生部药品标准 蒙药分册》ZZ-8420
- 【处方组成】寒水石（凉制）、雄黄、朱砂、银朱、石决明（煅）、冰片、人工麝香。
- 【性　　状】本品为粉红色极细粉末；气香，味苦。
- 【功能主治】生肌，收敛。用于口舌生疮，溃疡，咽喉红肿，皮肤溃烂，外伤感染，宫颈糜烂。
- 【规　　格】每瓶装2g
- 【用法用量】外用，涂患处，口腔用细管吹入，妇科用专用器具放入。
- 【不良反应】尚不明确。
- 【禁　　忌】孕妇禁用
- 【注意事项】运动员慎用。
- 【贮　　藏】密封，防潮。
- 【包　　装】口服固体药用高密度聚乙烯瓶。
- 【有 效 期】12个月。
- 【生产单位】新疆巴音郭楞蒙古族自治州蒙医医院

　　　　　　本制剂仅限本医疗机构使用

十四、消炎类

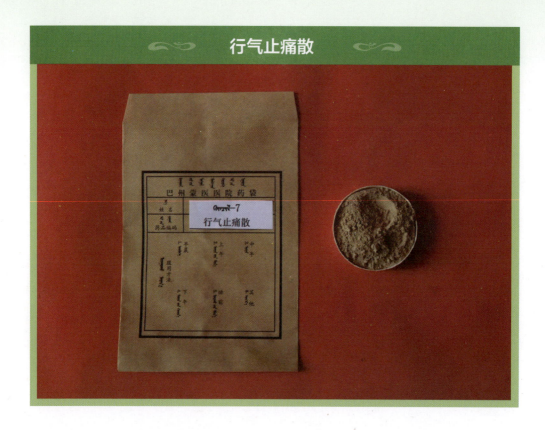

行气止痛散

【药品名称】行气止痛散 Xingqizhitong San
【批准文号】新药制字M20062699
【执行标准】《新疆维吾尔自治区食品药品监督管理局医疗机构制剂标准》MZJ-M-0181-2010
【处方组成】马钱子（制）、木香、沉香、红花、石膏、诃子、枫香脂。
【性　　状】本品为黄棕色粉末；气微，味苦、涩。
【功能主治】开郁行气，活血止痛。用于胸闷，气短，胸肋刺痛，巴木病。
【规　　格】每袋装15g。
【用法用量】口服。一次1.5～3g，一日1～2次，或遵医嘱。
【不良反应】尚不明确。
【禁　　忌】尚不明确。
【注意事项】孕妇、运动员慎用。
【贮　　藏】密封，防潮。
【包　　装】药品包装用复合袋。
【有 效 期】12个月。
【生产单位】新疆巴音郭楞蒙古族自治州蒙医医院
　　　　　　本制剂仅限本医疗机构使用

针刺六味散（丸）

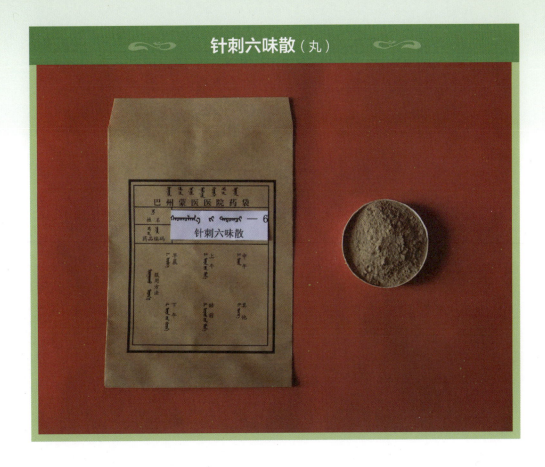

【药品名称】针刺六味散（丸）Zhenci Liuwei San
【批准文号】新药制字M20062638
【执行标准】《卫生部药品标准 蒙药分册》ZZ-8428
【处方组成】土木香、木香、草乌叶、沉香、马钱子（制）、肉豆蔻。
【性　　状】本品为棕色水丸；气微，味苦、涩、麻、微辛。
【功能主治】消粘，镇痛。用于瘀血刺痛，气滞刺痛，粘刺痛。
【规　　格】每10丸重2g。40g/瓶。
【用法用量】口服。一次5～9丸，一日1～2次。
【不良反应】尚不明确。
【禁　　忌】孕妇忌服
【注意事项】年老体弱者、运动员慎用。
【贮　　藏】密封，防潮。
【包　　装】口服固体药用高密度聚乙烯瓶。
【有 效 期】12个月。
【生产单位】新疆巴音郭楞蒙古族自治州蒙医医院
　　　　　　本制剂仅限本医疗机构使用

嘎如迪五味丸

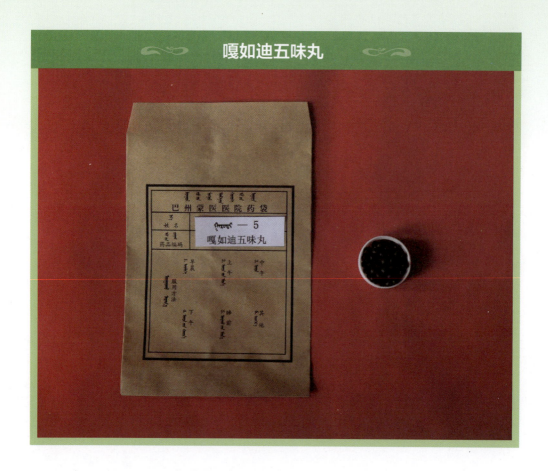

【药品名称】嘎如迪五味丸 Garudi Wuwei Wan

【批准文号】新药制字M20061641

【执行标准】《卫生部药品标准 蒙药分册》ZZ-8427

【处方组成】诃子、人工麝香、制草乌、水菖蒲、木香。

【性　　状】本品为黄褐色水丸；气香，味涩麻、微苦。

【功能主治】消粘，消肿，燥协日乌素。用于瘟热，风湿，粘性刺痛，偏、正头痛，白喉，炭疽，坏血病，瘰疬疮疡，疥癣等。

【规　　格】每10丸重2g。每瓶装40g。

【用法用量】口服。一次6～10丸，一日1次，临睡前服，或遵医嘱。

【不良反应】尚不明确。

【禁　　忌】孕妇忌服

【注意事项】老年体弱者、幼儿以及运动员慎用。

【贮　　藏】密封，防潮。

【包　　装】口服固体药用高密度聚乙烯瓶。

【有 效 期】12个月。

【生产单位】新疆巴音郭楞蒙古族自治州蒙医医院

　　　　　　本制剂仅限本医疗机构使用

镇刺六味散

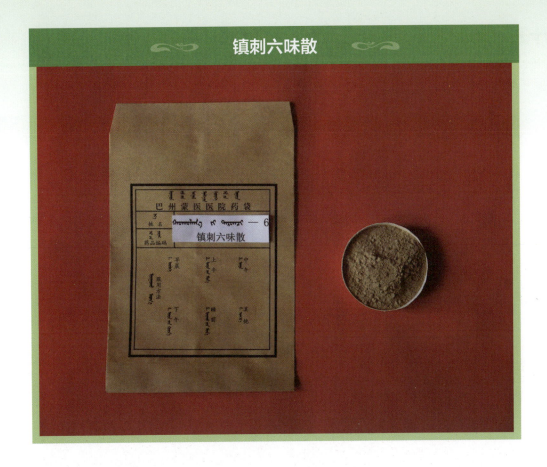

【药品名称】镇刺六味散 Zhenci Liuwei San
【批准文号】新药制字M20062667
【执行标准】《新疆维吾尔自治区食品药品监督管理局医疗机构制剂标准》MZJ-M-0184-2010
【处方组成】土木香、木香、草乌叶、沉香、马钱子（制）、肉豆蔻。
【性　　状】本品为棕色粉末；气微，味苦、涩、麻、微辛。
【功能主治】消粘，镇痛。用于瘀血刺痛，气滞刺痛，粘刺痛。
【规　　格】每袋装15g。
【用法用量】口服。一次1.5～3g，一日1～2次。或遵医嘱。
【不良反应】尚不明确。
【禁　　忌】孕妇忌服
【注意事项】年老体弱者、运动员慎用。
【贮　　藏】密封，防潮。
【包　　装】药品包装用复合袋。
【有 效 期】12个月。
【生产单位】新疆巴音郭楞蒙古族自治州蒙医医院
　　　　　　本制剂仅限本医疗机构使用

十五、消肿类

消肿七味散

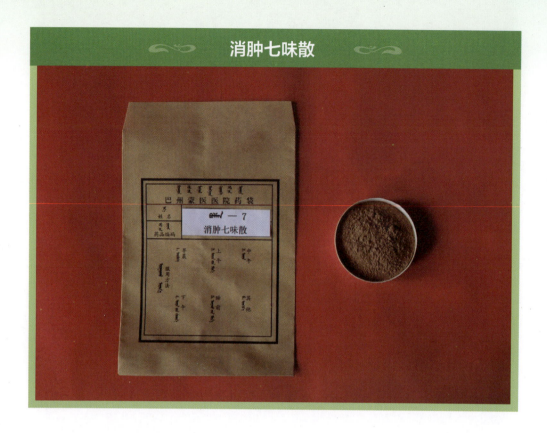

【药品名称】消肿七味散 Xiaozhong Qiwei San

【批准文号】新药制字M20060472

【执行标准】《新疆维吾尔自治区食品药品监督管理局医疗机构制剂标准》MZJ-M-0179-2010

【处方组成】红花、香青兰、菊花、木鳖子、麦冬、瞿麦、栀子。

【性　　状】本品为棕黄色粉末；气微香，味微苦。

【功能主治】清热消肿。用于热性水肿，口渴，尿少，气喘，腹水等。

【规　　格】每袋装15g。

【用法用量】口服。一次1.5～3g，一日1～2次。

【不良反应】尚不明确。

【禁　　忌】尚不明确。

【注意事项】尚不明确。

【贮　　藏】密封，防潮。

【包　　装】药品包装用复合袋。

【有 效 期】12个月。

【生产单位】新疆巴音郭楞蒙古族自治州蒙医医院

　　　　　　本制剂仅限本医疗机构使用

十六、血液类

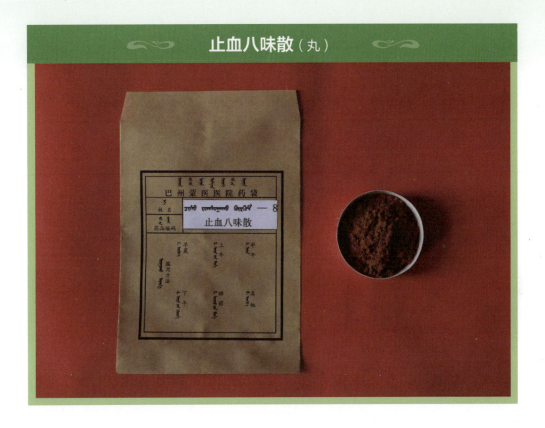

止血八味散(丸)

- 【药品名称】止血八味散(丸)Zhixue Bawei San
- 【批准文号】新药制字M20062649
- 【执行标准】《新疆维吾尔自治区食品药品监督管理局医疗机构制剂标准》MZJ-M-0131-2010
- 【处方组成】西红花、牛胆粉、豌豆花、木鳖子(制)、紫檀香、银朱、地锦草、射干。
- 【性　　状】本品为棕红色水丸；气微香，味微涩、苦。
- 【功能主治】清热，止血。用于宝日病，胃肠出血，外伤流血，鼻衄，月经过多等。
- 【规　　格】每10丸重2g。40g/瓶。
- 【用法用量】口服。一次7～15丸，一日1～2次。
- 【不良反应】尚不明确。
- 【禁　　忌】尚不明确。
- 【注意事项】尚不明确。
- 【贮　　藏】密封，防潮。
- 【包　　装】口服固体药用高密度聚乙烯瓶。
- 【有 效 期】12个月。
- 【生产单位】新疆巴音郭楞蒙古族自治州蒙医医院

　　　　　　本制剂仅限本医疗机构使用

十七、咽喉病类

清瘟十二味丸

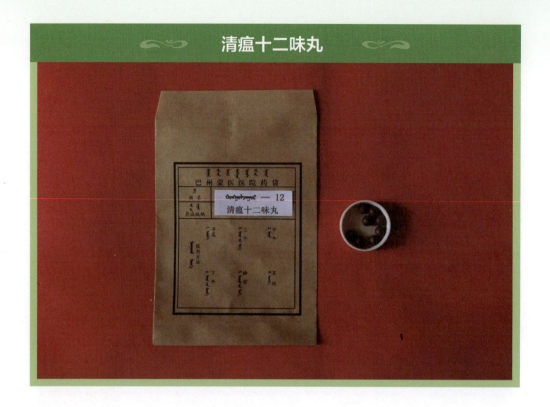

【药品名称】清瘟十二味丸 Qingwen Shierwei Wan
【批准文号】新药制字M20061659
【执行标准】《卫生部药品标准 蒙药分册》ZZ-8409
【处方组成】漏芦花、麦冬、人工麝香、没药、多叶棘豆、草乌叶、角茴香、石膏、红花、牛黄、檀香、五灵脂。
【性　　状】本品为淡棕色水丸；气微香，味苦、微辛。
【功能主治】清瘟，解热，止痛。用于瘟疫，粘症，咽喉肿痛，牙痛，头痛。
【规　　格】每10丸重2g。每瓶装40g。
【用法用量】口服。一次9～15丸，一日1～2次，临睡前服，或遵医嘱。
【不良反应】尚不明确。
【禁　　忌】尚不明确。
【注意事项】孕妇、运动员慎服。
【贮　　藏】密封，防潮。
【包　　装】口服固体药用高密度聚乙烯瓶。
【有 效 期】12个月。
【生产单位】新疆巴音郭楞蒙古族自治州蒙医医院
　　　　　　本制剂仅限本医疗机构使用

第六节
博尔塔拉蒙古自治州蒙医医院

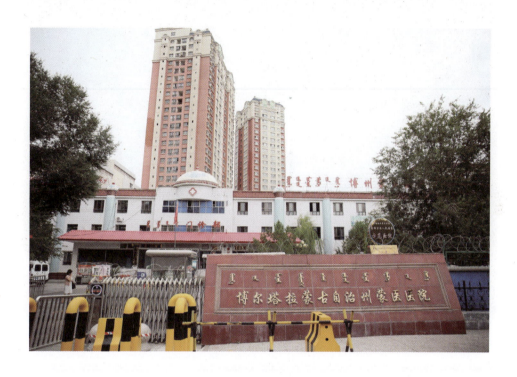

博尔塔拉蒙古自治州蒙医医院始建于1984年，现已发展为以蒙医药为主、蒙西医结合，集蒙医药医疗、教学、科研为一体的二级甲等蒙医医院。

医院蒙医五疗康复科为国家级重点专科，蒙医骨伤科、塔布恩阿尔善科为自治区中医民族医重点专科，蒙医内科为自治州级重点专科。

目前，医院已取得109个制剂批准文号，配制剂型有水丸（水丸、水蜜丸）、散剂（含外用）、软膏剂三种。

一、脾胃科

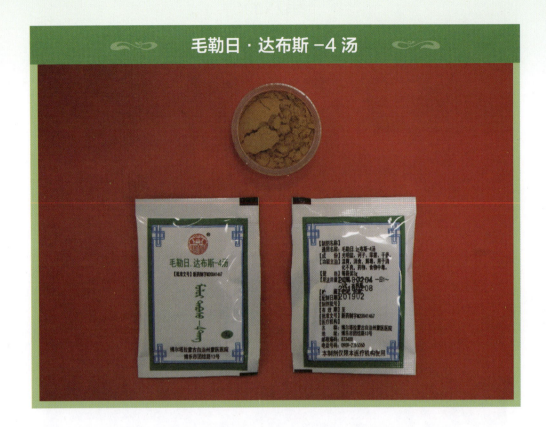

【药品名称】毛勒日·达布斯-4汤 Maoleri Dabusi-4Tang
【批准文号】新药制字M20041467
【执行标准】《新疆维吾尔自治区食品药品监督管理局医疗机构制剂标准》MZJ-M-0063-2010
【处方组成】光明盐、诃子、荜茇、干姜。
【性　　状】本品为浅黄色粉末；气香，味咸、辛。
【功能主治】温胃，消食，解毒。用于消化不良，药物、食物中毒。
【规　　格】每袋装3g。
【用法用量】口服。一次3～5g，一日1～3次，水煎服。
【不良反应】尚不明确。
【禁　　忌】尚不明确。
【注意事项】尚不明确。
【贮　　藏】密闭，防潮。
【包　　装】药品包装用PET/AL/PE复合袋。
【有 效 期】12个月。
【生产单位】新疆博尔塔拉蒙古自治州蒙医医院
　　　　　　本制剂仅限本医疗机构使用

巴德玛达布吉德散

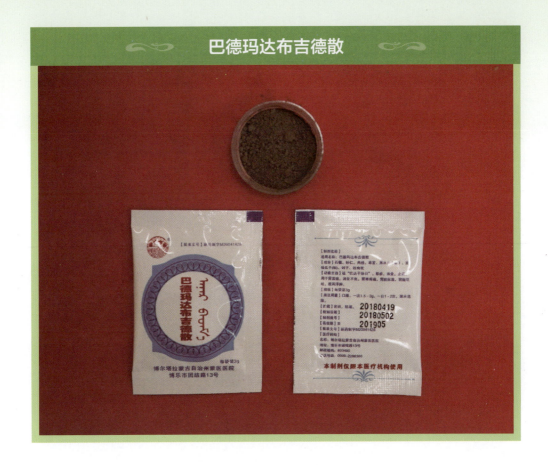

- 【药品名称】巴德玛达布吉德散 Bademadabujide San
- 【批准文号】新药制字M20041428
- 【执行标准】《新疆维吾尔自治区食品药品监督管理局医疗机构制剂标准》MZJ-M-0008-2010
- 【处方组成】石榴、砂仁、肉桂、荜茇、黑冰片（制）、波棱瓜子(制)、诃子、玫瑰花。
- 【性　　状】本品为灰黑色粉末；气香，味辛、苦。
- 【功能主治】祛巴达干协日，散瘀，消食，止痛。用于胃溃疡，消化不良，胃寒疼痛，胃脘胀满，胃酸呕吐，腹泻浮肿。
- 【规　　格】每袋装3g。
- 【用法用量】口服。一次1.5～3g，一日1～2次，温水送服。
- 【不良反应】尚不明确。
- 【禁　　忌】尚不明确。
- 【注意事项】尚不明确。
- 【贮　　藏】密闭，防潮。
- 【包　　装】药品包装用PET/AL/PE复合袋。
- 【有 效 期】12个月。
- 【生产单位】新疆博尔塔拉蒙古自治州蒙医医院

　　　　　　本制剂仅限本医疗机构使用

玉日力-13

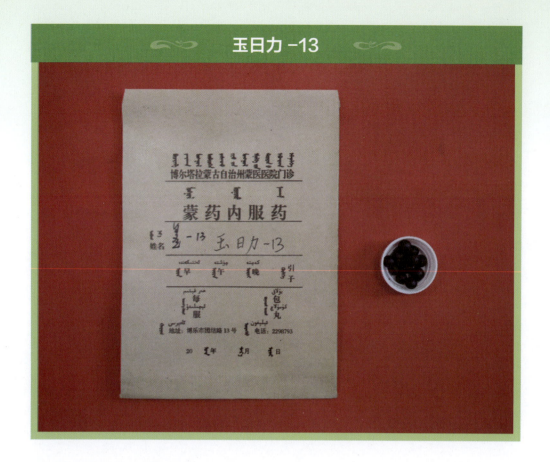

- 【药品名称】玉日力-13 Yurili-13
- 【批准文号】新药制字M20041438
- 【执行标准】《新疆维吾尔自治区食品药品监督管理局医疗机构制剂标准》MZJ-M-0111-2010
- 【处方组成】木香、栀子、石榴、绿绒蒿、瞿麦、香青兰、信筒子、雕粪（制）、丹参、荜茇、高良姜、芫荽果、山柰。
- 【性　　状】本品为浅灰色水丸。
- 【功能主治】提阳健胃，消积化瘀。用于宿瘀上浸下渗，胃肠寒温，胃脘蕴瘀，瘀血，消化不良等症。
- 【规　　格】每10丸重2g。每瓶装75丸。
- 【用法用量】口服。一次7～5丸，一日1～2次，温开水送服。
- 【不良反应】尚不明确。
- 【禁　　忌】尚不明确。
- 【注意事项】尚不明确。
- 【贮　　藏】密闭，防潮。
- 【包　　装】固体药用聚乙烯瓶。
- 【有 效 期】12个月。
- 【生产单位】新疆博尔塔拉蒙古自治州蒙医医院

　　　　　　本制剂仅限本医疗机构使用

色日西散

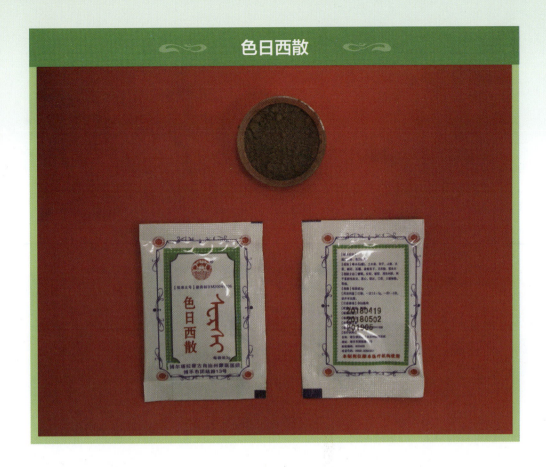

【药品名称】色日西散 Serixi San
【批准文号】新药制字M20041406
【执行标准】《新疆维吾尔自治区食品药品监督管理局医疗机构制剂标准》MZJ-M-0079-2010
【处方组成】寒水石(煅)、土木香、诃子、山柰、大黄、碱花、石榴、波棱瓜子、五灵脂、黑冰片。
【性　　状】本品为灰黑色的粉末；气香，味涩、苦。
【功能主治】健胃，化积，解痉，清热利胆。用于黄疸型肝炎，恶心，呕吐，口苦，大便秘结，胃痛。
【规　　格】每袋装3g。
【用法用量】口服。一次1.5～3g，一日1～2次，温开水送服。
【不良反应】尚不明确。
【禁　　忌】尚不明确。
【注意事项】孕妇慎用。
【贮　　藏】密闭，防潮。
【包　　装】药品包装用PET/AL/PE复合袋。
【有 效 期】12个月。
【生产单位】新疆博尔塔拉蒙古自治州蒙医医院
　　　　　　本制剂仅限本医疗机构使用

壮西-6

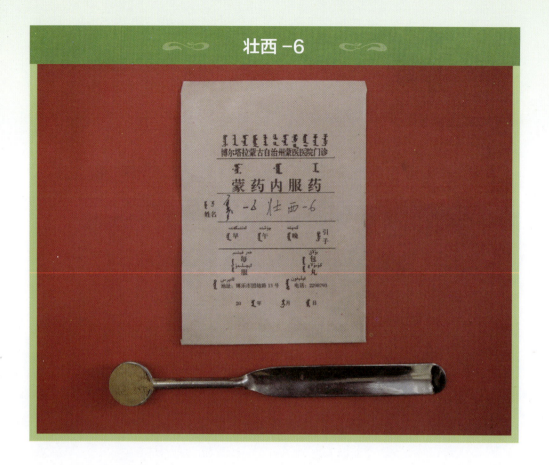

【药品名称】壮西-6 Zhuangxi-6
【批准文号】新药制字M20041452
【执行标准】《新疆维吾尔自治区食品药品监督管理局医疗机构制剂标准》MZJ-M-0119-2010
【处方组成】寒水石(煅)、荜茇、木香、土木香、红花、砂仁。
【性　　状】本品为浅黄色的粉末；气微香，味辛、涩。
【功能主治】祛寒，止吐。用于呕吐酸水，胃脘胀痛。
【规　　格】每袋装3g。
【用法用量】口服。一次1.5~3g，一日1~2次，温开水送服。
【不良反应】尚不明确。
【禁　　忌】尚不明确。
【注意事项】尚不明确。
【贮　　藏】密闭，防潮。
【包　　装】药品包装用PET/AL/PE复合袋。
【有 效 期】12个月。
【生产单位】新疆博尔塔拉蒙古自治州蒙医医院
　　　　　　本制剂仅限本医疗机构使用

阿那日-5

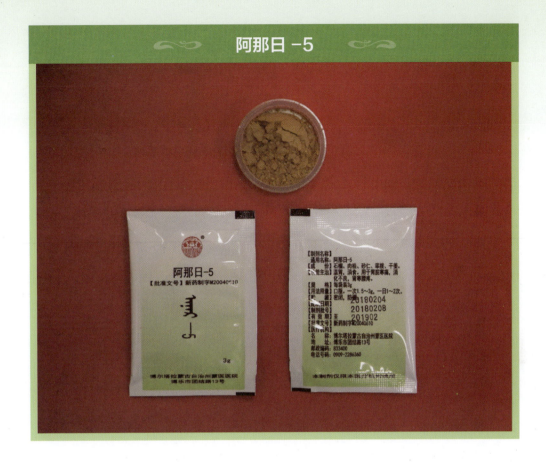

- 【药品名称】阿那日-5 Anari-5
- 【批准文号】新药制字M20040610
- 【执行标准】《卫生部药品标准》（1998年版蒙药分册）ZZ-8348
- 【处方组成】石榴、干姜、荜茇、肉桂、砂仁。
- 【性　　状】本品为黄色粉末；气香，味辛。
- 【功能主治】温胃，消食。用于胃脘寒痛，消化不良，肾寒腰疼。
- 【规　　格】每袋装3g。
- 【用法用量】口服。一次1.5～3g，一日1～2次。
- 【不良反应】尚不明确。
- 【禁　　忌】尚不明确。
- 【注意事项】尚不明确。
- 【贮　　藏】密闭，防潮。
- 【包　　装】药品包装用PET/AL/PE复合袋。
- 【有 效 期】12个月。
- 【生产单位】新疆博尔塔拉蒙古自治州蒙医医院

　　　　　　本制剂仅限本医疗机构使用

阿拉坦阿如-5

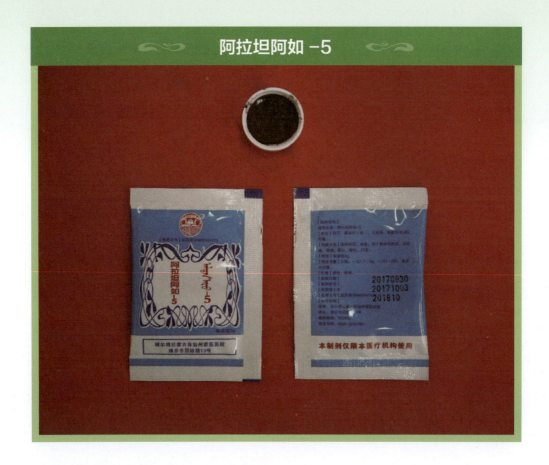

【药品名称】阿拉坦阿如-5 Alatan'aru-5
【批准文号】新药制字M20041413
【执行标准】《新疆维吾尔自治区食品药品监督管理局医疗机构制剂标准》MZJ-M-0005-2010
【处方组成】诃子、黑冰片（制）、五灵脂、波棱瓜子(制)、石榴。
【性　　状】本品为黑褐色粉末；气香，味涩、苦。
【功能主治】清热利胆，消食。用于黄疸型肝炎，胆区痛，胃痛，恶心，呕吐，口苦。
【规　　格】每袋装3g。
【用法用量】口服。一次1.5~3g，一日1~2次，温开水送服。
【不良反应】尚不明确。
【禁　　忌】尚不明确。
【注意事项】尚不明确。
【贮　　藏】密闭，防潮。
【包　　装】药品包装用PET/AL/PE复合袋。
【有效期】12个月。
【生产单位】新疆博尔塔拉蒙古自治州蒙医医院
　　　　　　本制剂仅限本医疗机构使用

查干乌日勒

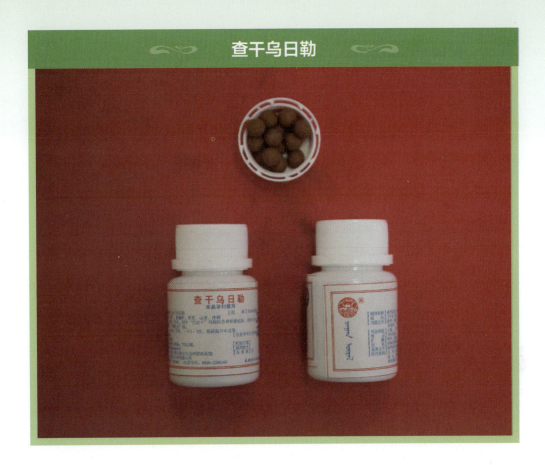

【药品名称】查干乌日勒 Chaganwurile
【批准文号】新药制字M20040591
【执行标准】《内蒙古蒙成药标准》（1984年版）
【处方组成】万年灰（制）、紫硇砂、荜茇、山柰、沙棘。
【性　　状】本品为灰白色水丸；味咸、辛。
【功能主治】消积，化痞，利水。用于巴达干引起的各种积聚痞块，消化不良，浮肿，水肿，胃痉挛，寒性虫病。
【规　　格】每10丸重2g。每瓶装75丸。
【用法用量】口服。一次9～15丸，一日1～2次，饭前温开水送服。
【不良反应】尚不明确。
【禁　　忌】尚不明确。
【注意事项】孕妇慎用。
【贮　　藏】密闭，防潮。
【包　　装】固体药用聚乙烯瓶。
【有 效 期】12个月。
【生产单位】新疆博尔塔拉蒙古自治州蒙医医院
　　　　　　本制剂仅限本医疗机构使用

哈日阿布日-16

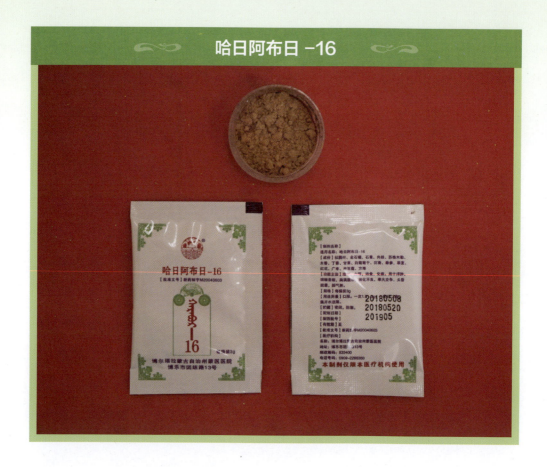

- 【药品名称】哈日阿布日-16 Hariaburi-16
- 【批准文号】新药制字M20040603
- 【执行标准】《内蒙古蒙成药标准》（1984年版）
- 【处方组成】杜鹃叶、全石榴、石膏、肉桂、苏格木勒、木香、丁香、甘草、白葡萄干、沉香、拳参、荜茇、红花、广枣、肉豆蔻、方海。
- 【性　　状】本品为浅棕黄色粉末；气香，味甘、辛、涩。
- 【功能主治】理气，止咳，消食，化痰。用于浮肿，咳嗽音哑，胸满腹胀，消化不良，寒火交争，头昏眩晕，肺气肿。
- 【规　　格】每袋装3g。
- 【用法用量】口服。一次1.5~3g，一日1~2次，温开水送服。
- 【不良反应】尚不明确。
- 【禁　　忌】尚不明确。
- 【注意事项】尚不明确。
- 【贮　　藏】密闭，防潮。
- 【包　　装】药品包装用PET/AL/PE复合袋。
- 【有 效 期】12个月。
- 【生产单位】新疆博尔塔拉蒙古自治州蒙医医院

　　本制剂仅限本医疗机构使用

哈日嘎布日-10

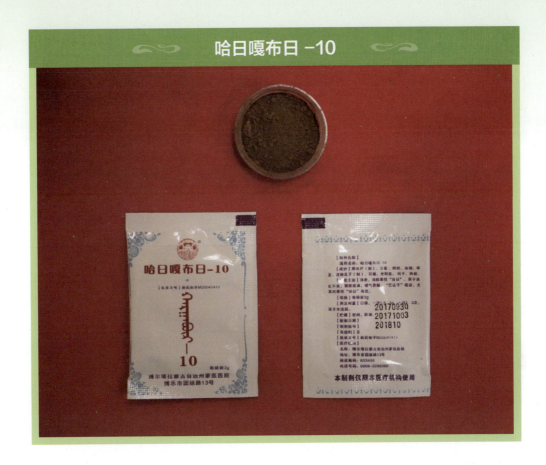

【药品名称】哈日嘎布日-10 Harigaburi-10

【批准文号】新药制字M20041411

【执行标准】《新疆维吾尔自治区食品药品监督管理局医疗机构制剂标准》MZJ-M-0041-2010

【处方组成】黑冰片（制）、豆蔻、连翘、荜茇、波棱瓜子（制）、石榴、光明盐、诃子、肉桂等。

【性　　状】本品为黑褐色粉末；味辛、苦。

【功能主治】消食，消除寒性协日。用于消化不良，胃脘痞满，嗳气吞酸，巴达干痞症，尤其对寒性协日有效。

【规　　格】每袋装3g。

【用法用量】口服。一次1.5～3g，一日1～2次，温开水送服。

【不良反应】尚不明确。

【禁　　忌】尚不明确。

【注意事项】尚不明确。

【贮　　藏】密闭，防潮。

【包　　装】药品包装用PET/AL/PE复合袋。

【有 效 期】12个月。

【生产单位】新疆博尔塔拉蒙古自治州蒙医医院

本制剂仅限本医疗机构使用

哈日嘎布日十味丸

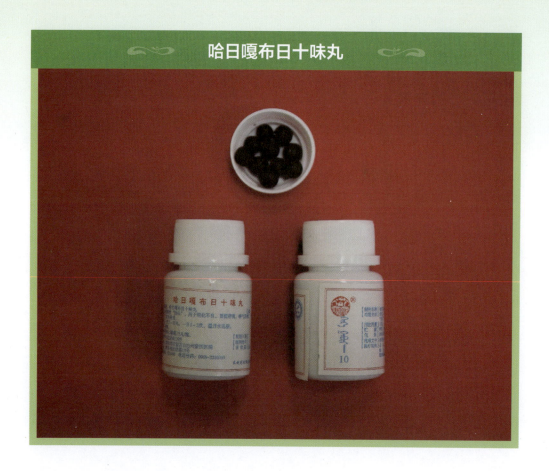

【药品名称】哈日嘎布日十味丸 Harigaburi Shiwei Wan

【批准文号】新药制字M20041395

【执行标准】《新疆维吾尔自治区食品药品监督管理局医疗机构制剂标准》MZJ-M-0042-2010

【处方组成】黑冰片（制）、连翘、荜茇、石榴、波棱瓜子（制）、光明盐、豆蔻、诃子、肉桂等。

【性　　状】本品为黑褐色水丸；味辛、苦。

【功能主治】消食，祛寒性协日。用于消化不良，胃脘痞满，嗳气吞酸，巴达干痞症，对寒性协日尤为有效。

【规　　格】每10丸重2g。每瓶装75丸。

【用法用量】口服。一次7～15丸，一日1～2次，温开水送服。

【不良反应】尚不明确。

【禁　　忌】尚不明确。

【注意事项】尚不明确。

【贮　　藏】密闭，防潮。

【包　　装】固体药用聚乙烯瓶。

【有 效 期】12个月。

【生产单位】新疆博尔塔拉蒙古自治州蒙医医院

　　　　　　本制剂仅限本医疗机构使用

炮阿那日八味散

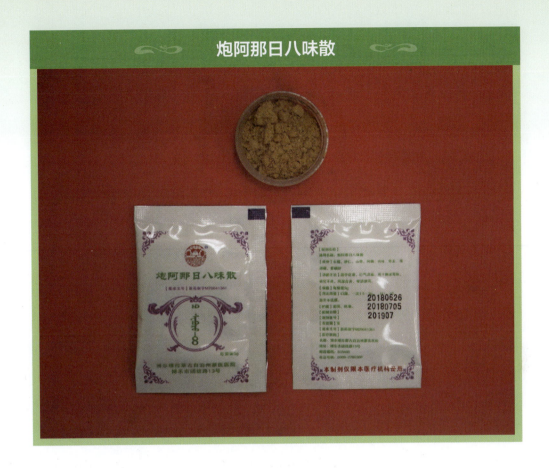

【药品名称】炮阿那日八味散 Paoanari Bawei San

【批准文号】新药制字M20041361

【执行标准】《新疆维吾尔自治区食品药品监督管理局医疗机构制剂标准》MZJ-M-0072-2010

【处方组成】石榴、砂仁、山柰、阿魏、肉桂、荜茇、黑胡椒、紫硇砂。

【性　　状】本品为浅黄色粉末。

【功能主治】温中化滞,行气活血。用于脾湿胃胀,消化不良,风湿合并,哕逆泄泻。

【规　　格】每袋装3g。

【用法用量】口服。一次1.5～3g,一日1～2次,温开水送服。

【不良反应】尚不明确。

【禁　　忌】尚不明确。

【注意事项】尚不明确。

【贮　　藏】密闭,防潮。

【包　　装】药品包装用PET/AL/PE复合袋。

【有效期】12个月。

【生产单位】新疆博尔塔拉蒙古自治州蒙医医院

本制剂仅限本医疗机构使用

给喜古纳-15

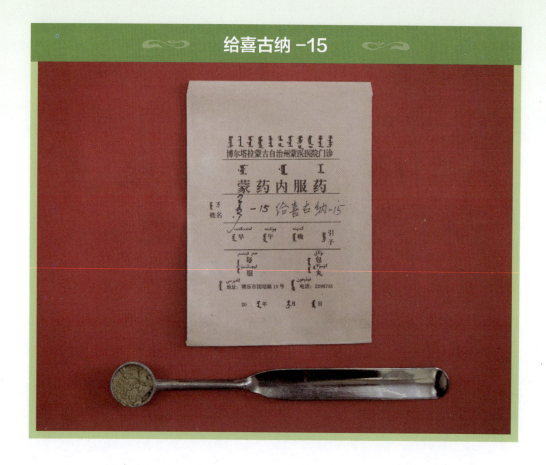

【药品名称】给喜古纳-15 Geixiguna-15
【批准文号】新药制字M20041374
【执行标准】《新疆维吾尔自治区食品药品监督管理局医疗机构制剂标准》MZJ-M-0037-2010
【处方组成】大黄、硼砂（制）、丁香、寒水石（制）、诃子、碱花（制）、土木香、朱砂、玉竹、红花、山柰、天竺黄、肉豆蔻、豆蔻、草果。
【性　　状】本品为浅黄色粉末。
【功能主治】化积，消食，行血化淤。用于食积不化，大便秘结，血淤闭经，胎衣滞留。
【规　　格】每袋装3g。
【用法用量】口服。一次1.5～3g，一日1～2次，温开水送服。
【不良反应】尚不明确。
【禁　　忌】孕妇及经血过多者禁服。
【注意事项】尚不明确。
【贮　　藏】密闭，防潮。
【包　　装】药品包装用PET/AL/PE复合袋。
【有 效 期】12个月。
【生产单位】新疆博尔塔拉蒙古自治州蒙医医院
　　　　　　本制剂仅限本医疗机构使用。

给喜古纳-3汤

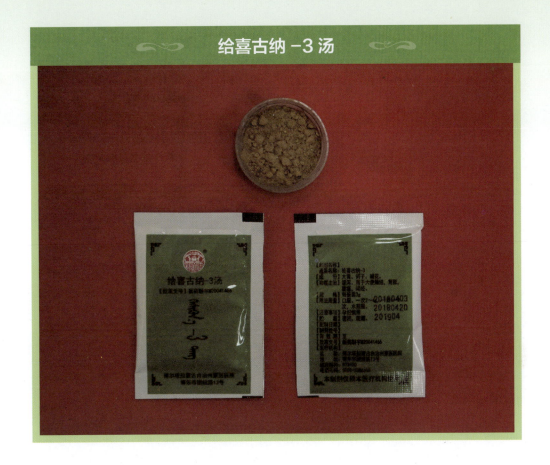

- 【药品名称】给喜古纳-3汤 Geixiguna -3 Tang
- 【批准文号】新药制字M20041466
- 【执行标准】《新疆维吾尔自治区食品药品监督管理局医疗机构制剂标准》MZJ-M-0036-2010
- 【处方组成】大黄、碱花(制)、诃子。
- 【性　　状】本品为浅黄色粉末;气微香,味涩、咸。
- 【功能主治】缓泻。用于大便燥结,胃胀,腹痛,闭经。
- 【规　　格】每袋装3g。
- 【用法用量】口服。一次2~4g,一日1~3次,水煎服。
- 【不良反应】尚不明确。
- 【禁　　忌】尚不明确。
- 【注意事项】孕妇慎用。
- 【贮　　藏】密闭,防潮。
- 【包　　装】药品包装用PET/AL/PE复合袋。
- 【有效期】12个月。
- 【生产单位】新疆博尔塔拉蒙古自治州蒙医医院

  本制剂仅限本医疗机构使用

敖勒盖-13

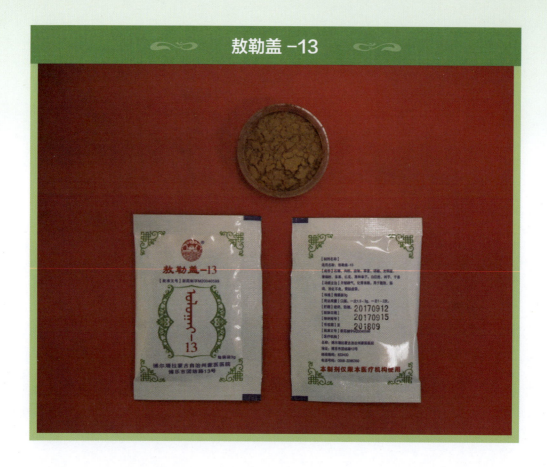

- 【药品名称】敖勒盖-13 Aolegai-13
- 【批准文号】新药制字M20040599
- 【执行标准】《卫生部药品标准蒙药分册》（1998年版）ZZ-8366
- 【处方组成】石榴、肉桂、益智、荜茇、胡椒、光明盐、紫硇砂、草果、红花、黑种草子、白巨胜、诃子、干姜。
- 【性　　状】本品为黄棕色粉末；气香，味微咸、辛。
- 【功能主治】开郁顺气，化滞消胀。用于腹胀，肠鸣，消化不良，胃肠虚弱。
- 【规　　格】每袋装3g。
- 【用法用量】口服。一次1.5～3g，一日1～2次。
- 【不良反应】尚不明确。
- 【禁　　忌】尚不明确。
- 【注意事项】尚不明确。
- 【贮　　藏】密闭，防潮。
- 【包　　装】药品包装用PET/AL/PE复合袋。
- 【有 效 期】12个月。
- 【生产单位】新疆博尔塔拉蒙古自治州蒙医医院

　　　　　　本制剂仅限本医疗机构使用

浩道敦-10

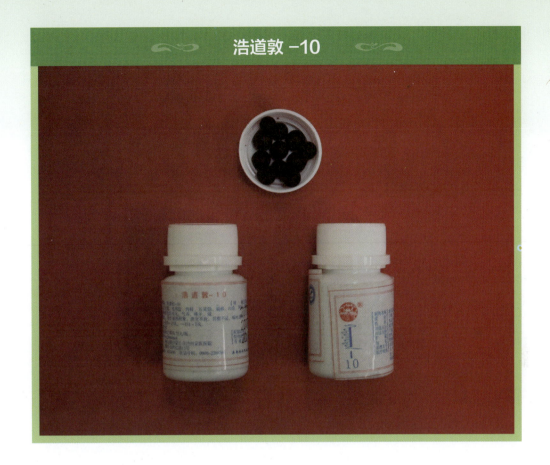

- 【药品名称】浩道敦-10 Haodaodun-10
- 【批准文号】新药制字M20040608
- 【执行标准】《卫生部药品标准蒙药分册》（1998年版）ZZ-8377
- 【处方组成】石榴、白豆蔻、光明盐、肉桂、五灵脂、胡椒、山柰、诃子、荜茇、寒水石（热制）。
- 【性　　状】本品为浅棕色水丸；气香，味辛、咸。
- 【功能主治】暖胃助消。用于寒热积聚，消化不良，胃胀不适，呕吐泄泻。
- 【规　　格】每10丸重2g。每瓶装75丸。
- 【用法用量】口服。一次9～15丸，一日1～2次。
- 【不良反应】尚不明确。
- 【禁　　忌】尚不明确。
- 【注意事项】尚不明确。
- 【贮　　藏】密闭，防潮。
- 【包　　装】固体药用聚乙烯瓶。
- 【有 效 期】12个月。
- 【生产单位】新疆博尔塔拉蒙古自治州蒙医医院
  本制剂仅限本医疗机构使用

海鲁木勒-9

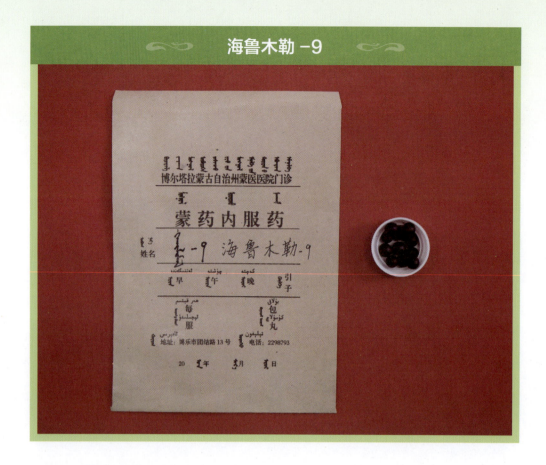

- 【药品名称】海鲁木勒-9 Hailumule -9
- 【批准文号】新药制字M20041448
- 【执行标准】《新疆维吾尔自治区食品药品监督管理局医疗机构制剂标准》MZJ-M-0046-2010
- 【处方组成】五灵脂、红花、砂仁、麦冬、香青兰、拳参、诃子、人工麝香等。
- 【性　　状】本品为棕黄色水丸；气微香，味苦。
- 【功能主治】清血热，止泻。用于胃肠协日热，腹痛血痢，肠热下痢。
- 【规　　格】每10丸重2g。每瓶装75丸。
- 【用法用量】口服。一次9～13丸，一日1～2次，温开水送服。
- 【不良反应】尚不明确。
- 【禁　　忌】孕妇忌服。
- 【注意事项】运动员慎用。
- 【贮　　藏】密闭，防潮。
- 【包　　装】固体药用聚乙烯瓶。
- 【有 效 期】12个月。
- 【生产单位】新疆博尔塔拉蒙古自治州蒙医医院

本制剂仅限本医疗机构使用

森布如-4

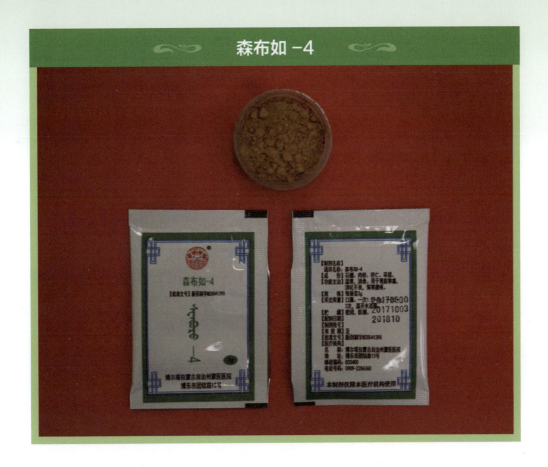

- 【药品名称】森布如-4 Senburu -4
- 【批准文号】新药制字M20041390
- 【执行标准】《新疆维吾尔自治区食品药品监督管理局医疗机构制剂标准》MZJ-M-0080-2010
- 【处方组成】石榴、肉桂、砂仁、荜茇。
- 【性　　状】本品为浅黄色粉末。
- 【功能主治】温胃，消食。用于胃脘寒痛，消化不良，肾寒腰疼。
- 【规　　格】每袋装3g。
- 【用法用量】口服。一次1.5～3g，一日2～3次，温开水送服。
- 【不良反应】尚不明确。
- 【禁　　忌】尚不明确。
- 【注意事项】尚不明确。
- 【贮　　藏】密闭，防潮。
- 【包　　装】药品包装用PET/AL/PE复合袋。
- 【有 效 期】12个月。
- 【生产单位】新疆博尔塔拉蒙古自治州蒙医医院

　　　　　　本制剂仅限本医疗机构使用

满那格西散

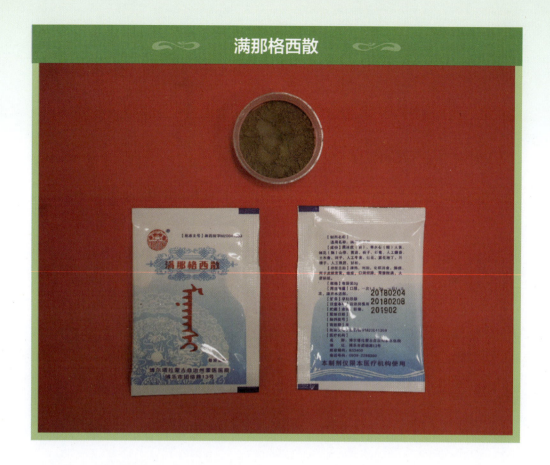

- 【药品名称】满那格西散 Mannagexi San
- 【批准文号】新药制字M20041359
- 【执行标准】《新疆维吾尔自治区食品药品监督管理局医疗机构制剂标准》MZJ-M-0062-2010
- 【处方组成】寒水石（煅）、土木香、诃子、山柰、大黄、碱花、黑冰片、紫花地丁、黄连、川楝子、人工牛黄、石膏、红花、甘松、栀子、人工麝香等。
- 【性　　状】本品为灰黑色粉末。
- 【功能主治】清热，利胆，化积消食，解痉。用于皮肤发黄，瘟疫，口渴烦躁，胃腹胀满，大便秘结。
- 【规　　格】每袋装3g。
- 【用法用量】口服。一次1.5～3g，一日1～2次，温开水送服。
- 【不良反应】尚不明确。
- 【禁　　忌】孕妇忌服。
- 【注意事项】运动员慎用。
- 【贮　　藏】密闭，防潮。
- 【包　　装】药品包装用PET/AL/PE复合袋。
- 【有 效 期】12个月。
- 【生产单位】新疆博尔塔拉蒙古自治州蒙医医院

  本制剂仅限本医疗机构使用

嘎日西散

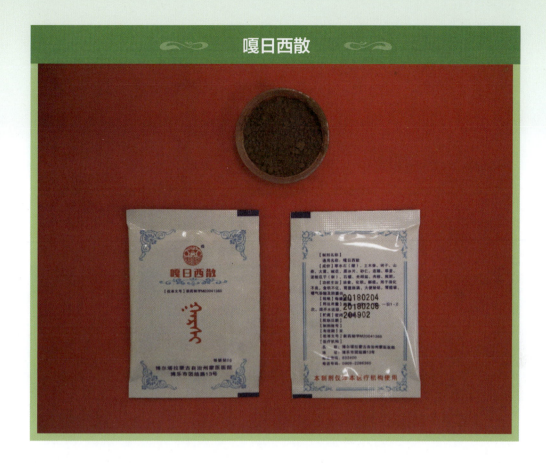

- 【药品名称】嘎日西散 Garixi San
- 【批准文号】新药制字M20041360
- 【执行标准】《新疆维吾尔自治区食品药品监督管理局医疗机构制剂标准》MZJ-M-0032-2010
- 【处方组成】寒水石（煅）、土木香、诃子、山奈、大黄、碱花、黑冰片、砂仁、连翘、荜茇、波棱瓜子（制）、石榴、光明盐、肉桂等。
- 【性　　状】本品为灰黑色粉末。
- 【功能主治】消食，化积，解痉。用于消化不良，食积不化，胃腹胀满，大便秘结，胃痉挛，嗳气吞酸及胆囊炎。
- 【规　　格】每袋装3g。
- 【用法用量】口服。一次1.5～3g，一日1～2次，温开水送服。
- 【不良反应】尚不明确。
- 【禁　　忌】尚不明确。
- 【注意事项】尚不明确。
- 【贮　　藏】密闭，防潮。
- 【包　　装】药品包装用PET/AL/PE复合袋。
- 【有 效 期】12个月。
- 【生产单位】新疆博尔塔拉蒙古自治州蒙医医院
  本制剂仅限本医疗机构使用

嘎古拉-4

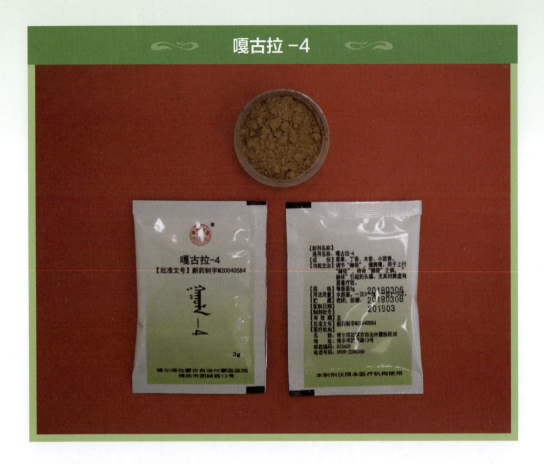

【药品名称】嘎古拉-4 Gagula-4

【批准文号】新药制字M20040584

【执行标准】《卫生部药品标准蒙药分册》（1998年版）ZZ-8361

【处方组成】草果、丁香、木香、小茴香。

【性　　状】本品为棕黄色粉末；气芳香，味辛、苦。

【功能主治】调节赫依，健脾胃。用于上行赫依，持命赫依之病，赫依引起的头痛。尤其对脾虚有显著疗效。

【规　　格】每袋装3g。

【用法用量】水煎服。一次3～5g，一日1～3次。

【不良反应】尚不明确。

【禁　　忌】尚不明确。

【注意事项】尚不明确。

【贮　　藏】密闭，防潮。

【包　　装】药品包装用PET/AL/PE复合袋。

【有 效 期】12个月。

【生产单位】新疆博尔塔拉蒙古自治州蒙医医院

本制剂仅限本医疗机构使用

二、肾病科

卡拉玛阿如日-10

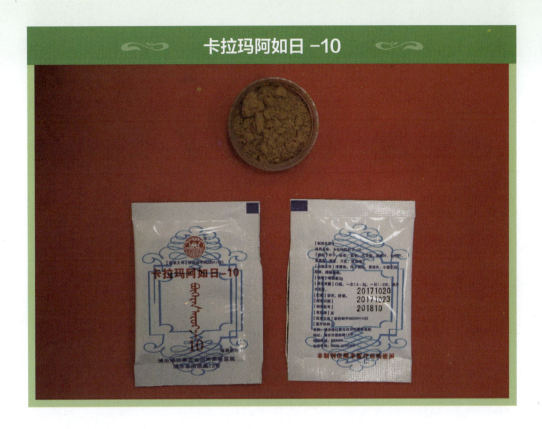

- 【药品名称】卡拉玛阿如日-10 Kalamaaruri-10
- 【批准文号】新药制字M20041433
- 【执行标准】《新疆维吾尔自治区食品药品监督管理局医疗机构制剂标准》MZJ-M-0052-2010
- 【处方组成】诃子、红花、益智、五灵脂、刺柏叶、枇杷叶、紫草茸、茜草、刀豆、紫花地丁。
- 【性　　状】本品为棕红色粉末；气微香，味微涩、苦。
- 【功能主治】清肾热。用于肾热，肾损，小便不利，尿频，腰腿酸痛。
- 【规　　格】每袋装3g。
- 【用法用量】口服。一次1.5～3g，一日1～2次，温开水送服。
- 【不良反应】尚不明确。
- 【禁　　忌】尚不明确。
- 【注意事项】尚不明确。
- 【贮　　藏】密闭，防潮。
- 【包　　装】药品包装用PET/AL/PE复合袋。
- 【有效期】12个月。
- 【生产单位】新疆博尔塔拉蒙古自治州蒙医医院

本制剂仅限本医疗机构使用

壮格伦-7汤

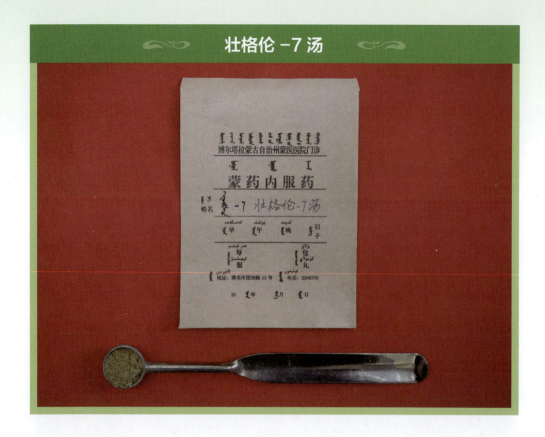

【药品名称】壮格伦-7汤 Zhuanggelun-7 Tang
【批准文号】新药制字M20041389
【执行标准】《新疆维吾尔自治区食品药品监督管理局医疗机构制剂标准》MZJ-M-0116-2010
【处方组成】木香、土木香、槟榔、豆蔻、高良姜、草果、苏木。
【性　　状】本品为浅黄色粉末。
【功能主治】暖肾，镇肾赫依，消肿。用于肾寒，肾虚，腰腿疼痛，浮肿，寒性肿等。
【规　　格】每袋装3g。
【用法用量】口服。一次3～5g，一日1～2次，水煎服。
【不良反应】尚不明确。
【禁　　忌】尚不明确。
【注意事项】尚不明确。
【贮　　藏】密闭，防潮。
【包　　装】药品包装用PET/AL/PE复合袋。
【有 效 期】12个月。
【生产单位】新疆博尔塔拉蒙古自治州蒙医医院
　　　　　　本制剂仅限本医疗机构使用

那仁满都拉

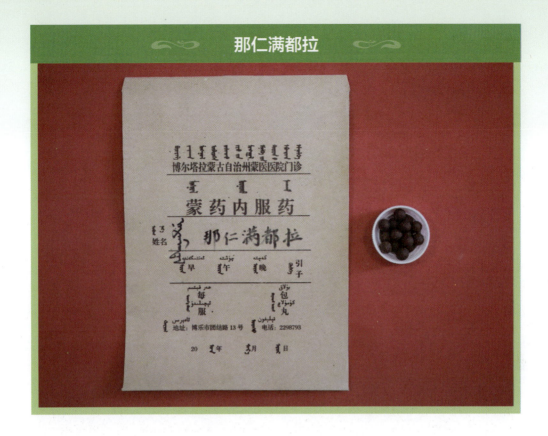

【药品名称】那仁满都拉 Narenmandula

【批准文号】新药制字M20040590

【执行标准】《卫生部药品标准蒙药分册》（1998年版）ZZ-8302

【处方组成】石榴、益智、冬葵果、黄精、天冬、玉竹、荜茇、蒺藜（微炒）、肉桂、红花、天花粉。

【性　　状】本品为黄褐色水丸；气香，味辛、微涩。

【功能主治】温肾，利水，消食，燥协日乌素。用于胃寒，消化不良，浮肿，水肿，肾寒腰痛，遗精淋下，寒性腹泻，宫寒带多。

【规　　格】每10丸重2g。每瓶装75丸。

【用法用量】口服。一次5～9丸，一日1次，晚间临睡前服，或遵医嘱。

【不良反应】尚不明确。

【禁　　忌】尚不明确。

【注意事项】尚不明确。

【贮　　藏】密闭，防潮。

【包　　装】固体药用聚乙烯瓶。

【有 效 期】12个月。

【生产单位】新疆博尔塔拉蒙古自治州蒙医医院

本制剂仅限本医疗机构使用

那仁满都拉十一味散

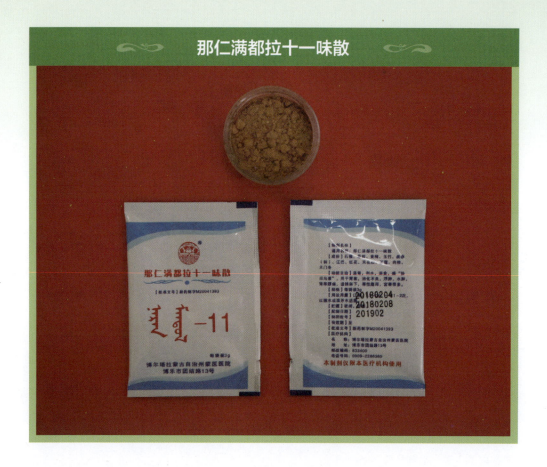

- 【药品名称】那仁满都拉十一味散 Narenmandula Shiyiwei San
- 【批准文号】新药制字M20041393
- 【执行标准】《新疆维吾尔自治区食品药品监督管理局医疗机构制剂标准》MZJ-M-0068-2010
- 【处方组成】石榴、蒺藜（制）、荜茇、豆蔻、江巴、肉桂、黄精、红花、天门冬、玉竹、天花粉。
- 【性　　状】本品为浅黄色粉末；气香，味辛、微涩。
- 【功能主治】温肾，利水，消食，燥协日乌素。用于胃寒，消化不良，浮肿，水肿，肾寒腰痛，遗精淋下，寒性腹泻，宫寒带多。
- 【规　　格】每袋装3g。
- 【用法用量】口服。一次1.5～3g，一日1～2次，红糖水或温开水送服。
- 【不良反应】尚不明确。
- 【禁　　忌】尚不明确。
- 【注意事项】尚不明确。
- 【贮　　藏】密闭，防潮。
- 【包　　装】药品包装用PET/AL/PE复合袋。
- 【有 效 期】12个月。
- 【生产单位】新疆博尔塔拉蒙古自治州蒙医医院

　　　　　　本制剂仅限本医疗机构使用

苏门-6

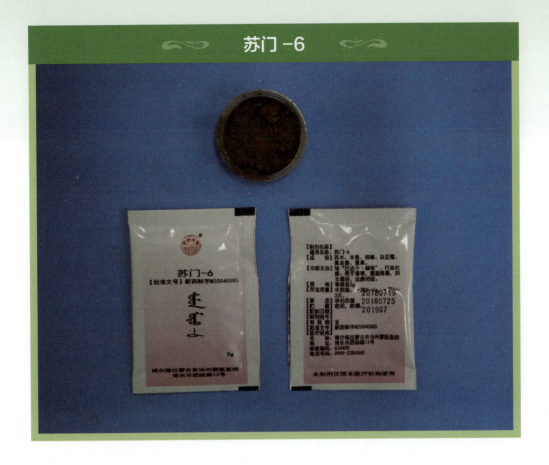

【药品名称】苏门-6 Sumen-6

【批准文号】新药制字M20040585

【执行标准】《卫生部药品标准蒙药分册》（1998年版）ZZ-8334

【处方组成】苏木、木香、槟榔、白豆蔻、草果、高良姜。

【性　　状】本品为红褐色粉末；气微香，味辛、涩。

【功能主治】祛巴达干·赫依，行血化瘀。用于肾寒，腰腿疼痛，妇女痛经，血瘀闭经。

【规　　格】每袋装3g。

【用法用量】水煎服。一次3～5g，一日1～3次。

【不良反应】尚不明确。

【禁　　忌】孕妇忌服。

【注意事项】尚不明确。

【贮　　藏】密闭，防潮。

【包　　装】药品包装用PET/AL/PE复合袋。

【有 效 期】12个月。

【生产单位】新疆博尔塔拉蒙古自治州蒙医医院

　　　　　　本制剂仅限本医疗机构使用

苏格木勒-10

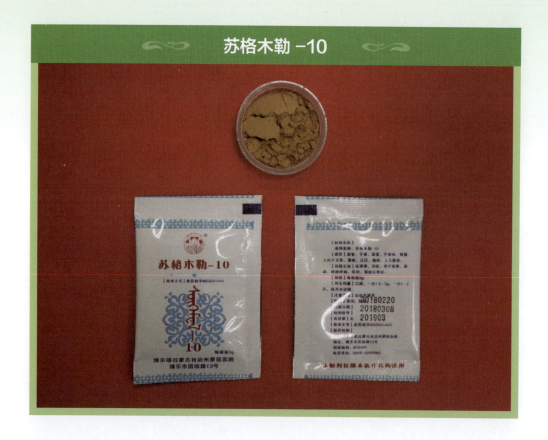

- 【药品名称】苏格木勒-10 Sugemule-10
- 【批准文号】新药制字M20041445
- 【执行标准】《新疆维吾尔自治区食品药品监督管理局医疗机构制剂标准》MZJ-M-0085-2010
- 【处方组成】益智、干姜、荜茇、芒果核、螃蟹、大托叶云实、蒲桃、江巴、硇砂、人工麝香。
- 【性　　状】本品为浅黄色粉末；气香，味辛、咸。
- 【功能主治】祛肾寒，利尿。用于肾寒，肾虚，腰腿疼痛，尿闭，肾结石等症。
- 【规　　格】每袋装3g。
- 【用法用量】口服。一次1.5～3g，一日1～2次，温开水送服。
- 【不良反应】尚不明确。
- 【禁　　忌】尚不明确。
- 【注意事项】运动员慎用。
- 【贮　　藏】密闭，防潮。
- 【包　　装】药品包装用PET/AL/PE复合袋。
- 【有 效 期】12个月。
- 【生产单位】新疆博尔塔拉蒙古自治州蒙医医院

　　　　　　本制剂仅限本医疗机构使用

沙日嘎-4

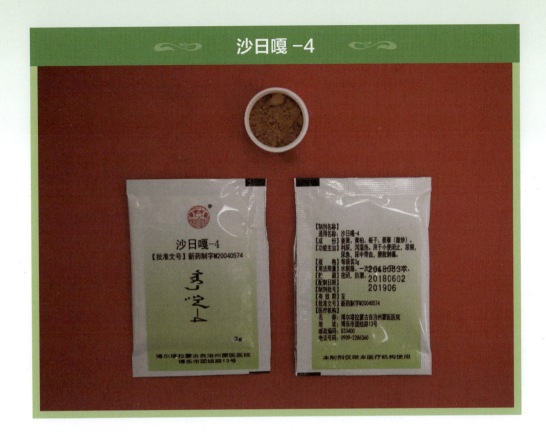

- 【药品名称】沙日嘎-4 Shariga-4
- 【批准文号】新药制字M20040574
- 【执行标准】《卫生部药品标准蒙药分册》（1998年版）ZZ-8317
- 【处方组成】姜黄、黄柏、栀子、蒺藜（微炒）。
- 【性　　状】本品为黄色粉末；味苦、涩。
- 【功能主治】利尿，泻湿热。用于小便闭止，尿频，尿急，尿中带血，膀胱刺痛。
- 【规　　格】每袋装3g。
- 【用法用量】水煎服。一次3～5g，一日1～3次。
- 【不良反应】尚不明确。
- 【禁　　忌】尚不明确。
- 【注意事项】尚不明确。
- 【贮　　藏】密闭，防潮。
- 【包　　装】药品包装用PET/AL/PE复合袋。
- 【有 效 期】12个月。
- 【生产单位】新疆博尔塔拉蒙古自治州蒙医医院

  本制剂仅限本医疗机构使用

萨丽嘎日迪

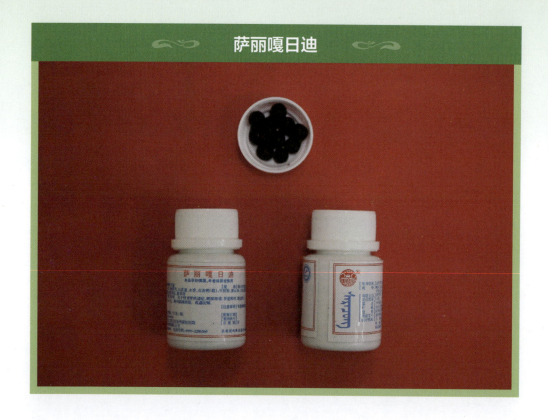

【药品名称】萨丽嘎日迪 Saligaridi

【批准文号】新药制字M20040609

【执行标准】《卫生部药品标准蒙药分册》（1998年版）ZZ-8384

【处方组成】麝香、银朱、诃子、制草乌、石菖蒲、木香、石决明（煅）、牛胆粉、黑云香、刀豆、茜草、红花、枇杷叶（制）、香墨、白豆蔻、大蜀季花、紫草茸。

【性　　状】本品为红色水丸，除去包衣显黑褐色；气香，味苦。

【功能主治】清肾热，消粘，固精。用于肾寒肾热诸症，腰膝疼痛，梦遗滑精，睾丸肿大。

【规　　格】每10丸重2g。每瓶装75丸。

【用法用量】口服。一次5～11丸，晚间临睡前服。或遵医嘱。

【不良反应】尚不明确。

【禁　　忌】孕妇忌服。

【注意事项】年老体弱者、运动员慎用。

【贮　　藏】密闭，防潮。

【包　　装】固体药用聚乙烯瓶。

【有 效 期】12个月。

【生产单位】新疆博尔塔拉蒙古自治州蒙医医院

　　　　　　本制剂仅限本医疗机构使用

喜进阿如 -18

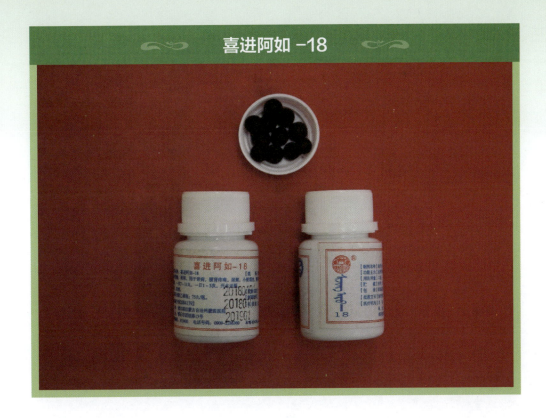

【药品名称】喜进阿如-18 Xijinaru -18
【批准文号】新药制字M20041392
【执行标准】《新疆维吾尔自治区食品药品监督管理局医疗机构制剂标准》MZJ-M-0101-2010
【处方组成】诃子、五灵脂、紫花地丁、红花、刀豆、刺柏叶、枇杷叶、姜黄、茜草、黄柏、栀子、人工牛黄、益智、紫草茸、蒺藜、海金沙、瞿麦等。
【性　　状】本品为深黄色水丸；味苦、涩。
【功能主治】益肾固精，利尿。用于肾病，腰肾疼痛，尿频，小便浑浊，糖尿病，遗精。
【规　　格】每10丸重2g。每瓶装75丸。
【用法用量】口服。一次7～11丸，一日1～3次，开水送服。
【不良反应】尚不明确。
【禁　　忌】尚不明确。
【注意事项】尚不明确。
【贮　　藏】密闭，防潮。
【包　　装】固体药用聚乙烯瓶。
【有 效 期】12个月。
【生产单位】新疆博尔塔拉蒙古自治州蒙医医院
　　　　　　本制剂仅限本医疗机构使用

三、肺病科

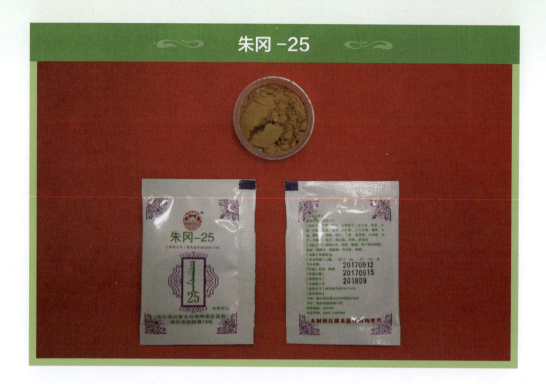

朱冈-25

【药品名称】朱冈-25 Zhugang-25
【批准文号】新药制字M20041416
【执行标准】《新疆维吾尔自治区食品药品监督管理局医疗机构制剂标准》MZJ-M-0115-2010
【处方组成】天竺黄、甘草、白葡萄干、北沙参、拳参、木香、沙棘、红花、远志、白巨胜、人工牛黄、檀香、木通、紫檀香、茵陈、砂仁、丁香、紫草茸、火绒草、诃子、川楝子、栀子、肉豆蔻、草果、胡黄连。
【性　　状】本品为浅黄色粉末。
【功能主治】清肺止咳，祛痰，镇痛。用于肺热咳嗽，咯血，胸膜炎，肺脓肿，百日咳，肺痨。
【规　　格】每袋装3g。
【用法用量】口服。一次1.5～3g，一日1～2次，温开水送服。
【不良反应】尚不明确。
【禁　　忌】尚不明确。
【注意事项】尚不明确。
【贮　　藏】密闭，防潮。
【包　　装】药品包装用PET/AL/PE复合袋。
【有 效 期】12个月。
【生产单位】新疆博尔塔拉蒙古自治州蒙医医院
　　　　　　本制剂仅限本医疗机构使用

阿嘎日-8

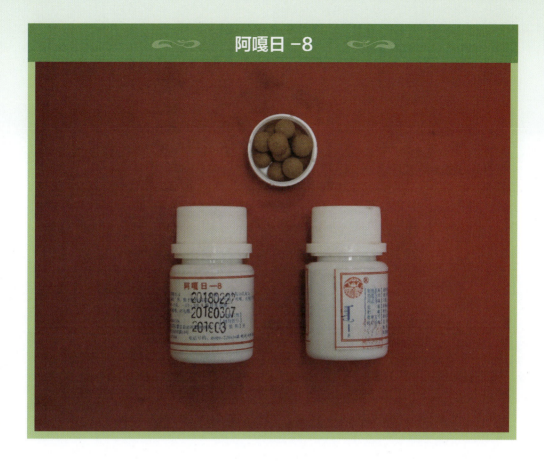

【药品名称】阿嘎日-8 Agari-8
【批准文号】新药制字M20041356
【执行标准】《新疆维吾尔自治区食品药品监督管理局医疗机构制剂标准》MZJ-M-0001-2010
【处方组成】沉香、广枣、檀香、红花、石膏、肉豆蔻、北沙参、紫檀香。
【性　　状】本品为浅棕色水丸；气香，味苦，微酸。
【功能主治】清心肺之赫依热。用于胸肋闷痛，心悸气短，咳嗽，前胸后背刺痛
【规　　格】每10丸重2g。每瓶装45丸。
【用法用量】口服。一次9～15丸，一日1～2次，温开水送服。
【不良反应】尚不明确。
【禁　　忌】尚不明确。
【注意事项】尚不明确。
【贮　　藏】密闭，防潮。
【包　　装】固体药用聚乙烯瓶。
【有 效 期】12个月。
【生产单位】新疆博尔塔拉蒙古自治州蒙医医院
　　　　　　本制剂仅限本医疗机构使用

高勒图宝日-6

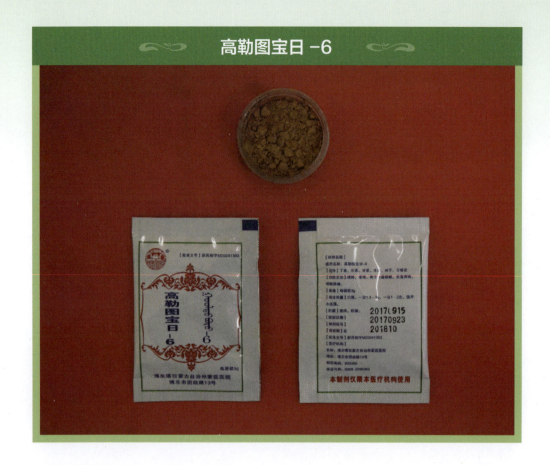

【药品名称】高勒图宝日-6 Galetubaori-6

【批准文号】新药制字M20041363

【执行标准】《新疆维吾尔自治区食品药品监督管理局医疗机构制剂标准》MZJ-M-0033-2010

【处方组成】丁香、石膏、甘草、木香、诃子、玉簪花。

【性　　状】本品为浅黄色粉末；气芳香，味甘、微辛。

【功能主治】理肺，清咽。用于外感咳嗽，失音声哑，咽喉肿痛。

【规　　格】每袋装3g。

【用法用量】口服。一次1.5～3g，一日1～2次，温开水送服。

【不良反应】尚不明确。

【禁　　忌】尚不明确。

【注意事项】尚不明确。

【贮　　藏】密闭，防潮。

【包　　装】药品包装用PET/AL/PE复合袋。

【有 效 期】12个月。

【生产单位】新疆博尔塔拉蒙古自治州蒙医医院

本制剂仅限本医疗机构使用

四、赫依病类

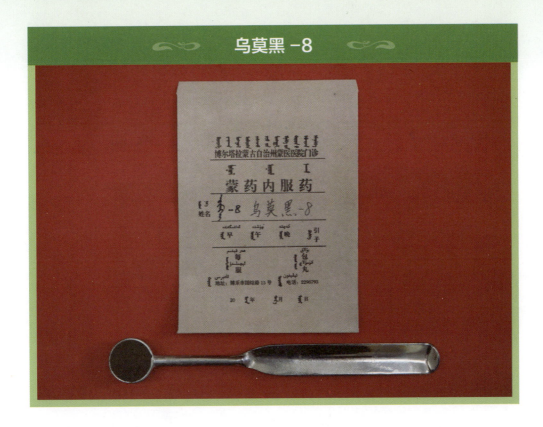

乌莫黑-8

【药品名称】乌莫黑-8 Wumohei-8
【批准文号】新药制字M20041449
【执行标准】《新疆维吾尔自治区食品药品监督管理局医疗机构制剂标准》MZJ-M-0099-2010
【处方组成】阿魏、黑云香、肉豆蔻、沉香、丁香、木香、小茴香、当归。
【性　　状】本品为灰黑色粉末；气臭，味涩、辛。
【功能主治】祛巴达干、赫依病，止痛。用于巴达干、赫依性痛，头晕，恶心，呕吐。
【规　　格】每袋装3g。
【用法用量】口服。一次1.5～3g，一日1～2次，温开水送服。
【不良反应】尚不明确。
【禁　　忌】尚不明确。
【注意事项】尚不明确。
【贮　　藏】密闭，防潮。
【包　　装】药品包装用PET/AL/PE复合袋。
【有 效 期】12个月。
【生产单位】新疆博尔塔拉蒙古自治州蒙医医院
　　　　　　本制剂仅限本医疗机构使用

匝迪-15

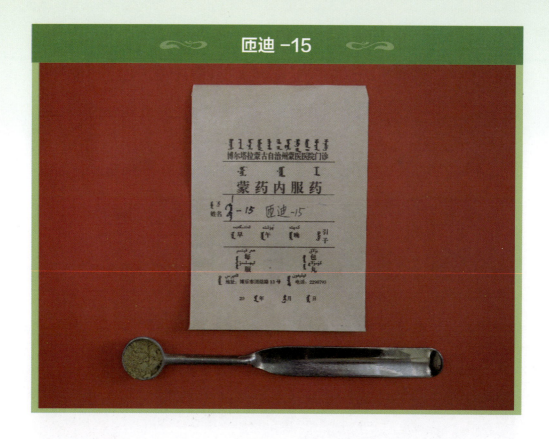

- 【药品名称】匝迪-15 Zadi-15
- 【批准文号】新药制字M20041429
- 【执行标准】《新疆维吾尔自治区食品药品监督管理局医疗机构制剂标准》MZJ-M-0112-2010
- 【处方组成】肉豆蔻、手参、丁香、沉香、天门冬、广枣、豆蔻、黄精、紫硇砂、干姜、荜茇、黑胡椒、光明盐、芫荽果、马钱子（制）。
- 【性　　状】本品为浅黄色粉末。
- 【功能主治】调节赫依。治各种赫病，内、中、外赫依，上、下赫病等。
- 【规　　格】每袋装3g。
- 【用法用量】口服。一次1.5～3g，一日1～2次，温开水或羊肉汤送服。
- 【不良反应】尚不明确。
- 【禁　　忌】尚不明确。
- 【注意事项】运动员慎用。
- 【贮　　藏】密闭，防潮。
- 【包　　装】药品包装用PET/AL/PE复合袋。
- 【有效期】12个月。
- 【生产单位】新疆博尔塔拉蒙古自治州蒙医医院

　　　　　　本制剂仅限本医疗机构使用

吉如很阿嘎如-8

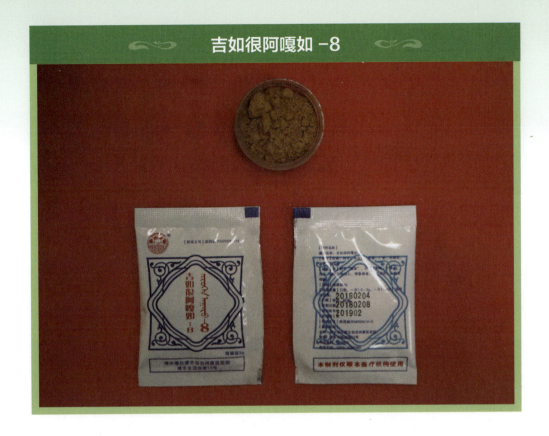

【药品名称】吉如很阿嘎如-8 Jiruhenagaru-8
【批准文号】新药制字M20041414
【执行标准】《新疆维吾尔自治区食品药品监督管理局医疗机构制剂标准》MZJ-M-0050-2010
【处方组成】沉香、诃子、肉豆蔻、木香、广枣、木棉花、石膏、白芸香。
【性　　状】本品为浅黄色粉末；气香，味涩。
【功能主治】调节赫依，补心，安神（宁神）。用于赫依热攻心，神昏谵语，心肌损伤，心前区疼痛。
【规　　格】每袋装3g。
【用法用量】口服。一次1.5～3g，一日1～2次，温开水送服。
【不良反应】尚不明确。
【禁　　忌】尚不明确。
【注意事项】尚不明确。
【贮　　藏】密闭，防潮。
【包　　装】药品包装用PET/AL/PE复合袋。
【有 效 期】12个月。
【生产单位】新疆博尔塔拉蒙古自治州蒙医医院
　　　　　　本制剂仅限本医疗机构使用

达西勒十五味散

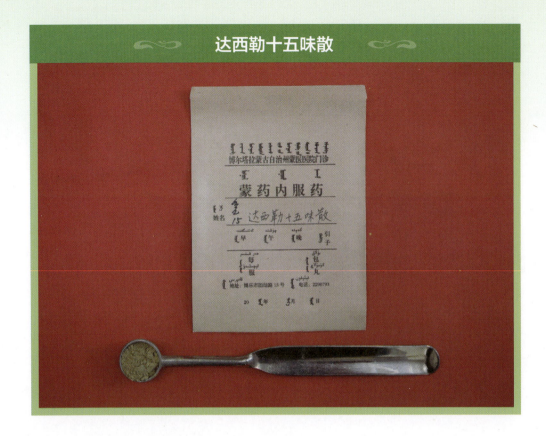

- 【药品名称】达西勒十五味散 Daxile Shiwuwei San
- 【批准文号】新药制字M20041401
- 【执行标准】《新疆维吾尔自治区食品药品监督管理局医疗机构制剂标准》MZJ-M-0022-2010
- 【处方组成】当归、高良姜、肉豆蔻、山奈、阿魏、荜茇、石榴、花椒、丁香、小茴香、红花、豆蔻、槟榔、肉桂、胡麻。
- 【性　　状】本品为浅黄色粉末；味微苦、涩。
- 【功能主治】赫依病治疗。用于心气，肾虚，消化不良，行气活血。
- 【规　　格】每袋装3g。
- 【用法用量】口服。一次1.5～3g，一日1～2次，温开水送服。
- 【不良反应】尚不明确。
- 【禁　　忌】尚不明确。
- 【注意事项】尚不明确。
- 【贮　　藏】密闭，防潮。
- 【包　　装】药品包装用PET/AL/PE复合袋。
- 【有 效 期】12个月。
- 【生产单位】新疆博尔塔拉蒙古自治州蒙医医院

本制剂仅限本医疗机构使用

壮格伦汤

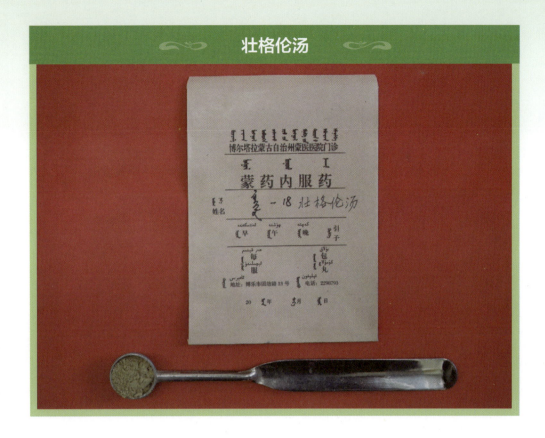

【药品名称】壮格伦汤 Zhuanggelun Tang

【批准文号】新药制字M20041469

【执行标准】《新疆维吾尔自治区食品药品监督管理局医疗机构制剂标准》MZJ-M-0118-2010

【处方组成】木香、槟榔、豆蔻、草果、拳参、花椒、苏木、土木香、诃子、黄连、甘草、波棱瓜子（制）、土茯苓、大黄、琥珀、肉豆蔻、金银花。

【性　　状】本品为红黄色粉末。

【功能主治】调节赫依热，血协日。用于赫依交争，寒气下流，腰腿酸痛，肾寒等症。

【规　　格】每袋装3g。

【用法用量】口服。一次3～5g，一日1～3次，无盐茶或水煎服。

【不良反应】尚不明确。

【禁　　忌】尚不明确。

【注意事项】尚不明确。

【贮　　藏】密闭，防潮。

【包　　装】药品包装用PET/AL/PE复合袋。

【有 效 期】12个月。

【生产单位】新疆博尔塔拉蒙古自治州蒙医医院

　　　　　　本制剂仅限本医疗机构使用

兴棍-25

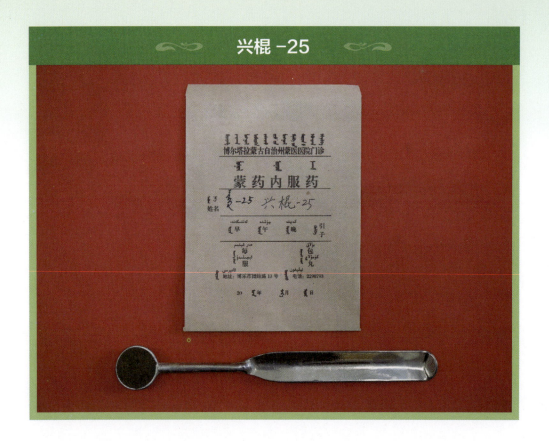

- 【药品名称】兴棍-25 Xinggun-25
- 【批准文号】新药制字M20041468
- 【执行标准】《新疆维吾尔自治区食品药品监督管理局医疗机构制剂标准》MZJ-M-0105-2010
- 【处方组成】石榴、肉桂、牦牛油（脂肪油）、诃子、肉豆蔻、胡椒、小茴香、黑冰片（制）、木香、大蒜炭（制）、荜茇、土木香、干姜、丁香、沉香、牦牛心、阿魏、石菖蒲、制草乌、黑云香、豆蔻、苦参、紫草茸、光明盐、白芸香。
- 【性　　状】本品为灰褐色粉末。
- 【功能主治】调节赫依，息风平气，调气活血。用于头昏目眩，脑胀耳鸣，中气不调，肠鸣腹满，肢梢麻痹，皮搔脉跳。
- 【规　　格】每袋装3g。
- 【用法用量】口服。一次1.5～3g，一日1～2次，温开水送服。
- 【不良反应】尚不明确。
- 【禁　　忌】尚不明确。
- 【注意事项】尚不明确。
- 【贮　　藏】密闭，防潮。
- 【包　　装】药品包装用PET/AL/PE复合袋。
- 【有 效 期】12个月。
- 【生产单位】新疆博尔塔拉蒙古自治州蒙医医院

本制剂仅限本医疗机构使用

肖夏-7

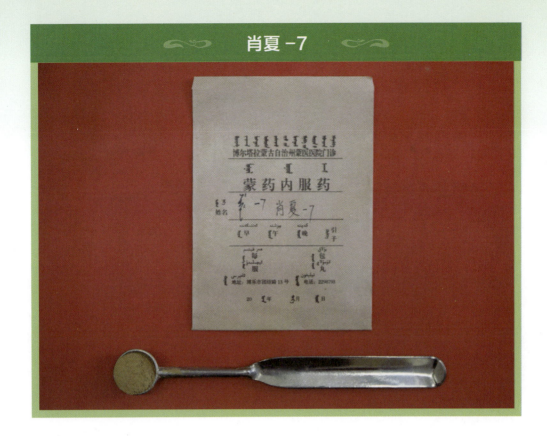

- 【药品名称】肖夏-7 Xiaoxia-7
- 【批准文号】新药制字M20041439
- 【执行标准】《新疆维吾尔自治区食品药品监督管理局医疗机构制剂标准》MZJ-M-0104-2010
- 【处方组成】广枣、沉香、肉豆蔻、木香、牦牛心、阿魏、丁香。
- 【性　　状】本品为浅黄色粉末。
- 【功能主治】清心赫依，补心，宁静。用于心赫依，心悸气短，胸满气喘，神昏谵语，精神失常，心功能低下，胸痛等病。
- 【规　　格】每袋装3g。
- 【用法用量】口服。一次1.5～3g，一日1～3次，温开水送服。
- 【不良反应】尚不明确。
- 【禁　　忌】尚不明确。
- 【注意事项】尚不明确。
- 【贮　　藏】密闭，防潮。
- 【包　　装】药品包装用PET/AL/PE复合袋。
- 【有 效 期】12个月。
- 【生产单位】新疆博尔塔拉蒙古自治州蒙医医院

　　　　　　本制剂仅限本医疗机构使用

旺勒格-37

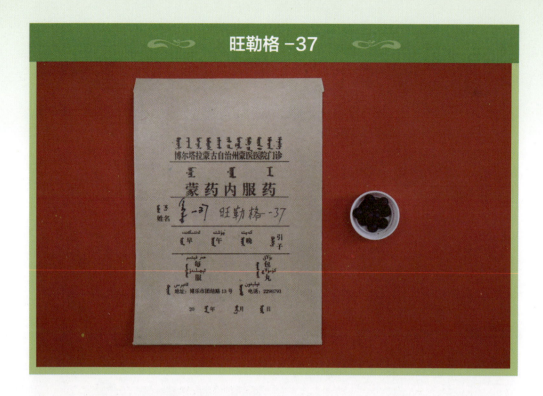

【药品名称】旺勒格-37 Wanglege-37

【批准文号】新药制字M20041388

【执行标准】《新疆维吾尔自治区食品药品监督管理局医疗机构制剂标准》MZJ-M-0097-2010

【处方组成】黑芝麻、掌参、寒水石（奶制）、诃子、石榴、白葡萄干、豆蔻、槟榔、黑冰片、五灵脂、螃蟹、荜茇、黄精、天门冬、降香、玉竹、肉桂、江巴、干姜、天花粉、胡椒、蒺藜、肉豆蔻、杜鹃叶、沉香、草果、辣椒、广枣、刀豆、紫硇砂、丁香、阿魏、蛤蚧、白糖、蜂蜜、奶酒、红糖、酥油、冬虫夏草、海马、鹿茸、鹿鞭、红参。

【性　　状】本品为黑色水蜜丸；味甘、略辛。

【功能主治】除巴达干，赫依，消肿，补身，暖胃消食。用于赫依病，巴达干病，胃寒，肾寒，耳鸣，耳聋，肺赫依、心赫依引起的浮肿，痔疮，阳痿，尿频，尿急，布病，消疫，营养不良等症。

【规　　格】每10丸重2g。每瓶装75丸。

【用法用量】口服。一次5～13丸，一日1～3次，温开水送服。

【不良反应】尚不明确。

【禁　　忌】尚不明确。

【注意事项】尚不明确。

【贮　　藏】密闭，防潮。

【包　　装】固体药用聚乙烯瓶。

【有 效 期】12个月。

【生产单位】新疆博尔塔拉蒙古自治州蒙医医院

本制剂仅限本医疗机构使用

高尤-13

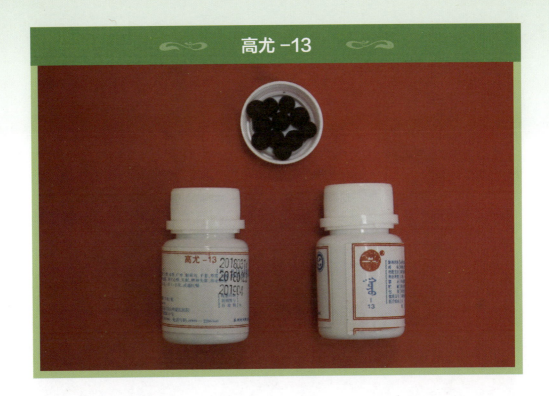

【药品名称】高尤-13 Gaoyou-13
【批准文号】新药制字M20040592
【执行标准】《卫生部药品标准蒙药分册》（1998年版）ZZ-8426
【处方组成】槟榔、沉香、肉豆蔻、丁香、木香、广枣、制草乌、干姜、荜茇、胡椒、紫硇砂、当归、葶苈子。
【性　　状】本品为棕褐色水丸；气香，味辛、微咸。
【功能主治】调节赫依，安神止痛。用于心悸，失眠，精神失常，游走刺痛。
【规　　格】每10丸重2g。每瓶装75丸。
【用法用量】口服。一次9～13丸，一日1～2次，或遵医嘱。
【不良反应】尚不明确。
【禁　　忌】孕妇忌服。
【注意事项】尚不明确。
【贮　　藏】密闭，防潮。
【包　　装】固体药用聚乙烯瓶。
【有 效 期】12个月。
【生产单位】新疆博尔塔拉蒙古自治州蒙医医院
　　　　　　本制剂仅限本医疗机构使用

五、热病类

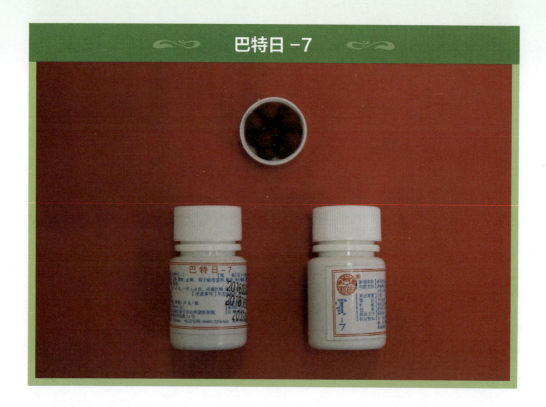

巴特日-7

【药品名称】巴特日-7 Bateri-7
【批准文号】新药制字M20041417
【执行标准】《新疆维吾尔自治区食品药品监督管理局医疗机构制剂标准》MZJ-M-0009-2010
【处方组成】草乌芽、诃子、茜草、多叶棘豆、黑云香、人工麝香、银朱。
【性　　状】本品为红色水丸,除去外衣显棕红;气香,味酸、涩、微苦。
【功能主治】清瘟解毒,止痛,散瘀,止痢。用于瘟疫盛热,脑炎,赤白痢疾,白喉,目黄,音哑,转筋。
【规　　格】每10丸重2g。每瓶装45丸。
【用法用量】口服。一次5～9丸,一日1～2次,温开水服,或遵医嘱。
【不良反应】尚不明确。
【禁　　忌】孕妇禁服。
【注意事项】年老体弱者、幼儿以及运动员慎用。
【贮　　藏】密闭,防潮。
【包　　装】固体药用聚乙烯瓶。
【有 效 期】12个月。
【生产单位】新疆博尔塔拉蒙古自治州蒙医医院
　　　　　　本制剂仅限本医疗机构使用

邦这十二味丸

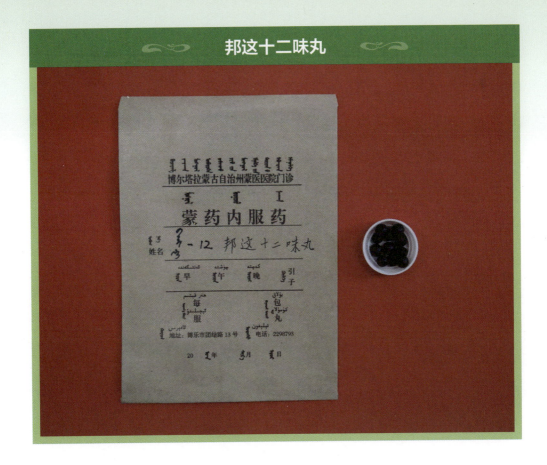

【药品名称】邦这十二味丸 Bangzhe Shierwei Wan
【批准文号】新药制字M20041405
【执行标准】《新疆维吾尔自治区食品药品监督管理局医疗机构制剂标准》MZJ-M-0012-2010
【处方组成】翼首草、麦冬、人工麝香、黑云香、多叶棘豆、草乌叶、天竺黄、天南星、红花、人工牛黄、檀香、五灵脂。
【性　　状】本品为淡棕色水丸；气微香，味苦、微辛。
【功能主治】清瘟，解热止痛。用于瘟疫，消炎症，咽喉肿痛，牙痛，头痛。
【规　　格】每10丸重2g。每瓶装75丸。
【用法用量】口服。一次5～13丸，一日1～3次，温开水送服。
【不良反应】尚不明确。
【禁　　忌】尚不明确。
【注意事项】运动员慎用。
【贮　　藏】密闭，防潮。
【包　　装】固体药用聚乙烯瓶。
【有 效 期】12个月。
【生产单位】新疆博尔塔拉蒙古自治州蒙医医院
　　　　　　本制剂仅限本医疗机构使用

扫日劳-4

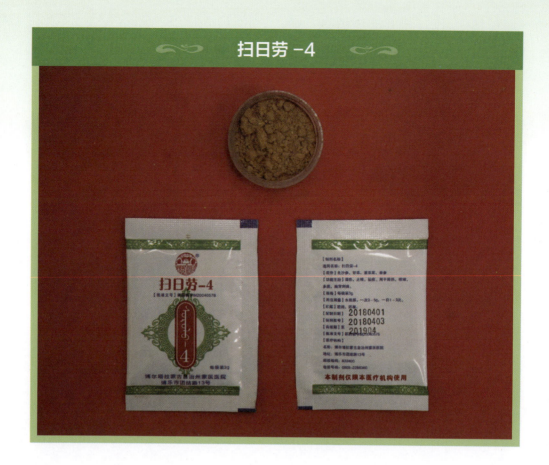

【药品名称】扫日劳-4 Saorilao-4

【批准文号】新药制字M20040576

【执行标准】《卫生部药品标准蒙药分册》(1998年版) ZZ-8343

【处方组成】北沙参、甘草、紫草茸、拳参。

【性　　状】本品为淡红色粉末；气微香，味甘。

【功能主治】清热，止咳，祛痰。用于肺热，咳嗽，多痰，胸背刺痛。

【规　　格】每袋装3g。

【用法用量】水煎服。一次3～5g，一日1～3次。

【不良反应】尚不明确。

【禁　　忌】尚不明确。

【注意事项】尚不明确。

【贮　　藏】密闭，防潮。

【包　　装】药品包装用PET/AL/PE复合袋。

【有 效 期】12个月。

【生产单位】新疆博尔塔拉蒙古自治州蒙医医院

　　　　　　本制剂仅限本医疗机构使用

扫日劳-7

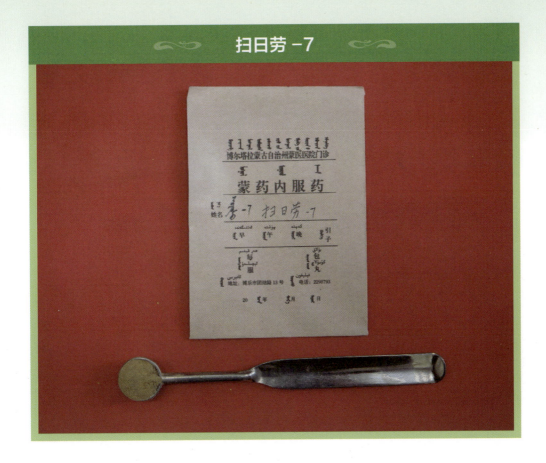

【药品名称】扫日劳-7 Saorilao-7
【批准文号】新药制字M20041435
【执行标准】《新疆维吾尔自治区食品药品监督管理局医疗机构制剂标准》MZJ-M-0077-2010
【处方组成】诃子、栀子、茜草、紫草茸、枇杷叶、川楝子、北沙参。
【性　　状】本品为淡红色粉末。
【功能主治】清火，止咳。用于肺热，血热引起的刺痛，咳血，多痰。
【规　　格】每袋装3g。
【用法用量】口服。一次3～5g，一日1～3次，水煎服。
【不良反应】尚不明确。
【禁　　忌】尚不明确。
【注意事项】尚不明确。
【贮　　藏】密闭，防潮。
【包　　装】药品包装用PET/AL/PE复合袋。
【有效期】12个月。
【生产单位】新疆博尔塔拉蒙古自治州蒙医医院

本制剂仅限本医疗机构使用

地格达-4汤

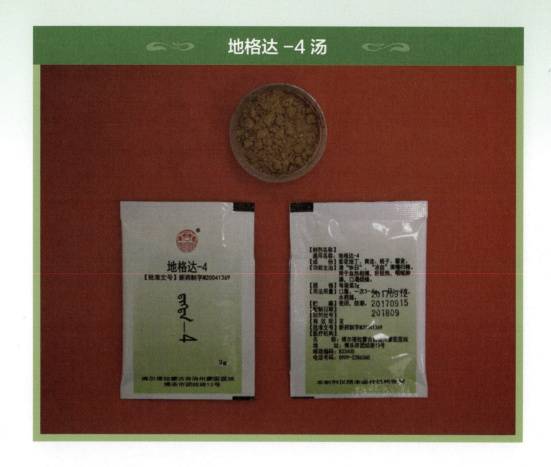

- 【药品名称】地格达-4汤 Digeda-4 Tang
- 【批准文号】新药制字M20041369
- 【执行标准】《新疆维吾尔自治区食品药品监督管理局医疗机构制剂标准》MZJ-M-0023-2010
- 【处方组成】紫花地丁、黄连、栀子、瞿麦。
- 【性　　状】本品为灰黄色粉末；味苦。
- 【功能主治】清协日，凉血，清糟归精。用于血热相搏，肝胆热，咽喉肿痛，口渴烦躁。
- 【规　　格】每袋装3g。
- 【用法用量】口服。一次3～5g，一日1～3次，水煎服。
- 【不良反应】尚不明确。
- 【禁　　忌】尚不明确。
- 【注意事项】尚不明确。
- 【贮　　藏】密闭，防潮。
- 【包　　装】药品包装用PET/AL/PE复合袋。
- 【有 效 期】12个月。
- 【生产单位】新疆博尔塔拉蒙古自治州蒙医医院

  本制剂仅限本医疗机构使用

地格达-8

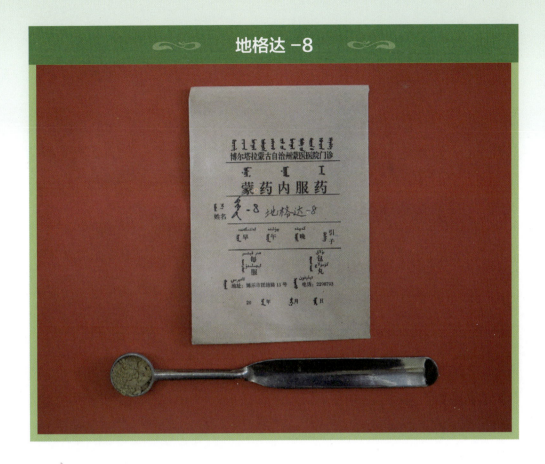

【药品名称】地格达-8 Digeda-8
【批准文号】新药制字M20041379
【执行标准】《新疆维吾尔自治区食品药品监督管理局医疗机构制剂标准》MZJ-M-0024-2010
【处方组成】紫花地丁、波棱瓜子(制)、麦冬、龙胆、黄连、木香、秦艽、黄柏。
【性　　状】本品为黄绿色粉末；气微香，味苦。
【功能主治】清协日，泻肝火，利胆。用于协日热引起的头痛，目肤和小便赤黄，肝胆之热，黄疸等症。
【规　　格】每袋装3g。
【用法用量】口服一次1.5～3g，一日1～2次，温开水送服。
【不良反应】尚不明确。
【禁　　忌】尚不明确。
【注意事项】尚不明确。
【贮　　藏】密闭，防潮。
【包　　装】药品包装用PET/AL/PE复合袋。
【有 效 期】12个月。
【生产单位】新疆博尔塔拉蒙古自治州蒙医医院
　　　　　　本制剂仅限本医疗机构使用

伊赫汤

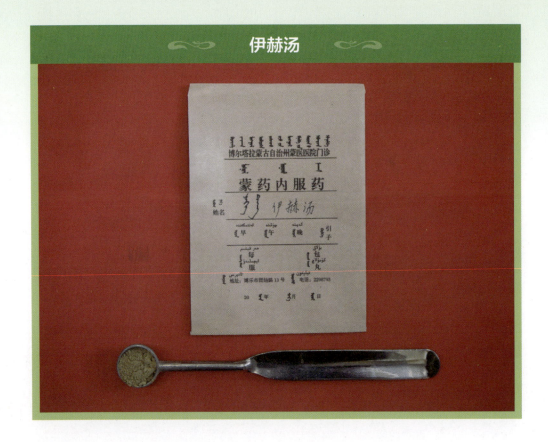

【药品名称】伊赫汤 Yihe Tang

【批准文号】新药制字M20041461

【执行标准】《新疆维吾尔自治区食品药品监督管理局医疗机构制剂标准》MZJ-M-0108-2010

【处方组成】红花、诃子、川楝子、栀子、土木香、木香、紫花地丁、胡黄连、秦艽、麦冬、石榴、木瓜、芫荽果、秦艽花、菊花、细辛、绵马贯众、波棱瓜子（制）、猪血（制）、款冬花、绿绒蒿、瞿麦、香青兰、五灵脂、砂仁。

【性　　状】本品为棕黄色粉末；气芳香，味苦。

【功能主治】收敛，解毒，调节寒热。用于宝日扩散，赫依、协日、巴达干失调。久病不愈的身倦体急，口干，食欲不振，胃脘疼痛。

【规　　格】每袋装3g。

【用法用量】口服。一次1.5～3g，一日1～3次，水煎服。

【不良反应】尚不明确。

【禁　　忌】尚不明确。

【注意事项】尚不明确。

【贮　　藏】密闭，防潮。

【包　　装】药品包装用PET/AL/PE复合袋。

【有 效 期】12个月。

【生产单位】新疆博尔塔拉蒙古自治州蒙医医院

本制剂仅限本医疗机构使用

伊赫哈日-12

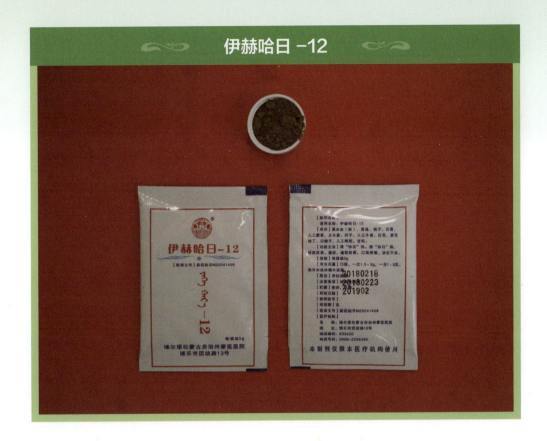

- 【药品名称】伊赫哈日-12 Yihehari-12
- 【批准文号】新药制字M20041459
- 【执行标准】《新疆维吾尔自治区食品药品监督管理局医疗机构制剂标准》MZJ-M-0106-2010
- 【处方组成】黑冰片（制）、土木香、紫花地丁、黄连、诃子、川楝子、栀子、人工牛黄、石膏、红花、甘松、人工麝香等。
- 【性　　状】本品为黑色粉末；气微香，味苦、微涩。
- 【功能主治】清协日热。清协日病，目肤发黄，瘟疫，瘟疫陷胃，口渴烦躁，消化不良。
- 【规　　格】每袋装3g。
- 【用法用量】口服。一次1.5～3g，一日1～3次，温开水或冰糖水送服。
- 【不良反应】尚不明确。
- 【禁　　忌】孕妇忌服。
- 【注意事项】运动员慎用。
- 【贮　　藏】密闭，防潮。
- 【包　　装】药品包装用PET/AL/PE复合袋。
- 【有 效 期】12个月。
- 【生产单位】新疆博尔塔拉蒙古自治州蒙医医院
  本制剂仅限本医疗机构使用

伊赫哈日十二味丸

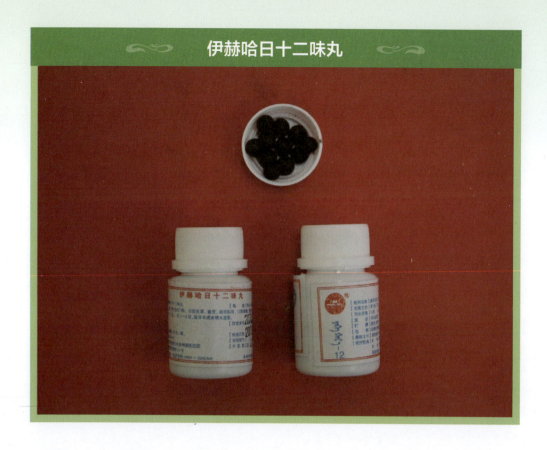

【药品名称】伊赫哈日十二味丸 Yihehari Shierwei Wan
【批准文号】新药制字M20041419
【执行标准】《新疆维吾尔自治区食品药品监督管理局医疗机构制剂标准》MZJ-M-0107-2010
【处方组成】黑冰片（制）、土木香、紫花地丁、黄连、诃子、川楝子、栀子、人工牛黄、石膏、红花、甘松、人工麝香等。
【性　　状】本品为黑色水丸；气微香，味苦、微涩。
【功能主治】清协日热。用于热协日病，目肤发黄，瘟疫，瘟疫陷胃，口渴烦躁，消化不良。
【规　　格】每10丸重2g。每瓶装75丸。
【用法用量】口服。一次7～15丸，一日1～3次，温开水或冰糖水送服。
【不良反应】尚不明确。
【禁　　忌】孕妇忌服。
【注意事项】运动员慎用。
【贮　　藏】密闭，防潮。
【包　　装】固体药用聚乙烯瓶。
【有 效 期】12个月。
【生产单位】新疆博尔塔拉蒙古自治州蒙医医院
　　　　　　本制剂仅限本医疗机构使用

壮西-21

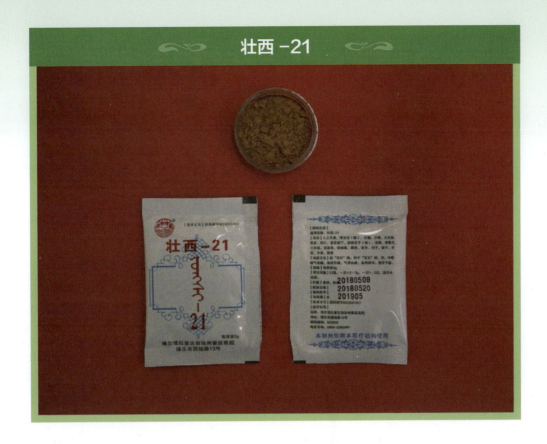

- 【药品名称】壮西-21 Zhuangxi-21
- 【批准文号】新药制字M20041451
- 【执行标准】《新疆维吾尔自治区食品药品监督管理局医疗机构制剂标准》MZJ-M-0120-2010
- 【处方组成】人工牛黄、寒水石（煅）、石榴、沙棘、五灵脂、荜茇、砂仁、紫花地丁、波棱瓜子（制）、连翘、香青兰、土木香、芫荽果、绿绒蒿、瞿麦、麦冬、诃子、栀子、木瓜、木香、降香。
- 【性　　状】本品为灰黄色粉末；气微香，味苦。
- 【功能主治】祛宝日病。用于宝日病，初、中期嗳气吞酸，胸背作痛，气滞血瘀，血热陷中，潜伏于脏。
- 【规　　格】每袋装3g。
- 【用法用量】口服。一次1.5～3g，一日1～2次，温开水送服。
- 【不良反应】尚不明确。
- 【禁　　忌】尚不明确。
- 【注意事项】尚不明确。
- 【贮　　藏】密闭，防潮。
- 【包　　装】药品包装用PET/AL/PE复合袋。
- 【有 效 期】12个月。
- 【生产单位】新疆博尔塔拉蒙古自治州蒙医医院

  本制剂仅限本医疗机构使用

壮格伦-5汤

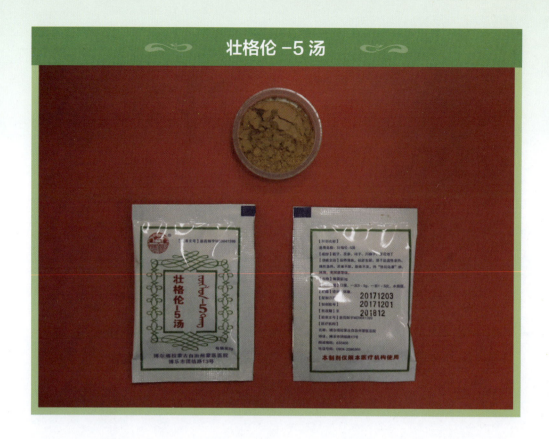

【药品名称】壮格伦-5汤 Zhuanggelun-5 Tang

【批准文号】新药制字M20041399

【执行标准】《新疆维吾尔自治区食品药品监督管理局医疗机构制剂标准》MZJ-M-0117-2010

【处方组成】栀子、苦参、诃子、川楝子、紫花地丁。

【性　　状】本品为淡黄色粉末。

【功能主治】治热清血，祛淤生新。用于治遗性老热，博性急热，淤血不散，新血不至，热协日乌素病，风湿，类风湿等病。

【规　　格】每袋装3g。

【用法用量】口服。一次3～5g，一日1～3次，水煎服。

【不良反应】尚不明确。

【禁　　忌】尚不明确。

【注意事项】尚不明确。

【贮　　藏】密闭，防潮。

【包　　装】药品包装用PET/AL/PE复合袋。

【有 效 期】12个月。

【生产单位】新疆博尔塔拉蒙古自治州蒙医医院

　　　　　　本制剂仅限本医疗机构使用

充文九味丸

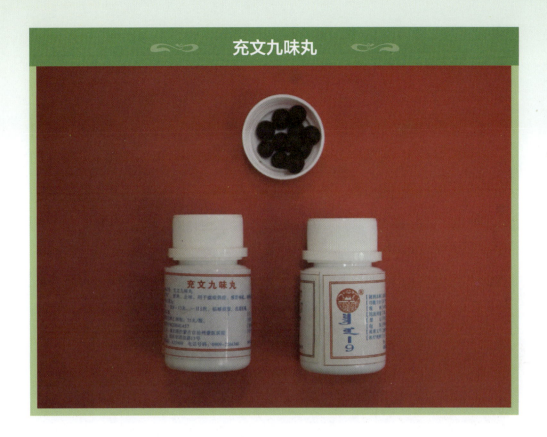

- 【药品名称】充文九味丸 Chongwen Jiuwei Wan
- 【批准文号】新药制字M20041457
- 【执行标准】《新疆维吾尔自治区食品药品监督管理局医疗机构制剂标准》MZJ-M-0021-2010
- 【处方组成】制草乌、黄连、北沙参、黑云香、拳参、多叶棘豆、诃子、土木香、翼首草。
- 【性　　状】本品为黑褐色水丸；气香，味苦、麻。
- 【功能主治】清粘，解热，止咳。用于瘟疫热症，感冒咳嗽，咽喉疼痛。
- 【规　　格】每10丸重2g。每瓶装75丸。
- 【用法用量】口服。一次9～13丸，一日1次，临睡前服，或遵医嘱。
- 【不良反应】尚不明确。
- 【禁　　忌】孕妇忌服。
- 【注意事项】尚不明确。
- 【贮　　藏】密闭，防潮。
- 【包　　装】固体药用聚乙烯瓶。
- 【有 效 期】12个月。
- 【生产单位】新疆博尔塔拉蒙古自治州蒙医医院

　　　　　　本制剂仅限本医疗机构使用

苏龙嘎-4汤

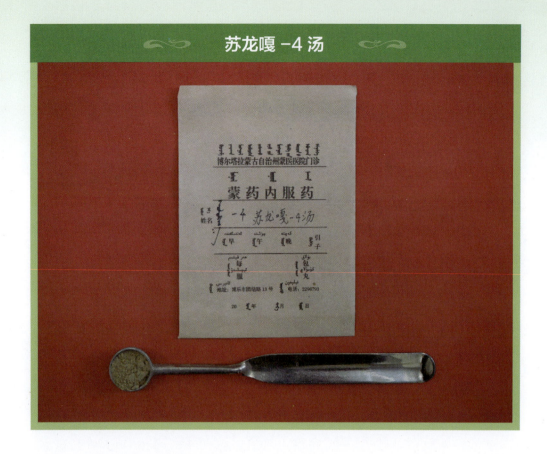

- 【药品名称】苏龙嘎-4汤 Sulongga-4 Tang
- 【批准文号】新药制字M20041460
- 【执行标准】《新疆维吾尔自治区食品药品监督管理局医疗机构制剂标准》MZJ-M-0086-2010
- 【处方组成】连翘、拳参、木通、麦冬。
- 【性　　状】本品为浅黄色粉末；气香，味咸、辛。
- 【功能主治】清肺热。用于肠热痢疾，腹痛，腹泻。
- 【规　　格】每袋装3g。
- 【用法用量】口服。一次3～5g，一日1～3次，水煎服。
- 【不良反应】尚不明确。
- 【禁　　忌】尚不明确。
- 【注意事项】尚不明确。
- 【贮　　藏】密闭，防潮。
- 【包　　装】药品包装用PET/AL/PE复合袋。
- 【有 效 期】12个月。
- 【生产单位】新疆博尔塔拉蒙古自治州蒙医医院

本制剂仅限本医疗机构使用

阿敏额尔敦

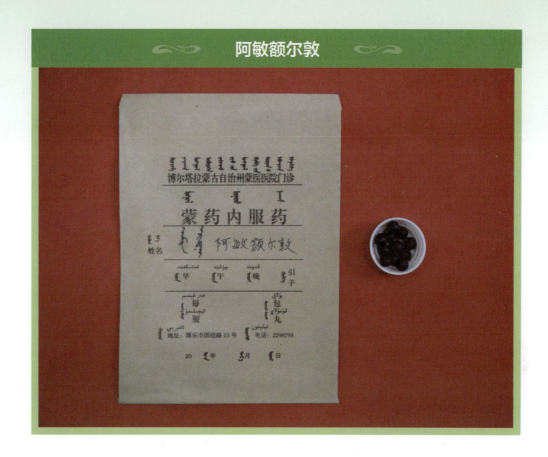

- 【药品名称】阿敏额尔敦 Amin'eerdun
- 【批准文号】新药制字M20041357
- 【执行标准】《新疆维吾尔自治区食品药品监督管理局医疗机构制剂标准》MZJ-M-0006-2010
- 【处方组成】沉香、檀香、白芸香、肉豆蔻、木棉花、黑云香、诃子、丁香、草乌叶、人工牛黄、胡黄连、牦牛心、木香、石膏、旋覆花、拳参、北沙参、马钱子（制）。
- 【性　　状】本品为红色水丸，除去外衣显黄褐色；气香，味苦、涩。
- 【功能主治】调节粘热，镇静安神。用于赫依、粘热交争，山川间热，发烧，赫依引起的癫狂，昏迷，气促心悸，心神不安。
- 【规　　格】每10丸重2g。每瓶装75丸。
- 【用法用量】口服。一次7～13丸，一日1～2次，温开水送服。
- 【不良反应】尚不明确。
- 【禁　　忌】孕妇忌服。
- 【注意事项】运动员慎用。
- 【贮　　藏】密闭，防潮。
- 【包　　装】固体药用聚乙烯瓶。
- 【有 效 期】12个月。
- 【生产单位】新疆博尔塔拉蒙古自治州蒙医医院

本制剂仅限本医疗机构使用

阿嘎日-35

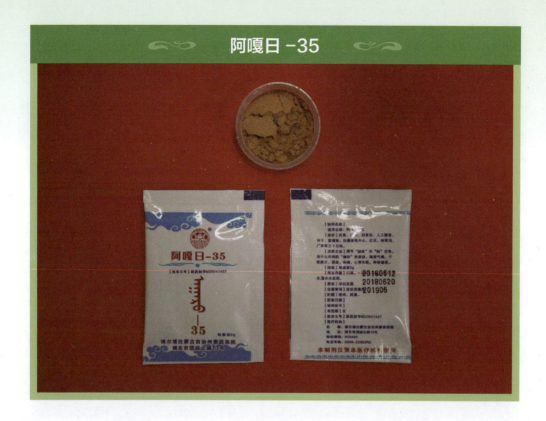

- 【药品名称】阿嘎日-35 Agari-35
- 【批准文号】新药制字M20041437
- 【执行标准】《新疆维吾尔自治区食品药品监督管理局医疗机构制剂标准》MZJ-M-0002-2010
- 【处方组成】沉香、紫檀香、红花、豆蔻、诃子、旋覆花、细辛、制草乌、木棉花、胡黄连、黑云香、白芸香、山沉香、檀香、石膏、肉豆蔻、草果、栀子、白头翁、瞿麦、石榴、北沙参、丁香、木香、紫花地丁、苦参、川楝子、悬钩子木、马钱子、山柰、广枣、牦牛心、土木香、人工麝香、降香。
- 【性　　状】本品为棕黄色粉末；气香，味微苦。
- 【功能主治】调节赫依热粘交争。用于山川间热赫依热兼盛，胸满气喘，干咳痰少，游走，刺痛，心悸失眠，神昏谵语。
- 【规　　格】每袋装3g。
- 【用法用量】口服。一次1.5～3g，一日1～2次，温开水送服。
- 【不良反应】尚不明确。
- 【禁　　忌】孕妇忌服。
- 【注意事项】运动员慎用。
- 【贮　　藏】密闭，防潮。
- 【包　　装】药品包装用PET/AL/PE复合袋。
- 【有 效 期】12个月。
- 【生产单位】新疆博尔塔拉蒙古自治州蒙医医院

　　　　　　本制剂仅限本医疗机构使用

查干汤

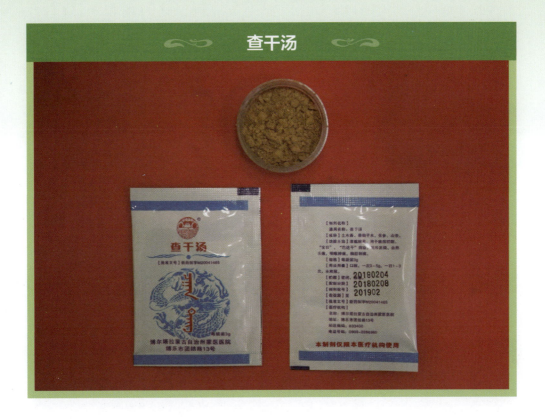

- 【药品名称】查干汤 Chagan Tang
- 【批准文号】新药制字M20041465
- 【执行标准】《新疆维吾尔自治区食品药品监督管理局医疗机构制剂标准》MZJ-M-0017-2010
- 【处方组成】土木香、悬钩子木、苦参、山柰。
- 【性　　状】本品为黄白色粉末；气微香，味苦、微辛。
- 【功能主治】清瘟解毒。用于瘟病初期，宝日、巴达干病症，发冷发烧，血热头痛，咽喉肿痛，胸肋刺痛。
- 【规　　格】每袋装3g。
- 【用法用量】口服。一次3～5g，一日1～3次，水煎服。
- 【不良反应】尚不明确。
- 【禁　　忌】尚不明确。
- 【注意事项】尚不明确。
- 【贮　　藏】密闭，防潮。
- 【包　　装】药品包装用PET/AL/PE复合袋。
- 【有 效 期】12个月。
- 【生产单位】新疆博尔塔拉蒙古自治州蒙医医院

本制剂仅限本医疗机构使用

查格得日日力布

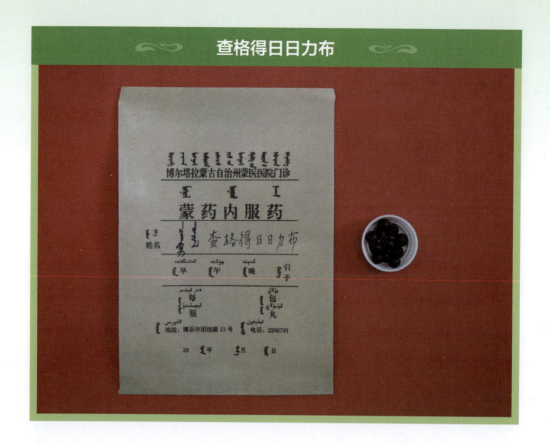

- 【药品名称】查格得日日力布 Chagederirilibu
- 【批准文号】新药制字M20041364
- 【执行标准】《新疆维吾尔自治区食品药品监督管理局医疗机构制剂标准》MZJ-M-0018-2010
- 【处方组成】熊胆、人工麝香、绵羊颅骨(制)、龙骨(煅)、紫花地丁、红花、山茶花、通经草、石花(制)、旋覆花、草乌叶、炉甘石(制)、波棱瓜子(制)、商陆(制)、黑云香、石菖蒲、文冠木、白芸香、决明子、麦冬、苘麻子、多叶棘豆、水银(制)、硫磺(制)、甘松。
- 【性　　状】本品为棕黄色水丸；气微香，味苦。
- 【功能主治】消粘，祛亚玛病，清血热。用于亚玛病诸症，风湿，类风湿，皮肤病，偏头痛，血热头痛，脑刺痛，中风初期，白脉病。
- 【规　　格】每10丸重2g。每瓶装75丸。
- 【用法用量】口服。一次9～15丸，一日1～2次，温开水或白糖水送服。
- 【不良反应】尚不明确。
- 【禁　　忌】尚不明确。
- 【注意事项】运动员慎用。
- 【贮　　藏】密闭，防潮。
- 【包　　装】固体药用聚乙烯瓶。
- 【有 效 期】12个月。
- 【生产单位】新疆博尔塔拉蒙古自治州蒙医医院

　　　　　　本制剂仅限本医疗机构使用

哈布德仁九味散

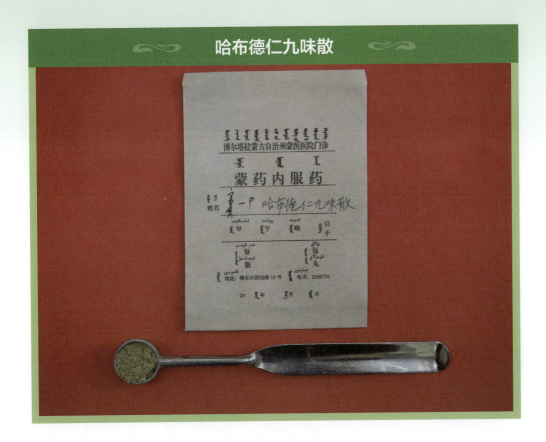

【药品名称】哈布德仁九味散 Habuderen Jiuwei San
【批准文号】新药制字M20041456
【执行标准】《新疆维吾尔自治区食品药品监督管理局医疗机构制剂标准》MZJ-M-0040-2010
【处方组成】瑞香狼毒、蒙酸模、多叶棘豆、菖蒲、姜黄、天门冬、制草乌、玉竹、大黄。
【性　　状】本品为黄绿色粉末。
【功能主治】清热消肿，止痛。用于急性腮腺炎，乳腺炎，软组织感染，疖肿，痈肿，蜂窝组织炎，急性淋巴管炎，淋巴结炎，皮下及深部脓肿，丹毒，无名肿毒等红肿热痛。
【规　　格】每袋装3g。
【用法用量】外用。取适量用醋或鸡蛋清或香油调敷患处，一日1～2次。
【不良反应】尚不明确。
【禁　　忌】尚不明确。
【注意事项】尚不明确。
【贮　　藏】密闭，防潮。
【包　　装】药品包装用PET/AL/PE复合袋。
【有 效 期】12个月。
【生产单位】新疆博尔塔拉蒙古自治州蒙医医院
　　　　　　本制剂仅限本医疗机构使用

哈斯哈图古日-15

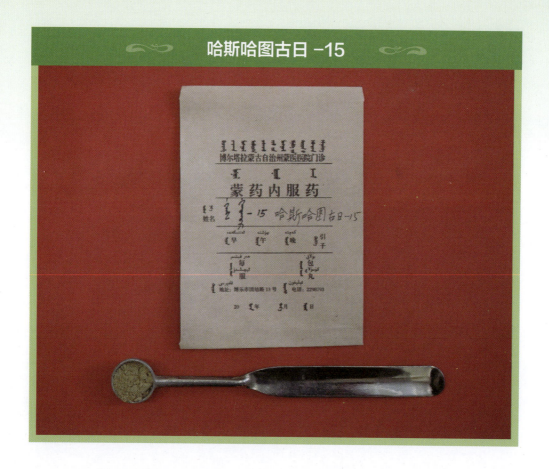

【药品名称】哈斯哈图古日-15 Hasihatuguri-15

【批准文号】新药制字M20040602

【执行标准】《内蒙古蒙成药标准》（1984年版）

【处方组成】玉簪花、诃子、广枣、栀子、川楝子、白檀香、木香、肉豆蔻、石膏、北沙参、瞿麦、苦参、甘草、丁香、沉香。

【性　　状】本品为浅黄色粉末；气芳香，味甘、微苦。

【功能主治】清巴达干热。用于咽喉肿痛，气喘音哑，胸肋刺痛。

【规　　格】每袋装3g。

【用法用量】口服。一次1.5～3g，一日1～2次，温开水送服。

【不良反应】尚不明确。

【禁　　忌】尚不明确。

【注意事项】尚不明确。

【贮　　藏】密闭，防潮。

【包　　装】药品包装用PET/AL/PE复合袋。

【有 效 期】12个月。

【生产单位】新疆博尔塔拉蒙古自治州蒙医医院

本制剂仅限本医疗机构使用

敖西根-18

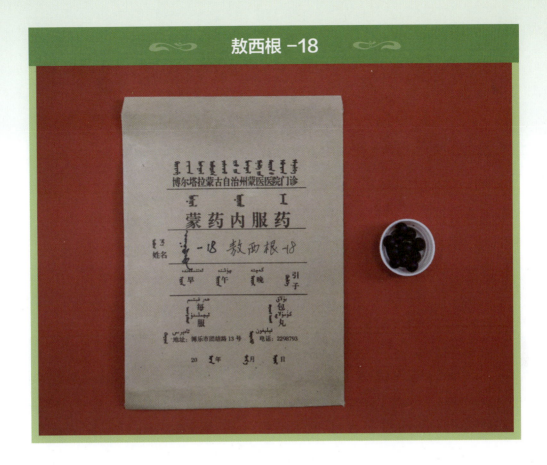

【药品名称】敖西根-18 Aoxigen -18
【批准文号】新药制字M20040606
【执行标准】《卫生部药品标准 蒙药分册》（1998年版）ZZ-8400
【处方组成】牛黄、麝香、银珠、石膏、红花、檀香、降香、拳参、黑云香、草乌叶、诃子、木香、甘草、北沙参、沉香、肉豆蔻、苦参、蒜炭。
【性　　状】本品为红色水丸，除去包衣显紫褐色；气香，味苦。
【功能主治】清热，止咳。用于肺热咳嗽，痰色赤黄，赫依热烦躁。
【规　　格】每10丸重2g。每瓶装75丸。
【用法用量】口服。一次11～15丸，一日1～2次。
【不良反应】尚不明确。
【禁　　忌】尚不明确。
【注意事项】孕妇、运动员慎服。
【贮　　藏】密闭，防潮。
【包　　装】固体药用聚乙烯瓶。
【有效期】12个月。
【生产单位】新疆博尔塔拉蒙古自治州蒙医医院
　　　　　　本制剂仅限本医疗机构使用

诺日布-7汤

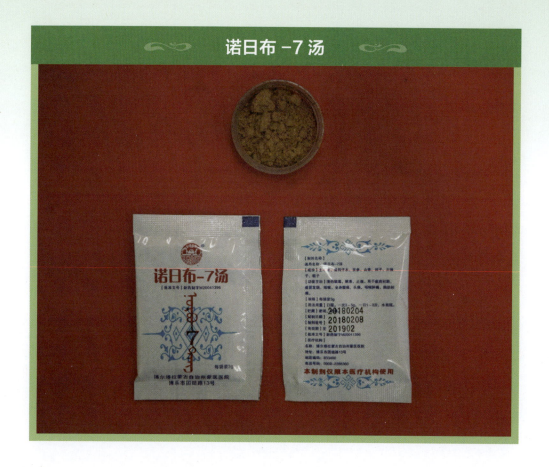

【药品名称】诺日布-7汤 Nuoribu-7 Tang

【批准文号】新药制字M20041396

【执行标准】《新疆维吾尔自治区食品药品监督管理局医疗机构制剂标准》MZJ-M-0071-2010

【处方组成】土木香、悬钩子木、苦参、山柰、诃子、川楝子、栀子。

【性　　状】本品为浅黄色粉末。

【功能主治】清热解毒，解表，止痛。用于瘟病初期，感冒发烧，咳嗽，全身酸痛，头痛，咽喉肿痛，胸肋刺痛。

【规　　格】每袋装3g。

【用法用量】口服。一次3～5g，一日1～3次，水煎服。

【不良反应】尚不明确。

【禁　　忌】尚不明确。

【注意事项】尚不明确。

【贮　　藏】密闭，防潮。

【包　　装】药品包装用PET/AL/PE复合袋。

【有 效 期】12个月。

【生产单位】新疆博尔塔拉蒙古自治州蒙医医院

　　　　　　本制剂仅限本医疗机构使用

森登-4

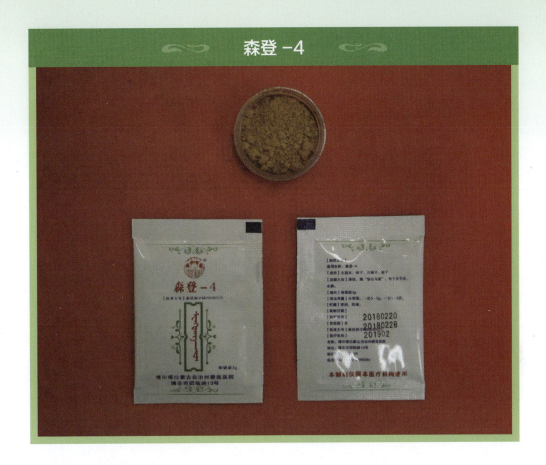

【药品名称】森登-4 Sendeng-4

【批准文号】新药制字M20040575

【执行标准】《卫生部药品标准蒙药分册》（1998年版）ZZ-8415

【处方组成】文冠木、诃子、川楝子、栀子。

【性　　状】本品为淡黄棕色粉末；气微，味苦、涩。

【功能主治】清热，燥协日乌素。用于关节炎，水肿。

【规　　格】每袋装3g。

【用法用量】水煎服。一次3～5g，一日1～3次。

【不良反应】尚不明确。

【禁　　忌】尚不明确。

【注意事项】尚不明确。

【贮　　藏】密闭，防潮。

【包　　装】药品包装用PET/AL/PE复合袋。

【有 效 期】12个月。

【生产单位】新疆博尔塔拉蒙古自治州蒙医医院

　　　　　　本制剂仅限本医疗机构使用

嘎日迪-5

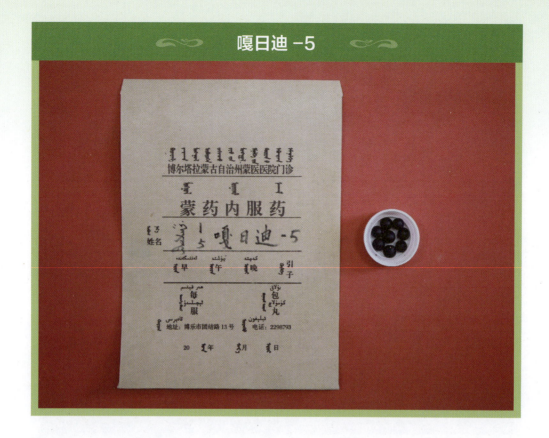

- 【药品名称】嘎日迪-5 Garidi-5
- 【批准文号】新药制字M20041446
- 【执行标准】《新疆维吾尔自治区食品药品监督管理局医疗机构制剂标准》MZJ-M-0031-2010
- 【处方组成】诃子、人工麝香、制草乌、木香、石菖蒲。
- 【性　　状】本品为黄褐色水丸；气香，味涩、微苦。
- 【功能主治】消粘，清肿，燥协日乌素。用于瘟疫热症，风湿，粘性刺痛，正偏头痛，白喉炭疽，坏血病，瘰疬疮疡，疥癣等。
- 【规　　格】每10丸重2g。每瓶装45丸。
- 【用法用量】口服。一次3～7丸，一日1次，晚间临睡前白开水送服或遵医嘱。
- 【不良反应】尚不明确。
- 【禁　　忌】孕妇忌服。
- 【注意事项】年老体弱者、幼儿以及运动员慎用。
- 【贮　　藏】密闭，防潮。
- 【包　　装】固体药用聚乙烯瓶。
- 【有 效 期】12个月。
- 【生产单位】新疆博尔塔拉蒙古自治州蒙医医院

　　　　　　本制剂仅限本医疗机构使用

嘎布日-25

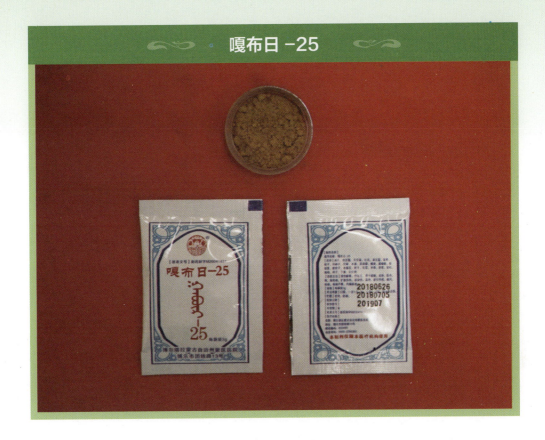

- 【药品名称】嘎布日-25 Gaburi-25
- 【批准文号】新药制字M20041431
- 【执行标准】《新疆维吾尔自治区食品药品监督管理局医疗机构制剂标准》MZJ-M-0030-2010
- 【处方组成】冰片、肉豆蔻、天竺黄、红花、草豆蔻、草果、栀子、川楝子、沉香、木通、花苜蓿、檀香、紫檀香、绿绒蒿、使君子、木棉花、射干、石花、木香、甘草、甘松、卷柏、诃子、丁香、白巨胜。
- 【性　　状】本品为浅黄色粉末。
- 【功能主治】清热解毒，疗疮疡。用于脏腑、皮肤、肌肉、肾、脉热病，扩散伤热，波动热，温热，新旧热病，痛风，疮病丹毒，内痛脓血。
- 【规　　格】每袋装3g。
- 【用法用量】口服。一次1.5～3g，一日1～2次，温开水送服。
- 【不良反应】尚不明确。
- 【禁　　忌】尚不明确。
- 【注意事项】尚不明确。
- 【贮　　藏】密闭，防潮。
- 【包　　装】药品包装用PET/AL/PE复合袋。
- 【有 效 期】12个月。
- 【生产单位】新疆博尔塔拉蒙古自治州蒙医医院
  本制剂仅限本医疗机构使用

额日敦－乌日勒

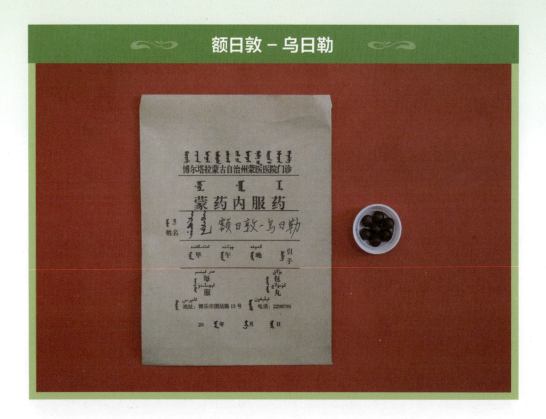

【药品名称】额日敦-乌日勒 Eridun-Wurile

【批准文号】新药制字M20041472

【执行标准】《新疆维吾尔自治区食品药品监督管理局医疗机构制剂标准》MZJ-M-0027-2010

【处方组成】石膏、砂仁、肉豆蔻、草果、紫檀香、诃子、栀子、黑种草子、肉桂、地锦草、苘麻子、木香、螃蟹、人工牛黄、水牛角（制）、西红花、丁香、沉香、白芸香、檀香、川楝子、白巨胜、荜茇、甘草、决明子、土木香、海金沙、人工麝香、珍珠（制）、红花。

【性　　状】本品为红色水丸，除去外衣显黄褐色；气香，味微甘、涩、苦。

【功能主治】清热，安神，舒筋活络，除协日乌素。用于白脉病，半身不遂，风湿，类风湿，布病，肌筋萎缩，神经麻痹，肾损脉伤，瘟疫热病，瘰疬疮疡，久热不愈等症。

【规　　格】每10丸重2g。每瓶装45丸。

【用法用量】口服。一次13～17丸，一日1～2次，温开水送服。

【不良反应】尚不明确。

【禁　　忌】尚不明确。

【注意事项】运动员慎用。

【贮　　藏】密闭，防潮。

【包　　装】固体药用聚乙烯瓶。

【有 效 期】12个月。

【生产单位】新疆博尔塔拉蒙古自治州蒙医医院

本制剂仅限本医疗机构使用

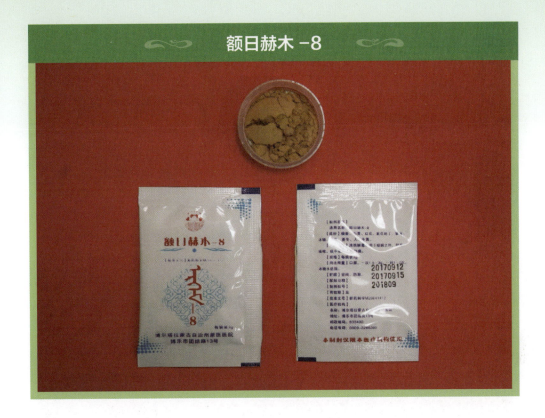

- 【药品名称】额日赫木-8 Erihemu -8
- 【批准文号】新药制字M20041412
- 【执行标准】《新疆维吾尔自治区食品药品监督管理局医疗机构制剂标准》MZJ-M-0028-2010
- 【处方组成】檀香、石膏、红花、紫花地丁、瞿麦、冰糖、黄连、麦冬、人工牛黄。
- 【性　　状】本品为黄色粉末；气香，味苦。
- 【功能主治】清热解毒。用于脏腑之热，肺热咳嗽，痰中带血，肝肋痛。
- 【规　　格】每袋装3g。
- 【用法用量】口服。一次1.5～3g，一日1～2次，冰糖水送服。
- 【不良反应】尚不明确。
- 【禁　　忌】尚不明确。
- 【注意事项】尚不明确。
- 【贮　　藏】密闭，防潮。
- 【包　　装】药品包装用PET/AL/PE复合袋。
- 【有 效 期】12个月。
- 【生产单位】新疆博尔塔拉蒙古自治州蒙医医院

　　本制剂仅限本医疗机构使用

赞丹-3 汤

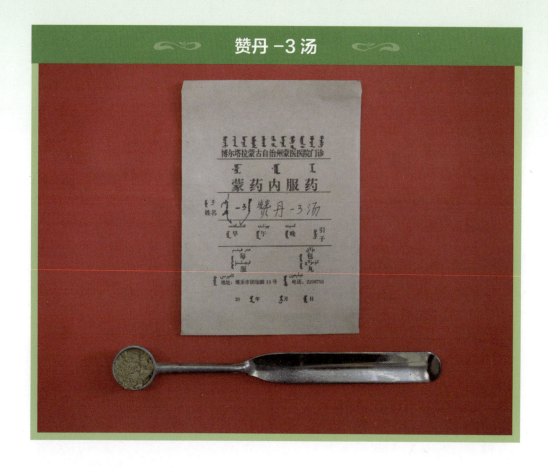

- 【药品名称】赞丹-3汤 Zandan-3 Tang
- 【批准文号】新药制字M20041462
- 【执行标准】《新疆维吾尔自治区食品药品监督管理局医疗机构制剂标准》MZJ-M-0114-2010
- 【处方组成】檀香、广枣、肉豆蔻。
- 【性　　状】本品为淡黄色粉末；气芳香，味微苦、涩。
- 【功能主治】清热，补心。用于清心热。
- 【规　　格】每袋装3g。
- 【用法用量】口服。一次3～5g，一日1～3次，水煎服。
- 【不良反应】尚不明确。
- 【禁　　忌】尚不明确。
- 【注意事项】尚不明确。
- 【贮　　藏】密闭，防潮。
- 【包　　装】药品包装用PET/AL/PE复合袋。
- 【有 效 期】12个月。
- 【生产单位】新疆博尔塔拉蒙古自治州蒙医医院

　　　　　　本制剂仅限本医疗机构使用

六、神经科

匝迪-5

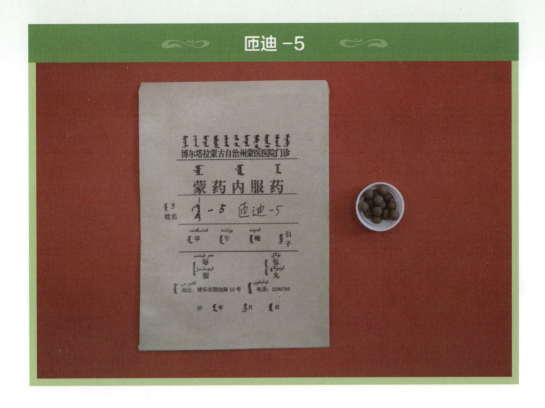

【药品名称】匝迪-5 Zadi-5
【批准文号】新药制字M20040614
【执行标准】《卫生部药品标准 蒙药分册》（1998年版）ZZ-8319
【处方组成】肉豆蔻、土木香、木香、广枣、荜茇。
【性　　状】本品为黄褐色水丸；气香，味辛。
【功能主治】祛心赫依病。用于心烦失眠，心神不安。对心赫依病尤为有效。
【规　　格】每10丸重2g。每瓶装75丸。
【用法用量】口服。一次9～15丸，一日1～3次。
【不良反应】尚不明确。
【禁　　忌】尚不明确。
【注意事项】尚不明确。
【贮　　藏】密闭，防潮。
【包　　装】固体药用聚乙烯瓶。
【有 效 期】12个月。
【生产单位】新疆博尔塔拉蒙古自治州蒙医医院
　　　　　　本制剂仅限本医疗机构使用

苏日各申-11

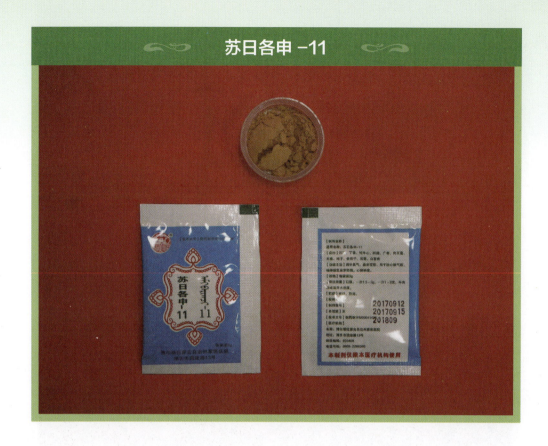

【药品名称】苏日各申-11 Surigeshen-11

【批准文号】新药制字M20041436

【执行标准】《新疆维吾尔自治区食品药品监督管理局医疗机构制剂标准》MZJ-M-0087-2010

【处方组成】沉香、丁香、牦牛心、阿魏、广枣、肉豆蔻、木香、诃子、使君子、石膏、白芸香。

【性　　状】本品为暗黄色粉末。

【功能主治】调补真气，益老定惊。用于治心跳气短，精神错乱寐梦恐惧，心悸神虚。

【规　　格】每袋装3g。

【用法用量】口服。一次1.5～3g，一日1～2次，牛肉汤或温开水送服。

【不良反应】尚不明确。

【禁　　忌】尚不明确。

【注意事项】尚不明确。

【贮　　藏】密闭，防潮。

【包　　装】药品包装用PET/AL/PE复合袋。

【有 效 期】12个月。

【生产单位】新疆博尔塔拉蒙古自治州蒙医医院

本制剂仅限本医疗机构使用

苏布德二十五味丸

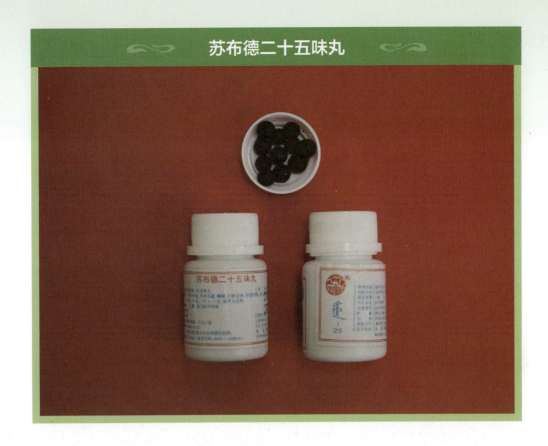

- 【药品名称】苏布德二十五味丸 Subude Ershiwuwei Wan
- 【批准文号】新药制字M20041372
- 【执行标准】《新疆维吾尔自治区食品药品监督管理局医疗机构制剂标准》MZJ-M-0084-2010
- 【处方组成】珍珠(制)、天竺黄、红花、丁香、肉豆蔻、砂仁、草果、人工牛黄、檀香、紫檀香、人工麝香、沉香、水牛角（制）、木香、荜茇、肉桂、诃子、川楝子、栀子、螃蟹、海金沙、江巴、黑种草子、雪莲、地锦草。
- 【性　　状】本品为暗褐色水丸，除去包衣后显棕色；气香，味苦、辛、涩。
- 【功能主治】安神开窍。用于中风，半身不遂，癫痫，口眼歪斜，昏迷不醒，神志紊乱，谵语发狂等。
- 【规　　格】每10丸重2g。每瓶装75丸。
- 【用法用量】口服。一次7～13丸，一日1～3次，温开水送服。
- 【不良反应】尚不明确。
- 【禁　　忌】尚不明确。
- 【注意事项】运动员慎用。
- 【贮　　藏】密闭，防潮。
- 【包　　装】固体药用聚乙烯瓶。
- 【有 效 期】12个月。
- 【生产单位】新疆博尔塔拉蒙古自治州蒙医医院
  本制剂仅限本医疗机构使用

七、血液科

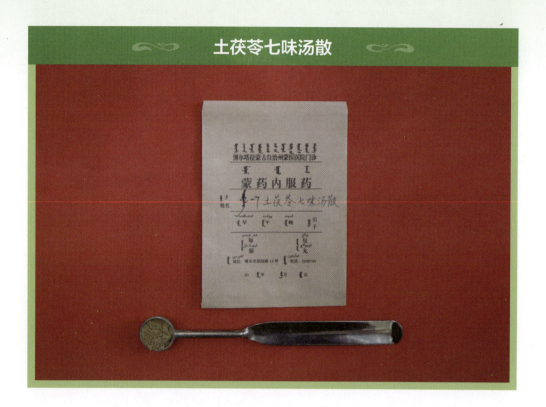

土茯苓七味汤散

【药品名称】土茯苓七味汤散 Tufuling Qiwei Tangsan

【批准文号】新药制字M20040583

【执行标准】《卫生部药品标准 蒙药分册》（1998年版）ZZ-8292

【处方组成】土茯苓、金银花、诃子、川楝子、栀子、黄连、瞿麦。

【性　　状】本品为浅黄色粉末；味涩、苦。

【功能主治】清血热，止痛。用于血热引起的头痛，鼻子红肿，咽喉肿痛，经血过多。

【规　　格】每袋装3g。

【用法用量】水煎服。一次3～5g，一日1～3次。

【不良反应】尚不明确。

【禁　　忌】尚不明确。

【注意事项】尚不明确。

【贮　　藏】密闭，防潮。

【包　　装】药品包装用PET/AL/PE复合袋。

【有 效 期】12个月。

【生产单位】新疆博尔塔拉蒙古自治州蒙医医院

　　　　　　本制剂仅限本医疗机构使用

乌兰-3

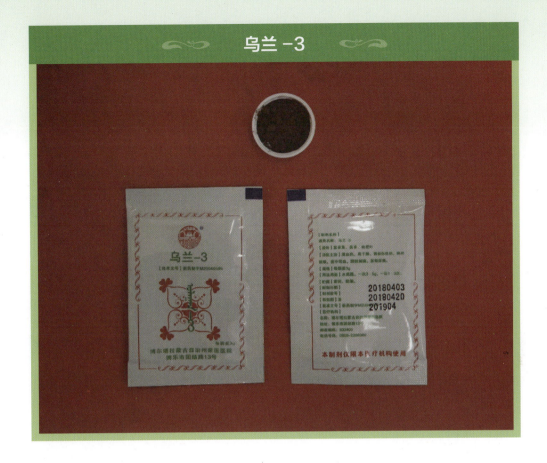

【药品名称】乌兰-3 Wulan-3

【批准文号】新药制字M20040586

【执行标准】《卫生部药品标准 蒙药分册》（1998年版）ZZ-8304

【处方组成】紫草茸、茜草、枇杷叶。

【性　　状】本品为棕红色粉末；气微香，味涩、苦。

【功能主治】清血热。用于肺、肾损伤性热，肺热咳嗽，痰中带血，膀胱刺痛，尿频尿痛。

【规　　格】每袋装3g。

【用法用量】水煎服。一次3～5g，一日1～3次。

【不良反应】尚不明确。

【禁　　忌】尚不明确。

【注意事项】尚不明确。

【贮　　藏】密闭，防潮。

【包　　装】药品包装用PET/AL/PE复合袋。

【有 效 期】12个月。

【生产单位】新疆博尔塔拉蒙古自治州蒙医医院

　　　　　　本制剂仅限本医疗机构使用

伊赫乌兰-13汤

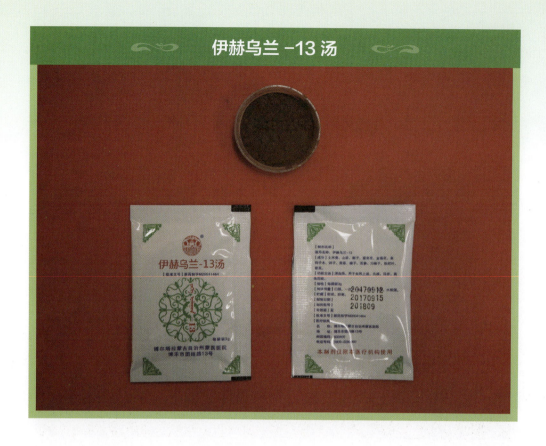

- 【药品名称】伊赫乌兰-13汤 Yihewulan-13 Tang
- 【批准文号】新药制字M20041464
- 【执行标准】《新疆维吾尔自治区食品药品监督管理局医疗机构制剂标准》MZJ-M-0109-2010
- 【处方组成】土木香、悬钩子木、苦参、山柰、诃子、川楝子、栀子、茜草、枇杷叶、紫草茸、橡子、紫草、金莲花。
- 【性　　状】本品为红棕色粉末；气微香，味苦、涩。
- 【功能主治】清血热。用于血热上盛，头痛，目赤，高血压症。
- 【规　　格】每袋装3g。
- 【用法用量】口服。一次3～5g，一日1～3次，水煎服。
- 【不良反应】尚不明确。
- 【禁　　忌】尚不明确。
- 【注意事项】尚不明确。
- 【贮　　藏】密闭，防潮。
- 【包　　装】药品包装用PET/AL/PE复合袋。
- 【有 效 期】12个月。
- 【生产单位】新疆博尔塔拉蒙古自治州蒙医医院

　　　　　　本制剂仅限本医疗机构使用

玛努-10汤

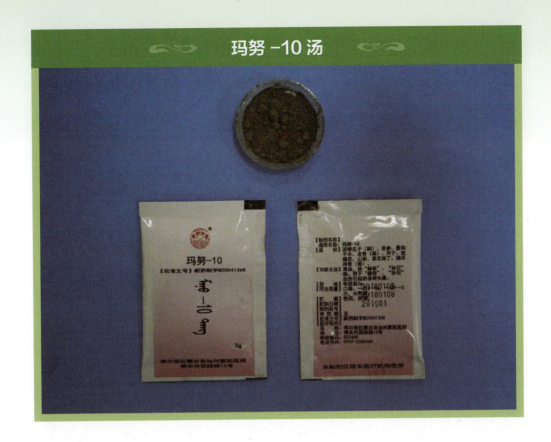

- 【药品名称】玛努-10汤 Manu-10 Tang
- 【批准文号】新药制字M20041368
- 【执行标准】《新疆维吾尔自治区食品药品监督管理局医疗机构制剂标准》MZJ-M-0058-2010
- 【处方组成】土木香、苦参、悬钩子木、波棱瓜子（制）、诃子、玫瑰花、绵羊颅骨（煅）、龙骨（煅）、山奈、紫花地丁。
- 【性　　状】本品为淡黄色粉末；味苦。
- 【功能主治】清血，祛赫依、协日病。用于赫依、协日血热引起的各种头痛。
- 【规　　格】每袋装3g。
- 【用法用量】口服。一次3～5g，一日1～3次，水煎服。
- 【不良反应】尚不明确。
- 【禁　　忌】尚不明确。
- 【注意事项】尚不明确。
- 【贮　　藏】密闭，防潮。
- 【包　　装】药品包装用PET/AL/PE复合袋。
- 【有 效 期】12个月。
- 【生产单位】新疆博尔塔拉蒙古自治州蒙医医院

　　　　　　本制剂仅限本医疗机构使用

拉哈如各贡斯勒

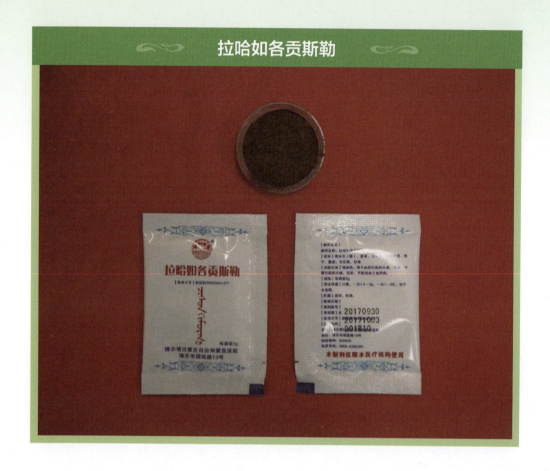

【药品名称】拉哈如各贡斯勒 Laharugegongsile
【批准文号】新药制字M20041377
【执行标准】《新疆维吾尔自治区食品药品监督管理局医疗机构制剂标准》MZJ-M-0054-2010
【处方组成】寒水石(煅)、紫草、土木香、人工牛黄、栀子、瞿麦、天竺黄、甘草。
【性　　状】本品为紫红色粉末。
【功能主治】清血热。用于血热引起的头痛，牙痛，中暑引起的头痛，目赤，不能放血之血热病。
【规　　格】每袋装3g。
【用法用量】口服。一次1.5～3g，一日1～3次，凉开水送服。
【不良反应】尚不明确。
【禁　　忌】尚不明确。
【注意事项】尚不明确。
【贮　　藏】密闭，防潮。
【包　　装】药品包装用PET/AL/PE复合袋。
【有效期】12个月。
【生产单位】新疆博尔塔拉蒙古自治州蒙医医院
　　　　　　本制剂仅限本医疗机构使用

球苏卓各萨胡古日古木-8

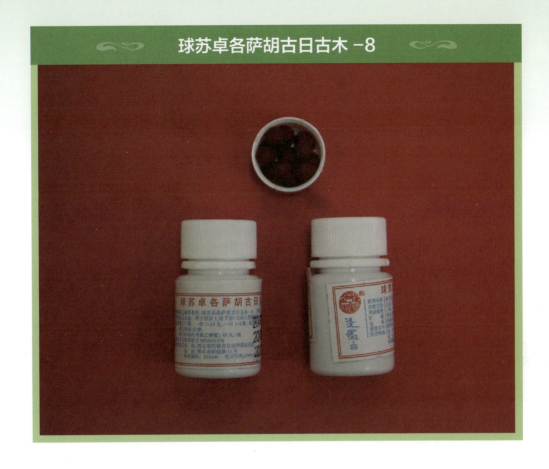

- 【药品名称】球苏卓各萨胡古日古木-8 Qiusuzhuogesahugurigumu-8
- 【批准文号】新药制字M20041376
- 【执行标准】《新疆维吾尔自治区食品药品监督管理局医疗机构制剂标准》MZJ-M-0075-2010
- 【处方组成】红花、熊胆、西红花、鸡冠花、紫檀香、地锦草、射干、波棱瓜子（制）、银朱。
- 【性　　状】本品为棕红色水丸。
- 【功能主治】止血。用于宿淤上浸下渗（宝日），胃肠出血，呕血，红带血，伤口出血等症。
- 【规　　格】每10丸重2g。每瓶装45丸。
- 【用法用量】口服。一次7～15丸，一日1～3次，温开水送服。
- 【不良反应】尚不明确。
- 【禁　　忌】尚不明确。
- 【注意事项】尚不明确。
- 【贮　　藏】密闭，防潮。
- 【包　　装】固体药用聚乙烯瓶。
- 【有 效 期】12个月。
- 【生产单位】新疆博尔塔拉蒙古自治州蒙医医院

  本制剂仅限本医疗机构使用

八、风湿科

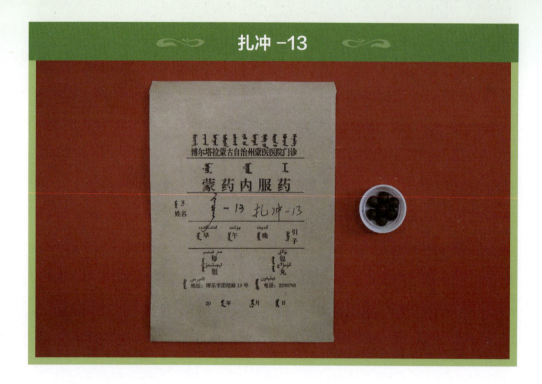

【药品名称】扎冲-13 Zhachong-13
【批准文号】新药制字M20040588
【执行标准】《卫生部药品标准 蒙药分册》（1998年版）ZZ-8300
【处方组成】诃子、石菖蒲、制草乌、木香、麝香、珍珠（制）、肉豆蔻、禹粮土、甘草、珊瑚（制）、丁香、沉香、磁石（煅）。
【性　　状】本品为暗红色水丸，除去外衣显棕红色；气香，味苦、辛、微涩。
【功能主治】祛风通窍，舒筋活血，镇静安神，除协日乌素。用于半身不遂，左瘫右痪，口眼歪邪，四肢麻木，腰腿不利，言语不清，筋骨疼痛，神经麻痹，风湿，关节疼痛。
【规　　格】每10丸重2g。每瓶装45丸。
【用法用量】口服。一次5～9丸，一日1次，晚间临睡前服，或遵医嘱。
【不良反应】尚不明确。
【禁　　忌】孕妇忌服。
【注意事项】年老体弱者、运动员慎用。
【贮　　藏】密闭，防潮。
【包　　装】固体药用聚乙烯瓶。
【有 效 期】12个月。
【生产单位】新疆博尔塔拉蒙古自治州蒙医医院
　　　　　　本制剂仅限本医疗机构使用

布依嘎日-10

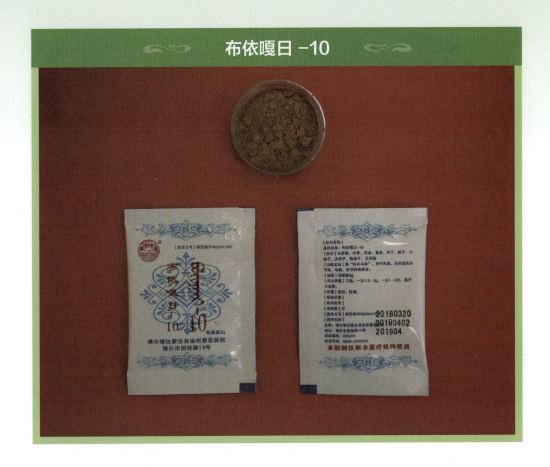

- 【药品名称】布依嘎日-10 Buyigari-10
- 【批准文号】新药制字M20041397
- 【执行标准】《新疆维吾尔自治区食品药品监督管理局医疗机构制剂标准》MZJ-M-0015-2010
- 【处方组成】白芸香、木香、苦参、瞿麦、诃子、栀子、川楝子、决明子、茼麻子、五灵脂。
- 【性　　状】本品为黄白色粉末。
- 【功能主治】燥协日乌素。用于风湿，类风湿性关节炎，布病，关节肿病等症。
- 【规　　格】每袋装3g。
- 【用法用量】口服。一次1.5～3g，一日1～2次，温开水送服。
- 【不良反应】尚不明确。
- 【禁　　忌】尚不明确。
- 【注意事项】尚不明确。
- 【贮　　藏】密闭，防潮。
- 【包　　装】药品包装用PET/AL/PE复合袋。
- 【有效期】12个月。
- 【生产单位】新疆博尔塔拉蒙古自治州蒙医医院

　　　　　　本制剂仅限本医疗机构使用

那如-3

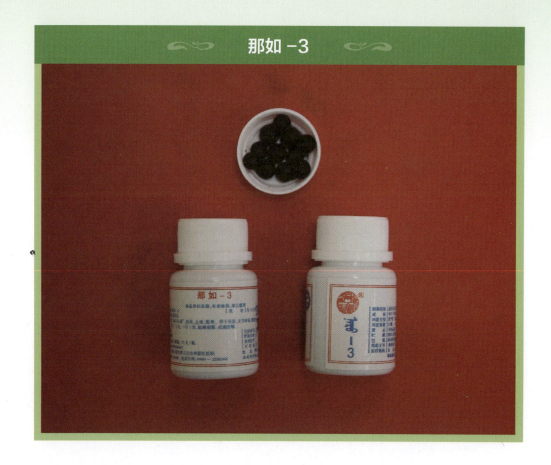

【药品名称】那如-3 Naru-3
【批准文号】新药制字M20040607
【执行标准】《卫生部药品标准 蒙药分册》（1998年版）ZZ-8328
【处方组成】诃子、荜茇、制草乌。
【性　　状】本品为红色水丸，除去包衣显棕黄色；味微酸、辛麻。
【功能主治】消粘，除协日乌素，祛风，止痛，散寒。用于风湿，关节疼痛，腰腿冷痛，牙痛，白喉等症。
【规　　格】每10丸重2g。每瓶装75丸。
【用法用量】口服。一次3～5丸，一日1次，临睡前服，或遵医嘱。
【不良反应】尚不明确。
【禁　　忌】孕妇忌服。
【注意事项】年老体弱，幼儿慎用。
【贮　　藏】密闭，防潮。
【包　　装】固体药用聚乙烯瓶。
【有效期】12个月。
【生产单位】新疆博尔塔拉蒙古自治州蒙医医院
　　　　　　本制剂仅限本医疗机构使用

宝依冲-15

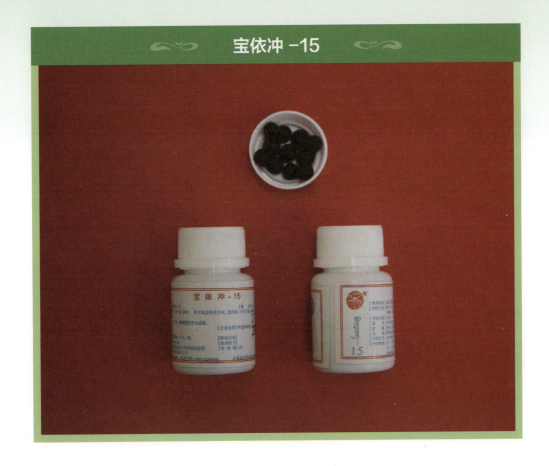

【药品名称】宝依冲-15 Baoyichong -15
【批准文号】新药制字M20041432
【执行标准】《新疆维吾尔自治区食品药品监督管理局医疗机构制剂标准》MZJ-M-0014-2010
【处方组成】栀子、黑云香、木香、川楝子、五灵脂、白芸香、石菖蒲、决明子、制草乌、诃子、苘麻子、人工麝香、苦参、文冠木、瞿麦。
【性　　状】本品为棕褐色水丸；气微，味苦，微涩。
【功能主治】燥协日乌素，消粘，消肿。用于风湿性关节炎，类风湿，巴木病，游痛症，疮疡，梅毒。
【规　　格】每10丸重2g。每瓶装75丸。
【用法用量】口服。一次5～9丸，晚睡前温开水送服。
【不良反应】尚不明确。
【禁　　忌】孕妇忌服。
【注意事项】年老体弱者、运动员慎服。
【贮　　藏】密闭，防潮。
【包　　装】固体药用聚乙烯瓶。
【有 效 期】12个月。
【生产单位】新疆博尔塔拉蒙古自治州蒙医医院
　　　　　　本制剂仅限本医疗机构使用

宝恩拉各-25

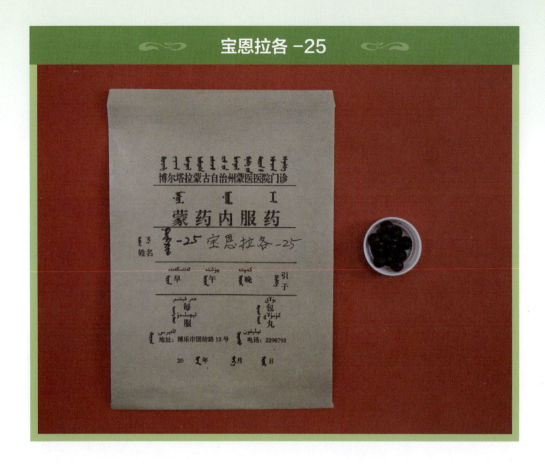

- 【药品名称】宝恩拉各-25 Baoenlage-25
- 【批准文号】新药制字M20041398
- 【执行标准】《新疆维吾尔自治区食品药品监督管理局医疗机构制剂标准》MZJ-M-0013-2010
- 【处方组成】驴血、石膏、红花、丁香、肉豆蔻、草果、诃子、檀香、紫檀香、紫花地丁、使君子、龙胆、翼首草、栀子、杜仲（炒）、决明子、人工麝香、人工牛黄、砂仁、瞿麦、苘麻子、白芸香、木棉花、川楝子、苦参。
- 【性　　状】本品为黄棕色水丸；气微香，味微苦。
- 【功能主治】燥协日乌素，散淤。用于游痛症，关节炎，类风湿。
- 【规　　格】每10丸重2g。每瓶装75丸。
- 【用法用量】口服。一次7～11丸，一日1～2次，温开水或森登汤送服。
- 【不良反应】尚不明确。
- 【禁　　忌】尚不明确。
- 【注意事项】运动员慎用。
- 【贮　　藏】密闭，防潮。
- 【包　　装】固体药用聚乙烯瓶。
- 【有效期】12个月。
- 【生产单位】新疆博尔塔拉蒙古自治州蒙医医院

本制剂仅限本医疗机构使用

孟根乌苏-18

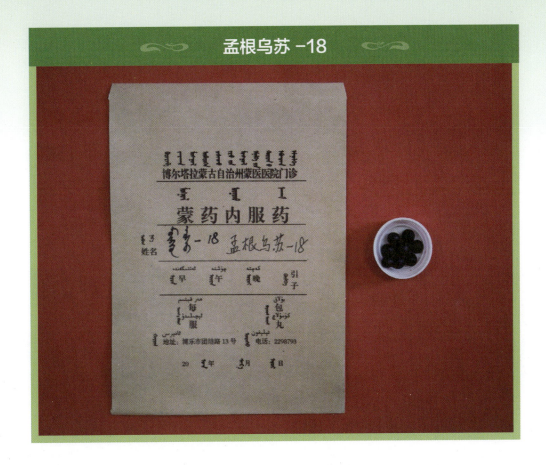

- 【药品名称】孟根乌苏-18 Menggenwusu-18
- 【批准文号】新药制字M20041473
- 【执行标准】《新疆维吾尔自治区食品药品监督管理局医疗机构制剂标准》MZJ-M-0065-2010
- 【处方组成】人工麝香、水银（制）、硫磺（制）、木香、甘松、诃子、草果、决明子、红花、丁香、文冠木、苘麻子、肉豆蔻、白芸香、制草乌、石菖蒲、砂仁、石膏、黑云香。
- 【性　　状】本品为黑色水丸；气香，味苦、涩。
- 【功能主治】收敛，生肌，燥协日乌素。用于风湿，类风湿性关节炎，布病，皮癣，痈肿疮疡，疥癣，瘰疬，鼠疮及各种皮肤病等。
- 【规　　格】每10丸重2g。每瓶装75丸。
- 【用法用量】口服。一次5～11丸，晚间临睡前温开水送服。
- 【不良反应】尚不明确。
- 【禁　　忌】孕妇忌服。
- 【注意事项】年老体弱者、运动员慎用。
- 【贮　　藏】密闭，防潮。
- 【包　　装】固体药用聚乙烯瓶。
- 【有 效 期】12个月。
- 【生产单位】新疆博尔塔拉蒙古自治州蒙医医院

本制剂仅限本医疗机构使用

萨仁嘎日迪

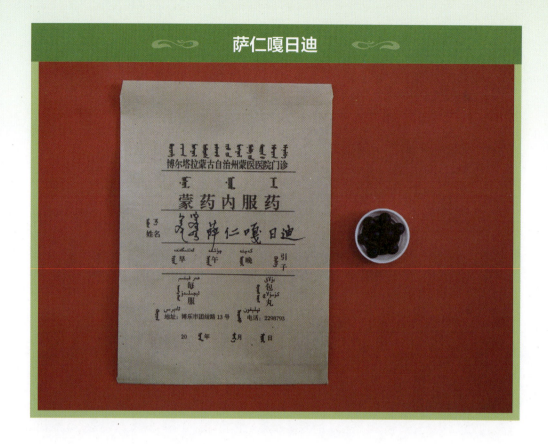

【药品名称】萨仁嘎日迪 Sarengaridi
【批准文号】新药制字M20040613
【执行标准】《内蒙古蒙成药标准》（1984年版）
【处方组成】麝香、草乌（制）、诃子、石菖蒲、石膏、红花、丁香、肉豆蔻、人工牛黄、苏格木勒、草果仁、海金沙、方海、黑云香、硫磺（制）、水银（制）、木香、白硇砂、苘麻子、草决明、白芸香。
【性　　状】本品为红色水丸，除去外衣显黑褐色；气香、味涩、微辛。
【功能主治】消粘肿，燥协日乌素，祛亚玛病。用于半身不遂，左瘫右痪，风湿骨痛，白喉，疮疡脓肿，鼻炎，偏头痛。
【规　　格】每10丸重2g。每瓶装75丸。
【用法用量】口服。一次5～9丸，一日1次，晚间临睡前温开水送服。
【不良反应】尚不明确。
【禁　　忌】孕妇忌服。
【注意事项】年老体弱者、运动员慎用。
【贮　　藏】密闭，防潮。
【包　　装】固体药用聚乙烯瓶。
【有 效 期】12个月。
【生产单位】新疆博尔塔拉蒙古自治州蒙医医院
　　　　　　本制剂仅限本医疗机构使用

森登二十五味丸

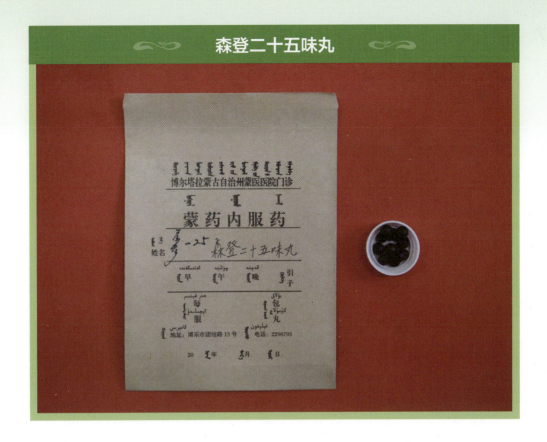

- 【药品名称】森登二十五味丸 Sendeng Ershiwuwei Wan
- 【批准文号】新药制字M20041418
- 【执行标准】《新疆维吾尔自治区食品药品监督管理局医疗机构制剂标准》MZJ-M-0081-2010
- 【处方组成】文冠木、诃子、栀子、川楝子、铁屑（制）、玉竹、黄精、麦冬、天花粉、蒺藜、白芸香、决明子、苘麻子、苦参、荜茇、黄柏、制草乌、木香、石菖蒲、石决明（制）、多叶棘豆、秦艽花、水牛角、玫瑰花、人工麝香。
- 【性　　状】本品为黑色水丸。
- 【功能主治】祛风除痹，消炎止痛，除黄水。用于白脉病，痛风，风湿性关节炎，关节肿痛变形，四肢僵硬，除黄水病等。
- 【规　　格】每10丸重2g。每瓶装75丸。
- 【用法用量】口服。一次7～9丸，一日1～2次，开水送服。
- 【不良反应】尚不明确。
- 【禁　　忌】孕妇忌服。
- 【注意事项】运动员慎用。
- 【贮　　藏】密闭，防潮。
- 【包　　装】固体药用聚乙烯瓶。
- 【有 效 期】12个月。
- 【生产单位】新疆博尔塔拉蒙古自治州蒙医医院
  本制剂仅限本医疗机构使用

九、肝胆科

玉宁二十五味丸

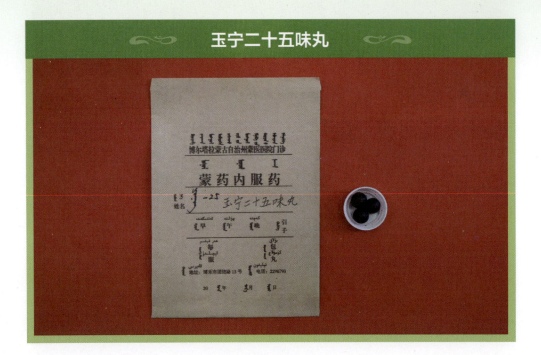

【药品名称】玉宁二十五味丸 Yuning Ershiwuwei Wan
【批准文号】新药制字M20041440
【执行标准】《新疆维吾尔自治区食品药品监督管理局医疗机构制剂标准》MZJ-M-0110-2010
【处方组成】松石（制）、诃子、檀香、人工牛黄、肉豆蔻、天竺黄、石膏、珍珠（制）、铁面（诃子制）、降香、广木香、丁香、西红花、珊瑚（制）、栀子、土木香、绿绒蒿、黄连、木棉花、朱砂（制）、五灵脂、鸭嘴花、制草乌、川楝子、人工麝香。
【性　　状】本品为黑色水丸；气香，味苦、涩。
【功能主治】清热解毒，疏肝利胆，化瘀。用于肝郁气滞，血瘀，肝中毒，肝痛，肝硬化，肝渗水，乙型肝炎及早期肝癌。
【规　　格】每丸重1g。每瓶装6丸。
【用法用量】口服。开水泡服，一次1丸，一日1~2次，或遵医嘱。
【不良反应】尚不明确。
【禁　　忌】尚不明确。
【注意事项】运动员慎用。
【贮　　藏】密闭，防潮。
【包　　装】固体药用聚乙烯瓶。
【有 效 期】12个月。
【生产单位】新疆博尔塔拉蒙古自治州蒙医医院
　　　　　　本制剂仅限本医疗机构使用

古日古木-13

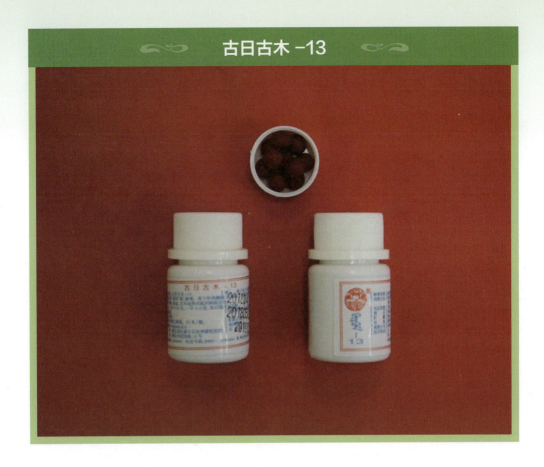

【药品名称】古日古木-13 Gurigumu-13

【批准文号】新药制字M20041453

【执行标准】《新疆维吾尔自治区食品药品监督管理局医疗机构制剂标准》MZJ-M-0038-2010

【处方组成】人工牛黄、水牛角（制）、人工麝香、西红花、丁香、大托叶云实、麦冬、木香、诃子、川楝子、栀子、紫檀香、红花、银朱。

【性　　状】本品为红色水丸，除去外衣后显浅褐色；气香，味苦、涩。

【功能主治】清肝热，除亚玛病，解毒。用于肝热胸膈，配毒症，亚玛病，腰肾损伤，尿频，尿血，尤对血热引起的眼病有效。

【规　　格】每10丸重2g。每瓶装45丸。

【用法用量】口服。一次9～15丸，一日1～2次，饭后温开水送服。

【不良反应】尚不明确。

【禁　　忌】孕妇忌服。

【注意事项】运动员慎用。

【贮　　藏】密闭，防潮。

【包　　装】固体药用聚乙烯瓶。

【有 效 期】12个月。

【生产单位】新疆博尔塔拉蒙古自治州蒙医医院
本制剂仅限本医疗机构使用

给旺-9

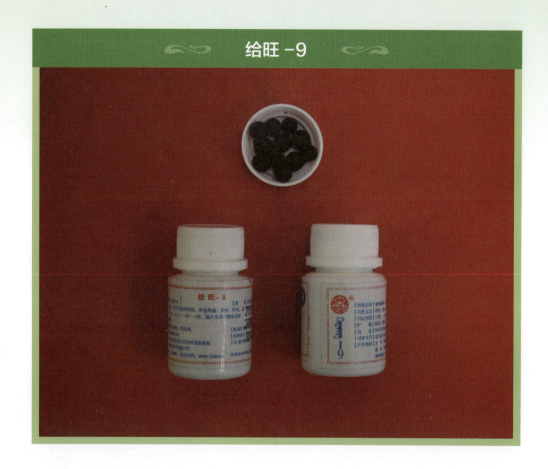

【药品名称】给旺-9 Geiwang-9

【批准文号】新药制字M20041362

【执行标准】《新疆维吾尔自治区食品药品监督管理局医疗机构制剂标准》MZJ-M-0035-2010

【处方组成】人工牛黄、红花、绿绒蒿、木通、紫花地丁、五灵脂、木香、瞿麦、波棱瓜子（制）。

【性　　状】本品为暗黄色水丸；气香，味苦。

【功能主治】清肝，凉血。用于受损性肝热，肝血热盛，黄疸，肝热，肝宝日、宝日巴达干等症。

【规　　格】每10丸重2g。每瓶装75丸。

【用法用量】口服。一次5～13丸，一日1～2次，温开水或白糖水送服。

【不良反应】尚不明确。

【禁　　忌】尚不明确。

【注意事项】尚不明确。

【贮　　藏】密闭，防潮。

【包　　装】固体药用聚乙烯瓶。

【有 效 期】12个月。

【生产单位】新疆博尔塔拉蒙古自治州蒙医医院

本制剂仅限本医疗机构使用

额力根-7

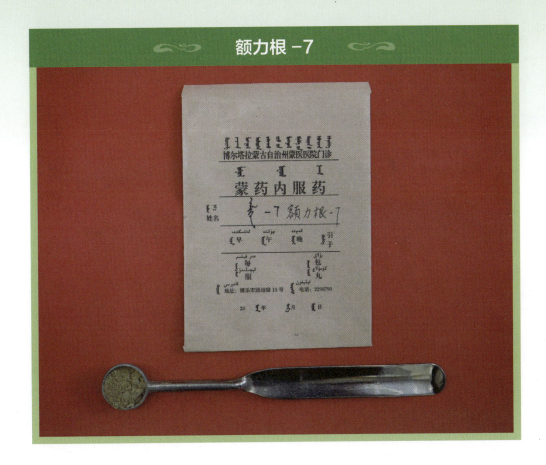

- 【药品名称】额力根-7 Eligen-7
- 【批准文号】新药制字M20041366
- 【执行标准】《新疆维吾尔自治区食品药品监督管理局医疗机构制剂标准》MZJ-M-0025-2010
- 【处方组成】红花、人工牛黄、石膏、瞿麦、香青兰、五灵脂、绿绒蒿。
- 【性　　状】本品为棕黄色粉末；气微香，味苦。
- 【功能主治】清肝热。用于肝热目赤，黄疸，肝区疼痛，发烧口渴，头痛。
- 【规　　格】每袋装3g。
- 【用法用量】口服。一次1.5～3g，一日1～2次，温开水送服。
- 【不良反应】尚不明确。
- 【禁　　忌】尚不明确。
- 【注意事项】尚不明确。
- 【贮　　藏】密闭，防潮。
- 【包　　装】药品包装用PET/AL/PE复合袋。
- 【有 效 期】12个月。
- 【生产单位】新疆博尔塔拉蒙古自治州蒙医医院

　　本制剂仅限本医疗机构使用

十、妇科

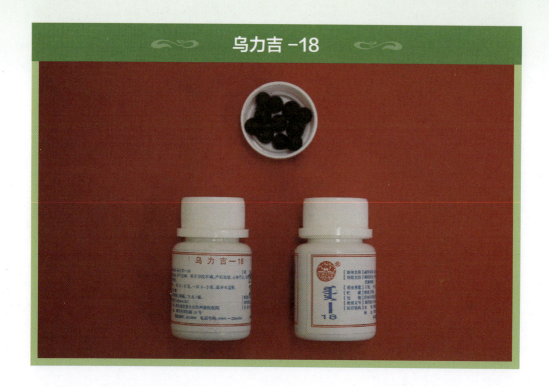

【药品名称】乌力吉-18 Wuliji-18
【批准文号】新药制字M20041367
【执行标准】《新疆维吾尔自治区食品药品监督管理局医疗机构制剂标准》MZJ-M-0098-2010
【处方组成】益母草膏、沙棘、赤包子、诃子、五灵脂、西红花、红花、木香、山柰、刺柏叶、土木香、鹿茸、火绒草、硼砂(制)、丁香、朱砂、冬虫夏草、人工牛黄等。
【性　　状】本品为红色水丸,除去外衣显浅黄色；气香、味苦、微酸。
【功能主治】调经活血,补气安神。用于月经不调,产后发烧,心神不安,头昏头痛,腰膝无力,四肢浮肿,乳腺肿胀。
【规　　格】每10丸重2g。每瓶装75丸。
【用法用量】口服。一次13~17丸,一日1~2次,温开水送服。
【不良反应】尚不明确。
【禁　　忌】尚不明确。
【注意事项】尚不明确。
【贮　　藏】密闭,防潮。
【包　　装】固体药用聚乙烯瓶。
【有 效 期】12个月。
【生产单位】新疆博尔塔拉蒙古自治州蒙医医院
　　　　　　本制剂仅限本医疗机构使用

白拉布苏木-17

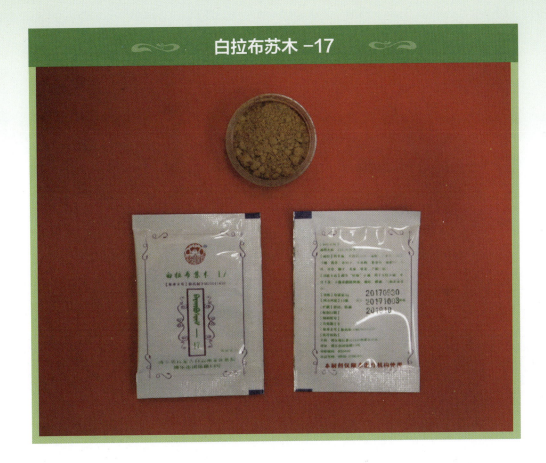

【药品名称】白拉布苏木-17 Bailabusumu-17
【批准文号】新药制字M20041450
【执行标准】《新疆维吾尔自治区食品药品监督管理局医疗机构制剂标准》MZJ-M-0011-2010
【处方组成】羚羊角、大托叶云实、蒲桃、芒果核、诃子、沙棘、茜草、赤包子、天花粉、紫草茸、枇杷叶、肉桂、甘草、橡子、苦参、荜茇、芒硝（制）。
【性　　状】本品为灰黄色粉末。
【功能主治】调节经血，止痛。用于女性头痛，寒性子宫，下腹及膀胱刺痛，痛经，腰痛，气血淤滞等症。
【规　　格】每袋装3g。
【用法用量】口服。一次3～5g，一日1～3次，水煎服。
【不良反应】尚不明确。
【禁　　忌】尚不明确。
【注意事项】尚不明确。
【贮　　藏】密闭，防潮。
【包　　装】药品包装用PET/AL/PE复合袋。
【有 效 期】12个月。
【生产单位】新疆博尔塔拉蒙古自治州蒙医医院
　　　　　　本制剂仅限本医疗机构使用

如塔拉-10

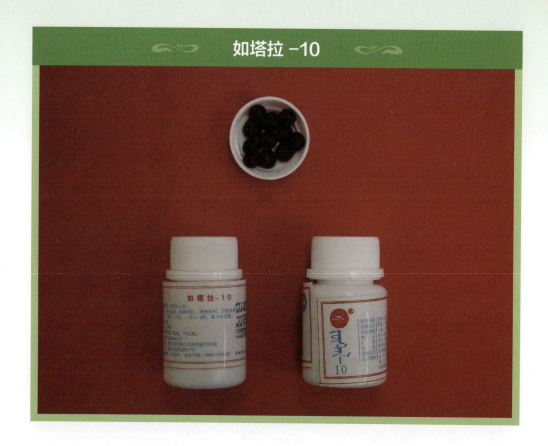

【药品名称】如塔拉-10 Rutala-10
【批准文号】新药制字M20041375
【执行标准】《新疆维吾尔自治区食品药品监督管理局医疗机构制剂标准》MZJ-M-0077-2010
【处方组成】紫花地丁、胡黄连、红花、波棱瓜子、石榴、木香、五灵脂、寒水石（煅）、诃子、紫贝齿（制）。
【性　　状】本品为黑色水丸。
【功能主治】散痞。用于血痞，血淤闭经，胃寒食积，胃脘胀满等热寒痞症。
【规　　格】每10丸重2g。每瓶装75丸。
【用法用量】口服。一次7～15丸，一日1～2次，温开水送服。
【不良反应】尚不明确。
【禁　　忌】孕妇忌服。
【注意事项】尚不明确。
【贮　　藏】密闭，防潮。
【包　　装】固体药用聚乙烯瓶。
【有 效 期】12个月。
【生产单位】新疆博尔塔拉蒙古自治州蒙医医院
　　　　　　本制剂仅限本医疗机构使用

吾鲁木赛二十五味丸

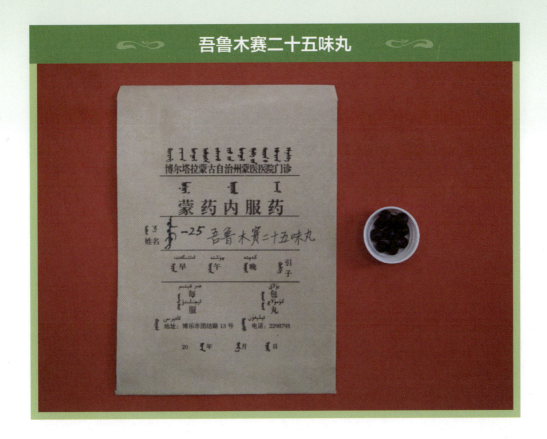

【药品名称】吾鲁木赛二十五味丸 Wulumusai Ershiwuwei Wan
【批准文号】新药制字M20041421
【执行标准】《新疆维吾尔自治区食品药品监督管理局医疗机构制剂标准》MZJ-M-0100-2010
【处方组成】赤包子、茜草、石榴、紫草、肉桂、天花粉、瞿麦、光明盐、紫硇砂、麦冬、土木香、诃子、胡椒、栀子、山柰、芒硝（制）、降香、沙棘、沉香、朱砂、肉豆蔻、枸杞、紫草茸、芫荽果等。
【性　　状】本品为深棕色水丸；气微香，味酸、辛、辣。
【功能主治】祛风镇痛，调经血。用于妇女血症，风症，子宫虫病，下肢关节疼痛，小腹、肝、胆、上体疼痛，心烦血虚，月经不调。
【规　　格】每10丸重2g。每瓶装75丸。
【用法用量】口服。一次5～9丸，一日1～2次，温开水送服。
【不良反应】尚不明确。
【禁　　忌】尚不明确。
【注意事项】尚不明确。
【贮　　藏】密闭，防潮。
【包　　装】固体药用聚乙烯瓶。
【有 效 期】12个月。
【生产单位】新疆博尔塔拉蒙古自治州蒙医医院
　　　　　　本制剂仅限本医疗机构使用

给喜古纳-6

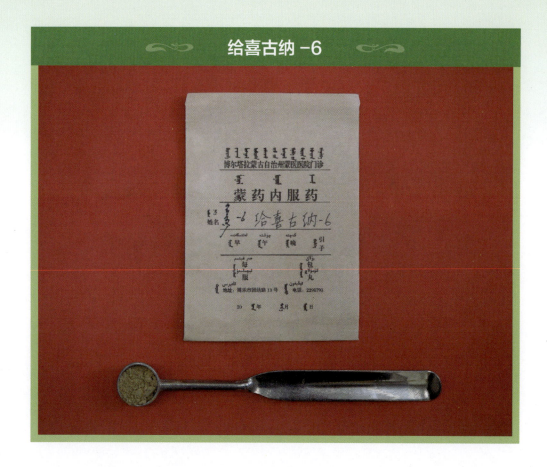

【药品名称】给喜古纳-6 Geixiguna -6

【批准文号】新药制字M20041454

【执行标准】《新疆维吾尔自治区食品药品监督管理局医疗机构制剂标准》MZJ-M-0051-2010

【处方组成】沙棘、碱花（制）、木香、大黄、山奈、芒硝（制）。

【性　　状】本品为淡黄色粉末；气微香，味涩、微咸。

【功能主治】活血，化淤，调经。用于血淤，闭经，小腹疼痛。

【规　　格】每袋装3g。

【用法用量】口服。一次1.5～3g，一日1～2次，温开水送服。

【不良反应】尚不明确。

【禁　　忌】孕妇忌服。

【注意事项】尚不明确。

【贮　　藏】密闭，防潮。

【包　　装】药品包装用PET/AL/PE复合袋。

【有 效 期】12个月。

【生产单位】新疆博尔塔拉蒙古自治州蒙医医院

　　　　　　本制剂仅限本医疗机构使用

赞巴拉-6

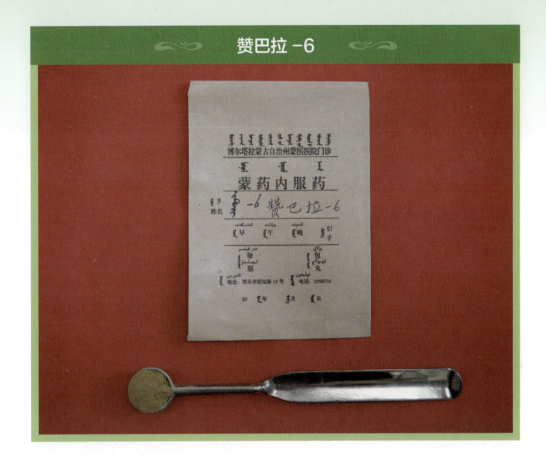

【药品名称】赞巴拉-6 Zanbala-6

【批准文号】新药制字M20041415

【执行标准】《新疆维吾尔自治区食品药品监督管理局医疗机构制剂标准》MZJ-M-0113-2010

【处方组成】大托叶云实、石榴、肉桂、益智、荜茇、红花。

【性　　状】本品为浅黄色粉末。

【功能主治】调经，止带。用于月经不调，白带过多，腰酸腿疼，温胃止痛。

【规　　格】每袋装3g。

【用法用量】口服。一次1.5～3g，一日1～2次，温开水或白酒送服。

【不良反应】尚不明确。

【禁　　忌】尚不明确。

【注意事项】尚不明确。

【贮　　藏】密闭，防潮。

【包　　装】药品包装用PET/AL/PE复合袋。

【有 效 期】12个月。

【生产单位】新疆博尔塔拉蒙古自治州蒙医医院

　　　　　　本制剂仅限本医疗机构使用

十一、儿科

图喜木勒-3

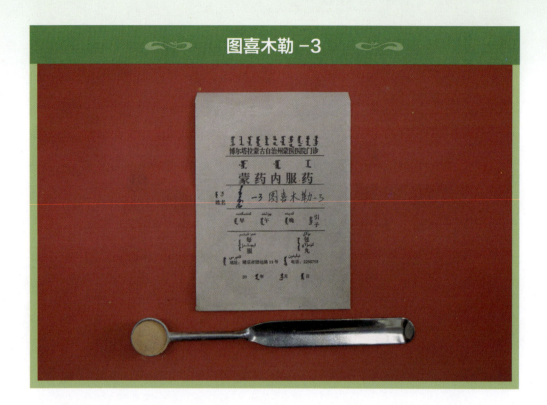

【药品名称】图喜木勒-3 Tuximule-3
【批准文号】新药制字M20041365
【执行标准】《新疆维吾尔自治区食品药品监督管理局医疗机构制剂标准》MZJ-M-0093-2010
【处方组成】人工牛黄、红花、天竺黄。
【性　　状】本品为黄色粉末；气香，味苦、微甘。
【功能主治】熄风降火。用于小儿瘟热，高烧，肺热咳嗽，各种惊风。
【规　　格】每袋装3g。
【用法用量】口服。满月小儿一次0.3g，逐月增加0.1g，满周岁小儿一次服0.8g，两周岁以上儿童遵医嘱。
【不良反应】尚不明确。
【禁　　忌】尚不明确。
【注意事项】尚不明确。
【贮　　藏】密闭，防潮。
【包　　装】药品包装用PET/AL/PE复合袋。
【有 效 期】12个月。
【生产单位】新疆博尔塔拉蒙古自治州蒙医医院
　　　　　　本制剂仅限本医疗机构使用

胡勒森竹岗八味丸

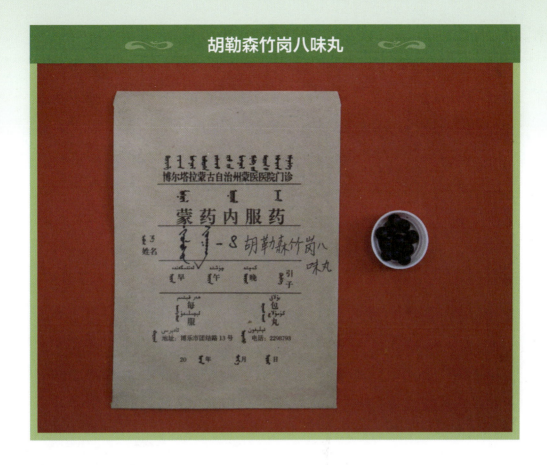

- 【药品名称】胡勒森竹岗八味丸 Hulesenzhugang Bawei Wan
- 【批准文号】新药制字M20041394
- 【执行标准】《新疆维吾尔自治区食品药品监督管理局医疗机构制剂标准》MZJ-M-0048-2010
- 【处方组成】天竺黄、红花、人工牛黄、拳参、北沙参、胡黄连、檀香、麦冬。
- 【性　　状】本品为暗红色水丸,除去包衣显浅黄色;气香,味苦、微甘。
- 【功能主治】清肺热,止咳定喘。用于小儿肺热,发烧,咳嗽,气促,瘟疫热盛。
- 【规　　格】每10丸重2g。每瓶装45丸。
- 【用法用量】口服。一周岁小儿,一次3~5丸,一日1~3次,或遵医嘱。
- 【不良反应】尚不明确。
- 【禁　　忌】尚不明确。
- 【注意事项】尚不明确。
- 【贮　　藏】密闭,防潮。
- 【包　　装】固体药用聚乙烯瓶。
- 【有 效 期】12个月。
- 【生产单位】新疆博尔塔拉蒙古自治州蒙医医院

　　　　　　本制剂仅限本医疗机构使用

十二、泌尿科

卡拉玛阿如日-18

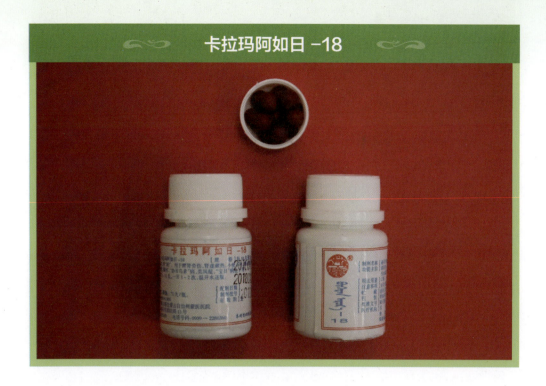

- 【药品名称】卡拉玛阿如日-18 Kalamaaruri-18
- 【批准文号】新药制字M20041400
- 【执行标准】《新疆维吾尔自治区食品药品监督管理局医疗机构制剂标准》MZJ-M-0053-2010
- 【处方组成】刀豆、诃子、红花、益智、刺柏叶、枇杷叶、紫草茸、茜草、人工麝香、芒果核、大托叶云实、五灵脂、蒲桃、紫花地丁、海金沙、螃蟹、江巴、制草乌。
- 【性　　状】本品为红色水丸，除去外衣显黑色。
- 【功能主治】清肾热，利尿，消粘。用于腰肾劳伤，肾虚藏热，小便不利，糖尿病，气郁经血凝，腰酸，腿疼，协日乌素病，类风湿，宝日病坠下等。
- 【规　　格】每10丸重2g。每瓶装75丸。
- 【用法用量】口服。一次5～11丸，一日1～2次，温开水送服。
- 【不良反应】尚不明确。
- 【禁　　忌】尚不明确。
- 【注意事项】运动员慎用。
- 【贮　　藏】密闭，防潮。
- 【包　　装】固体药用聚乙烯瓶。
- 【有 效 期】12个月。
- 【生产单位】新疆博尔塔拉蒙古自治州蒙医医院

本制剂仅限本医疗机构使用

沙日毛都-8

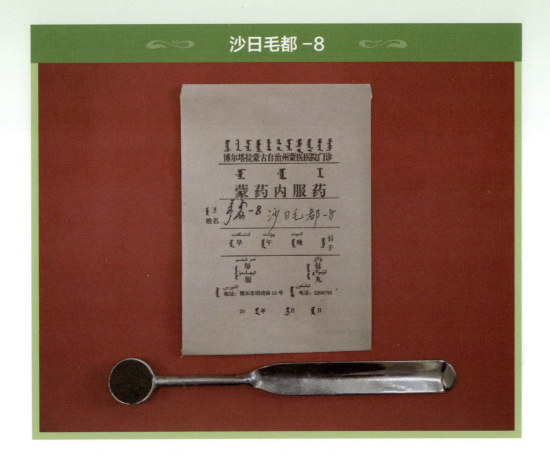

- 【药品名称】沙日毛都-8 Sharimaodu-8
- 【批准文号】新药制字M20041391
- 【执行标准】《新疆维吾尔自治区食品药品监督管理局医疗机构制剂标准》MZJ-M-0083-2010
- 【处方组成】黄柏、香墨、栀子、甘草、红花、荜茇、黑云香等。
- 【性　　状】本品为黑绿色粉末；气香，味苦。
- 【功能主治】清热凉血，固精。用于清热，尿路感染，尿中带血，妇女经下。
- 【规　　格】每袋装3g。
- 【用法用量】口服。一次1.5～3g，一日1～2次，温开水送服。
- 【不良反应】尚不明确。
- 【禁　　忌】尚不明确。
- 【注意事项】尚不明确。
- 【贮　　藏】密闭，防潮。
- 【包　　装】药品包装用PET/AL/PE复合袋。
- 【有 效 期】12个月。
- 【生产单位】新疆博尔塔拉蒙古自治州蒙医医院
  本制剂仅限本医疗机构使用

阿拉坦额勒斯-8

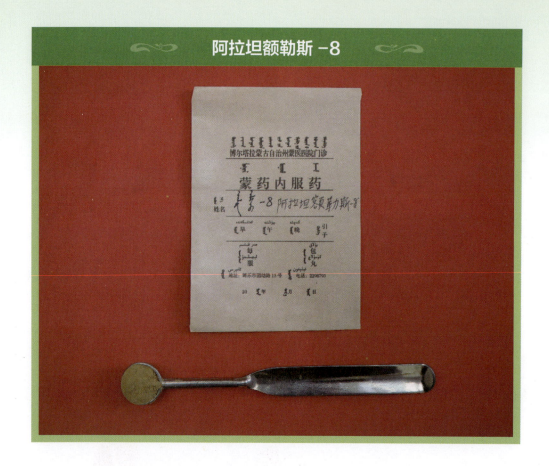

- 【药品名称】阿拉坦额勒斯-8 Alatan'elesi-8
- 【批准文号】新药制字M20040598
- 【执行标准】《卫生部药品标准 蒙药分册》ZZ-8340
- 【处方组成】海金沙、白豆蔻、冬葵果、硇砂、方海、天花粉、蒺藜（微炒）、蜗牛（煅）。
- 【性　　状】本品为灰黄色粉末；气微香，味咸、微辛。
- 【功能主治】利水。用于寒热性尿闭，水肿，泌尿道结石等症。
- 【规　　格】每袋装3g。
- 【用法用量】口服。一次1.5～3g，一日1～3次。
- 【不良反应】尚不明确。
- 【禁　　忌】尚不明确。
- 【注意事项】尚不明确。
- 【贮　　藏】密闭，防潮。
- 【包　　装】药品包装用PET/AL/PE复合袋。
- 【有 效 期】12个月。
- 【生产单位】新疆博尔塔拉蒙古自治州蒙医医院

　　　　　　本制剂仅限本医疗机构使用

高尤-7

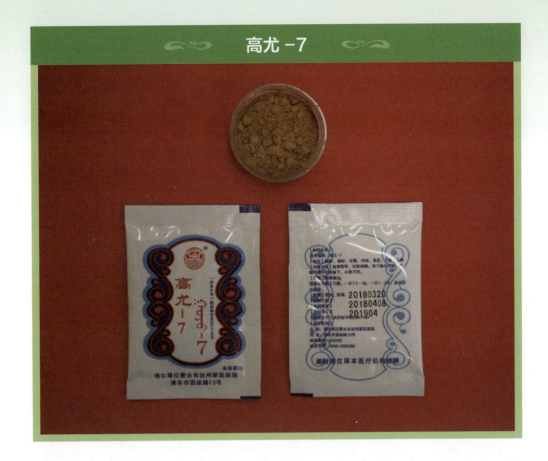

- 【药品名称】高尤-7 Gaoyou-7
- 【批准文号】新药制字M20041434
- 【执行标准】《新疆维吾尔自治区食品药品监督管理局医疗机构制剂标准》MZJ-M-0034-2010
- 【处方组成】槟榔、硇砂、豆蔻、肉桂、荜茇、干姜、石榴。
- 【性　　状】本品为浅黄色粉末。
- 【功能主治】祛寒暖肾，过淋固精。用于精关不固，腰腹冷痛，白带淋下，小溲不利。
- 【规　　格】每袋装3g。
- 【用法用量】口服。一次1.5～3g，一日1～2次，温开水送服。
- 【不良反应】尚不明确。
- 【禁　　忌】尚不明确。
- 【注意事项】尚不明确。
- 【贮　　藏】密闭，防潮。
- 【包　　装】药品包装用PET/AL/PE复合袋。
- 【有 效 期】12个月。
- 【生产单位】新疆博尔塔拉蒙古自治州蒙医医院

  本制剂仅限本医疗机构使用

十三、脑病科

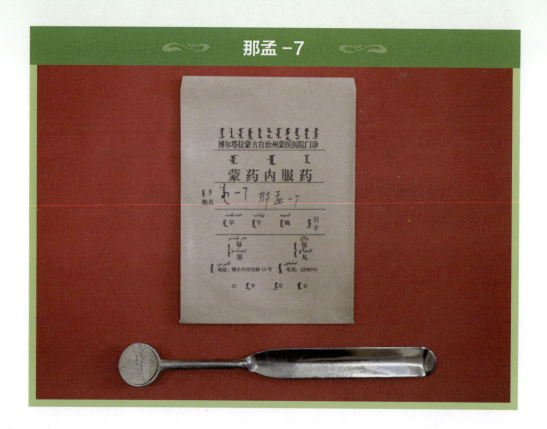

那孟-7

【药品名称】那孟-7 Nameng-7
【批准文号】新药制字M20041430
【执行标准】《新疆维吾尔自治区食品药品监督管理局医疗机构制剂标准》MZJ-M-0067-2009
【处方组成】石膏、白芷、甘草、制草乌、雄黄（制）、冰片、人工麝香。
【性　　状】本品为灰白色粉末。
【功能主治】通窍辟恶。用于头目昏痛，杀菌镇痛，逐风散热，鼻炎。
【规　　格】每袋装3g。
【用法用量】外用。一次0.5～1g，一日3～5次，鼻闻。
【不良反应】尚不明确。
【禁　　忌】尚不明确。
【注意事项】运动员慎用。
【贮　　藏】密闭，防潮。
【包　　装】药品包装用PET/AL/PE复合袋。
【有 效 期】12个月。
【生产单位】新疆博尔塔拉蒙古自治州蒙医医院
　　　　　　本制剂仅限本医疗机构使用

胡日查-6

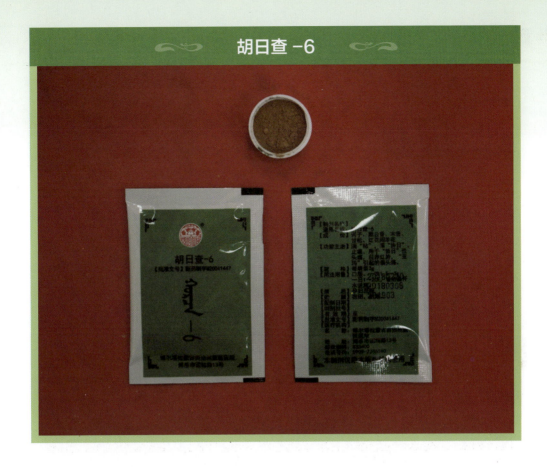

- 【药品名称】胡日查-6 Huricha-6
- 【批准文号】新药制字M20041447
- 【执行标准】《新疆维吾尔自治区食品药品监督管理局医疗机构制剂标准》MZJ-M-0049-2010
- 【处方组成】诃子、木香、红花、黑云香、甘松、闹羊花。
- 【性　　状】本品为棕褐色粉末；气香，味苦、酸。
- 【功能主治】消粘，清协日，止痛。用于协日性头痛，目赤红肿，亚玛引起的偏头痛。
- 【规　　格】每袋装3g。
- 【用法用量】口服。一次1.5~3g，一日1~2次，饭后温开水送服。
- 【不良反应】尚不明确。
- 【禁　　忌】孕妇忌服。
- 【注意事项】尚不明确。
- 【贮　　藏】密闭，防潮。
- 【包　　装】药品包装用PET/AL/PE复合袋。
- 【有 效 期】12个月。
- 【生产单位】新疆博尔塔拉蒙古自治州蒙医医院
  本制剂仅限本医疗机构使用

十四、皮肤科

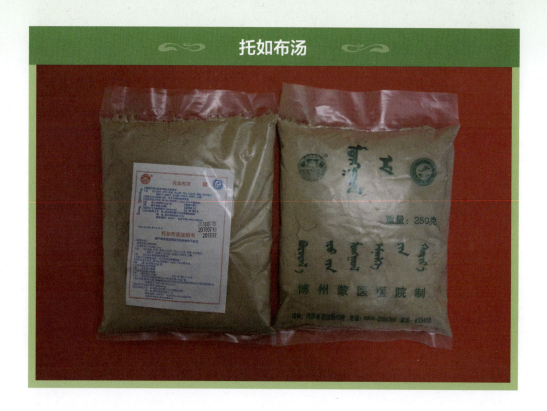

托如布汤

【药品名称】托如布汤 Tuorubu Tang

【批准文号】新药制字M20041381

【执行标准】《新疆维吾尔自治区食品药品监督管理局医疗机构制剂标准》MZJ-M-0095-2010

【处方组成】肉桂、甘草、姜黄、小白蒿、当归、白芸香、花椒、多叶棘豆、苘麻子、决明子、五灵脂、文冠木、川楝子、白矾。

【性　　状】本品为浅黄色粉末。

【功能主治】燥湿止痒。用于各种皮肤瘙痒症。

【规　　格】每袋装250g。

【用法用量】外用。将20g药粉倒入100mL开水中敷患处。

【不良反应】尚不明确。

【禁　　忌】尚不明确。

【注意事项】尚不明确。

【贮　　藏】密闭，防潮。

【包　　装】药品包装用PET/AL/PE复合袋。

【有 效 期】12个月。

【生产单位】新疆博尔塔拉蒙古自治州蒙医医院

　　　　　　本制剂仅限本医疗机构使用

那力夏木-3 软膏

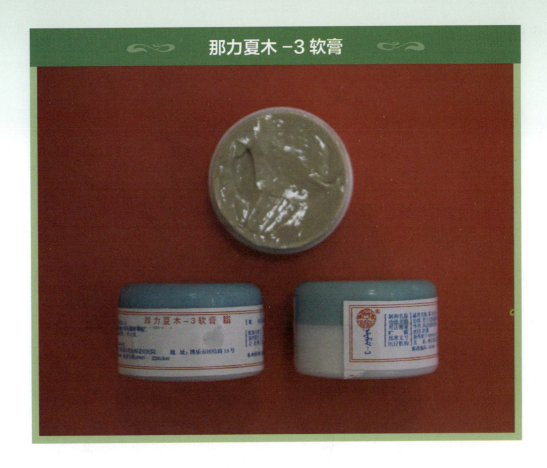

- 【药品名称】那力夏木-3软膏 Nalixiamu-3 Ruangao
- 【批准文号】新药制字M20041475
- 【执行标准】《新疆维吾尔自治区食品药品监督管理局医疗机构制剂标准》MZJ-M-0066-2010
- 【处方组成】白胡椒、硫磺、白矾。
- 【性　　状】本品为黄色软膏。
- 【功能主治】治痒。用于皮肤瘙痒，黄水搔痒等症。
- 【规　　格】每盒装30g。
- 【用法用量】外用。取适量涂患处，一日2次。
- 【不良反应】尚不明确。
- 【禁　　忌】尚不明确。
- 【注意事项】尚不明确。
- 【贮　　藏】密闭，防潮。
- 【包　　装】固体药用聚乙烯盒。
- 【有 效 期】12个月。
- 【生产单位】新疆博尔塔拉蒙古自治州蒙医医院

本制剂仅限本医疗机构使用

十五、口腔科

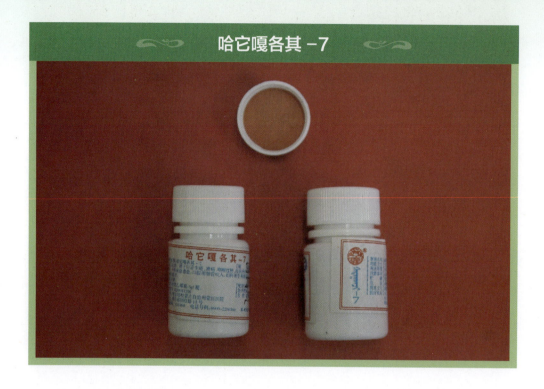

哈它嘎各其-7

【药品名称】哈它嘎各其-7 Hatagageqi-7
【批准文号】新药制字M20041358
【执行标准】《新疆维吾尔自治区食品药品监督管理局医疗机构制剂标准》MZJ-M-0045-2010
【处方组成】寒水石(凉制)、雄黄（制）、朱砂、银朱、石决明(煅)、冰片、人工麝香。
【性　　状】本品为红色极细粉末；气香，味苦。
【功能主治】生肌，收敛。用于口舌生疮，溃疡，咽喉红肿，皮肤溃烂，外伤感染，宫颈糜烂。
【规　　格】每瓶装5g。
【用法用量】外用，干粉末涂患处；口腔用细管吹入；妇科用专用器具放入。一次适量，一日1～2次。
【不良反应】尚不明确。
【禁　　忌】尚不明确。
【注意事项】运动员慎用。
【贮　　藏】密闭，防潮。
【包　　装】固体药用聚乙烯瓶。
【有 效 期】12个月。
【生产单位】新疆博尔塔拉蒙古自治州蒙医医院
　　　　　　本制剂仅限本医疗机构使用

十六、消炎类

阿嘎日十五味散

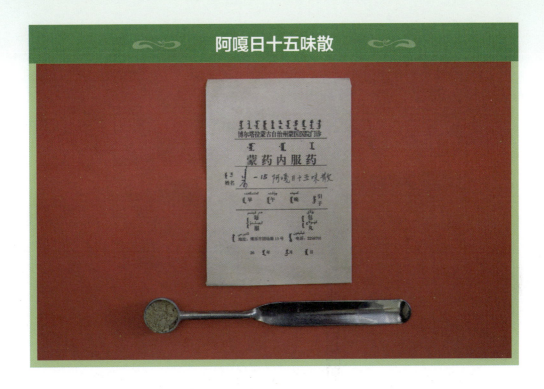

- 【药品名称】阿嘎日十五味散 Agari Shiwuwei San
- 【批准文号】新药制字M20041378
- 【执行标准】《新疆维吾尔自治区食品药品监督管理局医疗机构制剂标准》MZJ-M-0003-2010
- 【处方组成】苦参、栀子、悬钩子木、川楝子、山柰、诃子、沉香、广枣、檀香、红花、石膏、肉豆蔻、北沙参、紫檀香、土木香。
- 【性　　状】本品为浅黄色粉末。
- 【功能主治】消炎，止咳，气喘，止痛。用于气血紊乱，止咳化痰，心悸气短，胸肋闷痛，前胸后背刺痛。
- 【规　　格】每袋装3g。
- 【用法用量】口服。一次1.5～3g，一日1～2次，温开水送服。
- 【不良反应】尚不明确。
- 【禁　　忌】尚不明确。
- 【注意事项】尚不明确。
- 【贮　　藏】密闭，防潮。
- 【包　　装】药品包装用PET/AL/PE复合袋。
- 【有 效 期】12个月。
- 【生产单位】新疆博尔塔拉蒙古自治州蒙医医院

　　　　　　本制剂仅限本医疗机构使用

十七、眼科

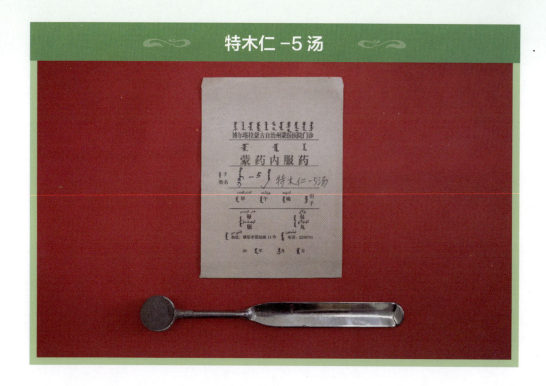

特木仁-5汤

【药品名称】特木仁-5汤 Temuren-5 Tang
【批准文号】新药制字M20041463
【执行标准】《新疆维吾尔自治区食品药品监督管理局医疗机构制剂标准》MZJ-M-0091-2010
【处方组成】铁面（制）、黄柏、诃子、川楝子、栀子。
【性　　状】本品为黄绿色粉末；味苦。
【功能主治】清热，明目。用于肝热，血热引起的眼病。
【规　　格】每袋装3g。
【用法用量】口服。一次3～5g，一日1～3次，水煎服。
【不良反应】尚不明确。
【禁　　忌】尚不明确。
【注意事项】尚不明确。
【贮　　藏】密闭，防潮。
【包　　装】药品包装用PET/AL/PE复合袋。
【有 效 期】12个月。
【生产单位】新疆博尔塔拉蒙古自治州蒙医医院
　　　　　　本制剂仅限本医疗机构使用

附录

蒙药协定处方剂

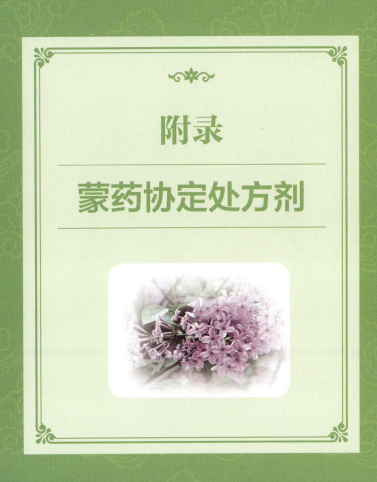

第一节
内蒙古民族大学附属医院

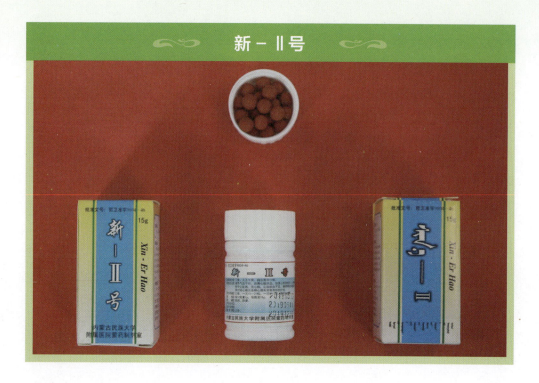

新－Ⅱ号

【药品名称】新-Ⅱ号 Xin-Ⅱ Hao

【批准文号】哲卫准字：9804－46

【执行标准】协定处方

【处方组成】丁香、人工牛黄、白云香等。

【性　　状】本品为红色水丸，除去包衣显黄色至黄棕色；气香，味苦。

【功能主治】调节气血不和，改善心脑供血，加强心肌收缩力（心他米尔）。用于心肌病，高心病，心脑供血不足，植物神经功能紊乱，尤其是冠心病及各种心律失常有良好的疗效。

【规　　格】每10粒重2g。每瓶15g。

【用法用量】口服，一次15～21粒，一日1～3次，温开水送服。

【不良反应】尚不明确。

【禁　　忌】尚不明确。

【注意事项】尚不明确。

【贮　　藏】密闭，防潮。

【有 效 期】18个月。

【生产单位】内蒙古民族大学附属医院

本制剂仅限本医疗机构使用

血宝丸

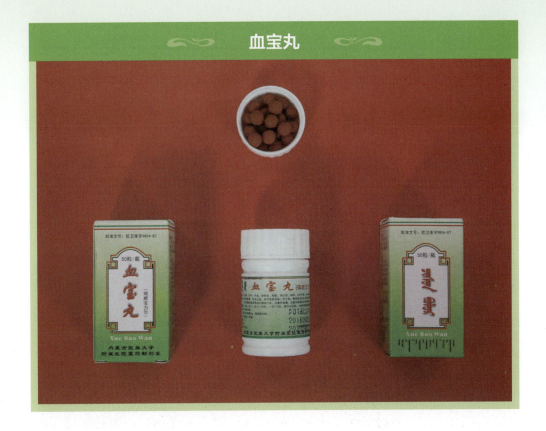

- 【药品名称】血宝丸（琪顺宝力尔） Xuebao Wan
- 【批准文号】哲卫准字：9604－87
- 【执行标准】协定处方
- 【处方组成】西红花、水牛角浓缩粉、牛黄等。
- 【性　　状】本品为红色水丸，除去包衣显红褐色；气香，味苦、涩、甘。
- 【功能主治】清热解毒，凉血止血，调节免疫功能。主要用于急、慢性原发性血小板减少性紫癜及各种原因引起的继发性血小板减少症，过敏性紫癜，白塞氏病等自身免疫性疾病。
- 【规　　格】每10粒重2g。每瓶装10g。
- 【用法用量】口服。成人一次15～25粒，一日1～3次，温开水送服。儿童酌情减量或遵医嘱。
- 【不良反应】尚不明确。
- 【禁　　忌】尚不明确。
- 【注意事项】孕妇忌服。
- 【贮　　藏】密闭，防潮。
- 【有 效 期】18个月。
- 【生产单位】内蒙古民族大学附属医院

　　　　　　本制剂仅限本医疗机构使用

科尔沁伤痛贴

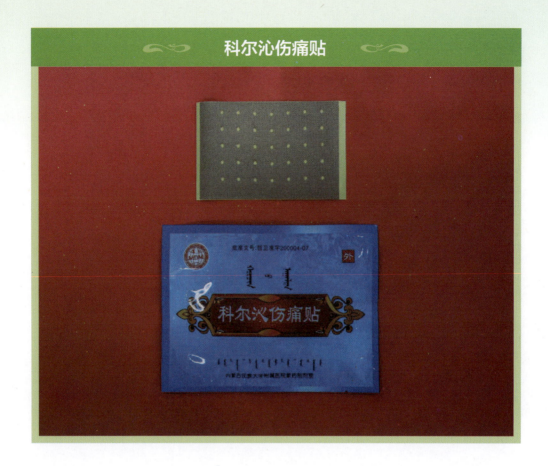

【药品名称】科尔沁伤痛贴 Keerqin Shangtong Tie

【批准文号】哲卫准字：200004—07

【执行标准】协定处方

【处方组成】红花、文冠木、栀子、冰片、血竭等。

【功能主治】消肿，止痛，舒筋活血。用于急慢性软组织损伤及颈椎病，肩周炎，腰腿疼痛等。

【规　　格】7cm×10cm。每袋8贴。

【用法用量】外用。贴患处，每12小时更换一次。

【不良反应】尚不明确。

【禁　　忌】尚不明确。

【注意事项】皮肤溃疡，开放性外伤者禁用。严重过敏者慎用。

【贮　　藏】密闭，防潮。

【有 效 期】18个月。

【生产单位】内蒙古民族大学附属医院

　　　　　　本制剂仅限本医疗机构使用

科尔沁接骨丹

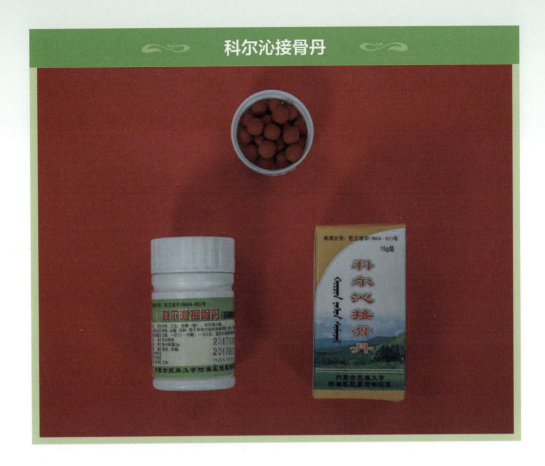

【药品名称】科尔沁接骨丹（亚顺喜木吉勒）Keerqin Jiegudan
【批准文号】哲卫准字：9604－85
【执行标准】协定处方
【处方组成】杜仲、三七、红花等。
【性　　状】本品为红色水丸，除去包衣显黄色至棕黄色；气香，味微甘、苦。
【功能主治】接骨，止痛，消肿。用于外伤引起的各种骨折，脱位，软组织损伤等症。
【规　　格】每10粒重2g。每瓶装15g。
【用法用量】口服，一次13～15粒，一日2次，温开水送服。儿童酌情减量或遵医嘱。
【不良反应】尚不明确。
【禁　　忌】尚不明确。
【注意事项】孕妇慎用。
【贮　　藏】密闭，防潮。
【有 效 期】18个月。
【生产单位】内蒙古民族大学附属医院
　　　　　　本制剂仅限本医疗机构使用

陶都格其-7

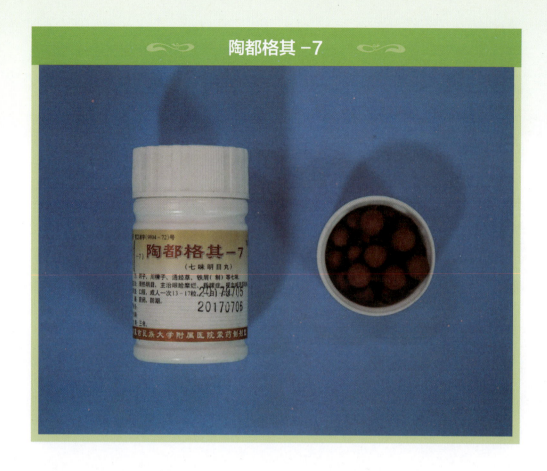

【药品名称】陶都格其-7 (七味明目丸、萨拉吉德-7) Taodugeqi-7

【批准文号】哲卫准字：9804—72

【执行标准】协定处方

【处方组成】诃子、栀子、川楝子、通经草等7味。

【性　　状】本品为黑褐色至黑色大蜜丸；气香，味苦。

【功能主治】清热，明目。用于昏朦症，眼障，目赤，眼睑干性发炎等。

【规　　格】每丸重9g。每瓶装10丸。

【用法用量】口服。一次1丸，一日1～2次，温开水送服。

【不良反应】尚不明确。

【禁　　忌】尚不明确。

【注意事项】尚不明确。

【贮　　藏】密闭，防潮。

【有 效 期】18个月。

【生产单位】内蒙古民族大学附属医院

　　　　　　本制剂仅限本医疗机构使用

第二节
巴州蒙医医院

巴日格冲-13味丸

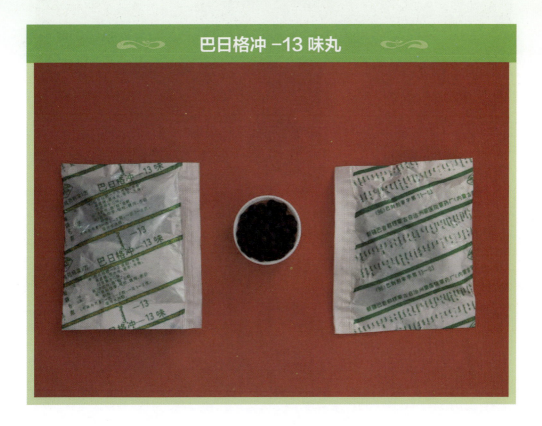

- 【药品名称】巴日格冲-13味丸 Barigechong-13 Wei Wan
- 【处方组成】五灵脂、甘松、红花、白豆蔻、香青兰、牛胆粉、诃子、拳参、草乌叶、木香、水菖蒲、黑冰片、麦冬。
- 【性　　状】本品为黑褐色水丸;气微香,味苦。
- 【功能主治】清腑热,消粘,止痢。用于胃肠痉挛,呕吐,腹泻,赤白痢疾。
- 【规　　格】每10丸重2g。每瓶装30g。
- 【用法用量】口服,一次9～13丸,一日1～2次。
- 【不良反应】尚不明确。
- 【禁　　忌】尚不明确。
- 【注意事项】尚不明确。
- 【贮　　藏】密封,防潮。
- 【包　　装】口服固体药用高密度聚乙烯瓶。
- 【有 效 期】12个月。
- 【生产单位】新疆巴音郭楞蒙古族自治州蒙医医院

本制剂仅限本医疗机构使用

巴日格顺-9味丸

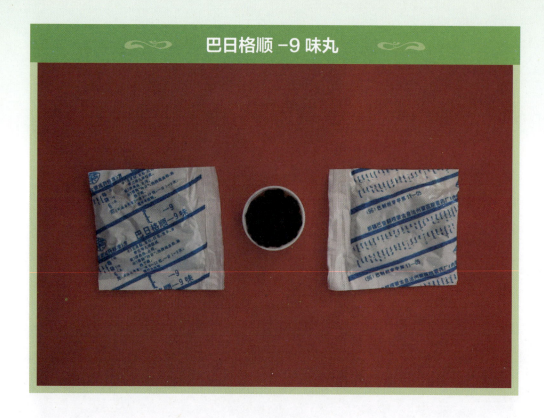

【药品名称】巴日格顺-9味丸 Barigeshun Jiuwei Wan

【执行标准】《卫生部药品标准蒙药分册》ZZ-8365

【处方组成】五灵脂、甘松、红花、白豆蔻、牛胆粉、麦冬、香青兰、诃子、拳参。

【性　　状】本品为棕黄色水丸；气微香，味苦。

【功能主治】清血热，止泻。用于协日热，腹痛血痢，胃肠下痢。

【规　　格】每10丸重2g。每瓶装30g。

【用法用量】口服。一次11～15丸，一日1～2次。

【不良反应】尚不明确。

【禁　　忌】尚不明确。

【注意事项】尚不明确。

【贮　　藏】密封，防潮。

【包　　装】口服固体药用高密度聚乙烯瓶。

【有 效 期】12个月。

【生产单位】新疆巴音郭楞蒙古族自治州蒙医医院

　　　　　　本制剂仅限本医疗机构使用

阿尔山1号

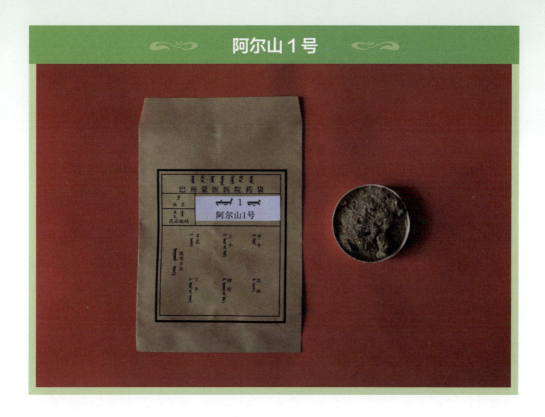

【药品名称】阿尔山1号 Aershan 1 Hao

【处方组成】侧柏、麻黄、杜鹃、水柏枝、小白蒿、玉竹、黄精、红花、文冠木、决明子等。

【功能主治】治疗赫依、巴达干偏盛症,尼如奶胡英、格恕乃胡英、白脉病、协日乌素病(风湿、类风湿关节炎、骨性关节炎、颈椎病、腰椎间盘突出症、强直性脊柱炎等)。具有平衡赫依、协日、巴达干,促进气血循环,调理体素,疏通白脉,调理寒热,干涸协日乌素,促进精华与糟粕的分离;祛巴达干(似祛寒),除黄水(似燥湿),消肿止痛,松解粘连等功效。

【用法用量】浴疗期间每日两次,每次20~40分钟。浴疗初期,时间宜短,中期可据患者体质适应情况延长时间,后期逐步缩短时间,使其身体恢复常态。

【禁　　忌】(1)严重心肺功能不全或低下者,不宜使用全身药浴治疗。因为热水药浴时,浴室温度高,氧气含量少,容易引起呼吸困难。同时热水药浴使全身皮肤血管扩张,血液循环加快,回心血量增多,加重心血管负担。(2)心肌梗死、冠心病、主动脉瘤、重症高血压、有出血倾向者不宜使用药浴治疗。(3)皮肤有伤口、开放性骨折应禁用药浴,防止感染。

【注意事项】浴后严禁淋雨、受风、受潮、受凉。治疗期间食用温热易消化、高营养、高蛋白食品,忌食寒凉生冷。

【生产单位】新疆巴音郭楞蒙古自州蒙医医院

本制剂仅限本医疗机构使用

阿尔山2号

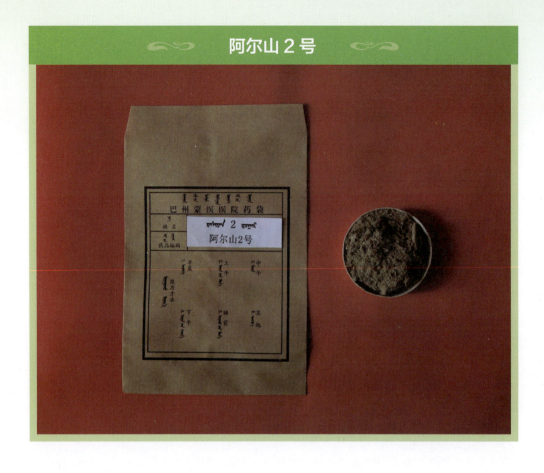

- 【药品名称】阿尔山2号 Aershan 2 Hao
- 【处方组成】侧柏、麻黄、杜鹃、水柏枝、小白蒿、玉竹、黄精、红花、文冠木、硫磺、骆驼粪、蔓荆子等。
- 【功能主治】用于治疗银屑病、痤疮、慢性湿疹、荨麻疹、玫瑰糠疹等各种皮肤病。具有杀粘,除黄水（似燥湿），调整机体三根及脏腑功能，增强免疫力，润肤，美容等功效。
- 【用法用量】浴疗期间每日两次，每次20～40分钟。浴疗初期，时间宜短，中期可据患者体质适应情况延长时间，后期逐步缩短时间，使其身体恢复常态。
- 【禁　　忌】（1）严重心肺功能不全或低下者，不宜使用全身药浴治疗。因为热水药浴时，浴室温度高，氧气含量少，容易引起呼吸困难。同时，热水药浴使全身皮肤血管扩张，血液循环加快，回心血量增多，加重心血管负担。（2）心肌梗塞、冠心病、主动脉瘤、重症高血压、有出血倾向者不宜使用药浴治疗。（3）皮肤有伤口、开放性骨折应禁用药浴，防止感染。
- 【注意事项】浴后严禁淋雨、受风、受潮、受凉。治疗期间食用温热易消化、高营养、高蛋白食品，忌食寒凉生冷。
- 【生产单位】新疆巴音郭楞蒙古自州蒙医医院

本制剂仅限本医疗机构使用

嘎日西

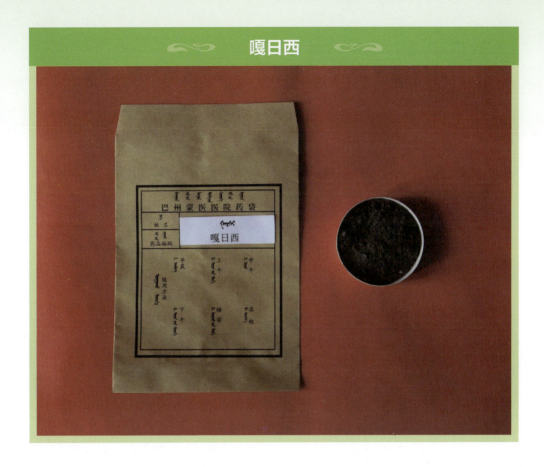

【药品名称】嘎日西 Garixi

【处方组成】黑冰片、白豆蔻、连翘、荜茇、石榴、木鳖子(制)、牛胆粉、光明盐、诃子、肉桂、大黄、山柰、北寒水石(煅)、碱花、藏木香。

【性　　状】本品为黑色粉末；气香，味辛、苦。

【功能主治】具有祛寒性协日，胃宝日消肿理气，消积通便，用于反流性胃炎，慢性胃炎，调节胃肠道蠕动，胃痛胃酸，脘腹胀痛，嗳气吞酸，大便秘结。

【规　　格】每袋装15g。

【用法用量】口服。一次1.5～3g，一日1～2次。

【不良反应】尚不明确。

【禁　　忌】尚不明确。

【注意事项】尚不明确。

【贮　　藏】密封，防潮。

【包　　装】药品包装用复合袋。

【生产单位】新疆巴音郭楞蒙古自州蒙医医院

本制剂仅限本医疗机构使用